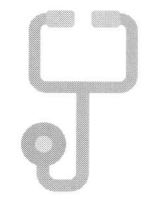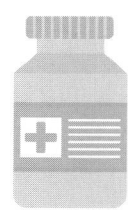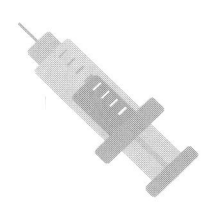

Diseases & Pharmacotherapy

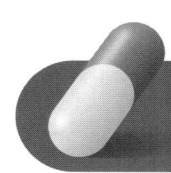 病気と薬物療法

精神疾患 神経・筋疾患

改訂**2**版

厚田 幸一郎 [監修]

畝﨑 榮・黒山政一・竹内裕紀・平山武司 [共編]

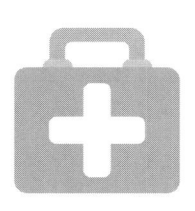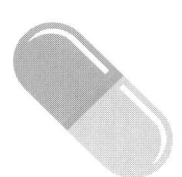

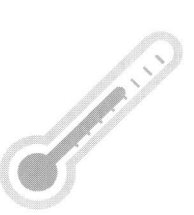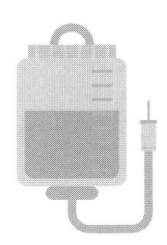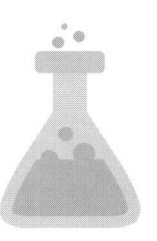

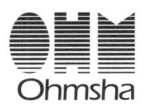
Ohmsha

「病気と薬物療法　精神疾患　神経・筋疾患」
監修者・編者・執筆者一覧

監修者　厚田幸一郎（北里大学薬学部）
編　者　畝﨑　榮　（東京薬科大学薬学部）
　　　　黒山　政一（前北里大学薬学部）
　　　　竹内　裕紀（東京薬科大学薬学部）
　　　　平山　武司（北里大学薬学部）
執筆者　畝﨑　榮　（東京薬科大学薬学部）
　　　　川野　千尋（北里大学薬学部）
　　　　黒田ちか江（北里大学病院薬剤部）
　　　　黒山　政一（前北里大学薬学部）
　　　　竹内　裕紀（東京薬科大学薬学部）
　　　　飛田　夕紀（北里大学薬学部）
　　　　平山　武司（北里大学薬学部）
　　　　松岡　陽子（北里大学東病院薬剤部）

監修のことば

　1988 年に薬剤管理指導料（当初の名称は入院技術基本料：いわゆる 100 点業務）が導入され，病院薬剤師による入院患者への服薬指導に診療報酬が付与された．さらに，1992 年には，調剤報酬に薬剤服用歴管理料が導入され，医薬分業が大きく推進されるようになった．それからおよそ四半世紀を経た 2012 年には，全病棟に専任の薬剤師を配置することを条件に病棟薬剤業務実施加算が導入され，さらに，2016 年には，特定集中治療室などへの専任薬剤師の配置に対して病棟薬剤業務実施加算 2 が，また，薬局では，「かかりつけ薬剤師制度」が導入されることとなった．

　この 25 年間で薬剤師業務は，調剤中心から患者や医療スタッフと向き合うスタイルへと変革した．これにより「薬剤師として求められるもの」は，医療人としての高い資質をもち，臨床能力を活用してチーム医療の現場で医師，看護師などと協力し合うことができ，また地域医療において薬の安全・適正使用に責任をもって対処できる資質へと変容した．

　一方，薬剤師養成のための薬学教育は 6 年制へ移行されて，10 年以上が経過する．その間，コアカリキュラム内容の見直しが検討され，2015 年度に「薬学教育モデル・新コアカリキュラム」が施行された．

　本シリーズは薬学教育モデル・新コアカリキュラムの「薬剤師として求められる基本的な資質」として挙げられた 10 項目のうち，「薬物療法における実践的能力」の資質を身につけるための成書として，薬学生および病院・薬局薬剤師にわかりやすくかつ質の高い内容を提供することを目的として企画された．本シリーズの特徴を箇条書きにした．

①関連する疾患ごとの巻構成としている．
②各巻で扱う疾患は「薬学教育モデル・新コアカリキュラム」に準拠している．
③各疾患の解説の流れは「学習のポイント」⇒「概要」⇒「臨床症状」⇒「診断」⇒「治療薬」⇒「治療法」⇒「薬物療法」⇒「服薬指導」としている．
④「治療法」の解説のなかで，「処方例」や「処方解説（評価のポイント）」という項目を設け，臨床的内容を厚くしている．
⑤見開きページの右端に，書き込みができるようなサイドノートを設けている．

　本改訂 2 版は，てんかんやパーキンソン病等のガイドラインの改訂に伴い，その最新版に即した内容として新たに発行するものである．

　多忙な薬剤師業務・教育・研究の合間を縫ってご編集・ご執筆いただいた方々に心より御礼を申し上げたい．また，本書の発行にあたり，ご協力いただいたオーム社をはじめ関係の方々に，心より御礼を申し上げる．

　医療現場と薬学教育，両者が緊密に連携をとり，乖離せずに同じ方向性を見つめ，将来にわたって社会の要請にこたえることのできる薬剤師を輩出，育成していくことを祈念している．

2019 年 3 月

厚田　幸一郎

目　　次

神経・筋疾患 編

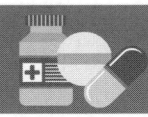

本書の構成ガイド

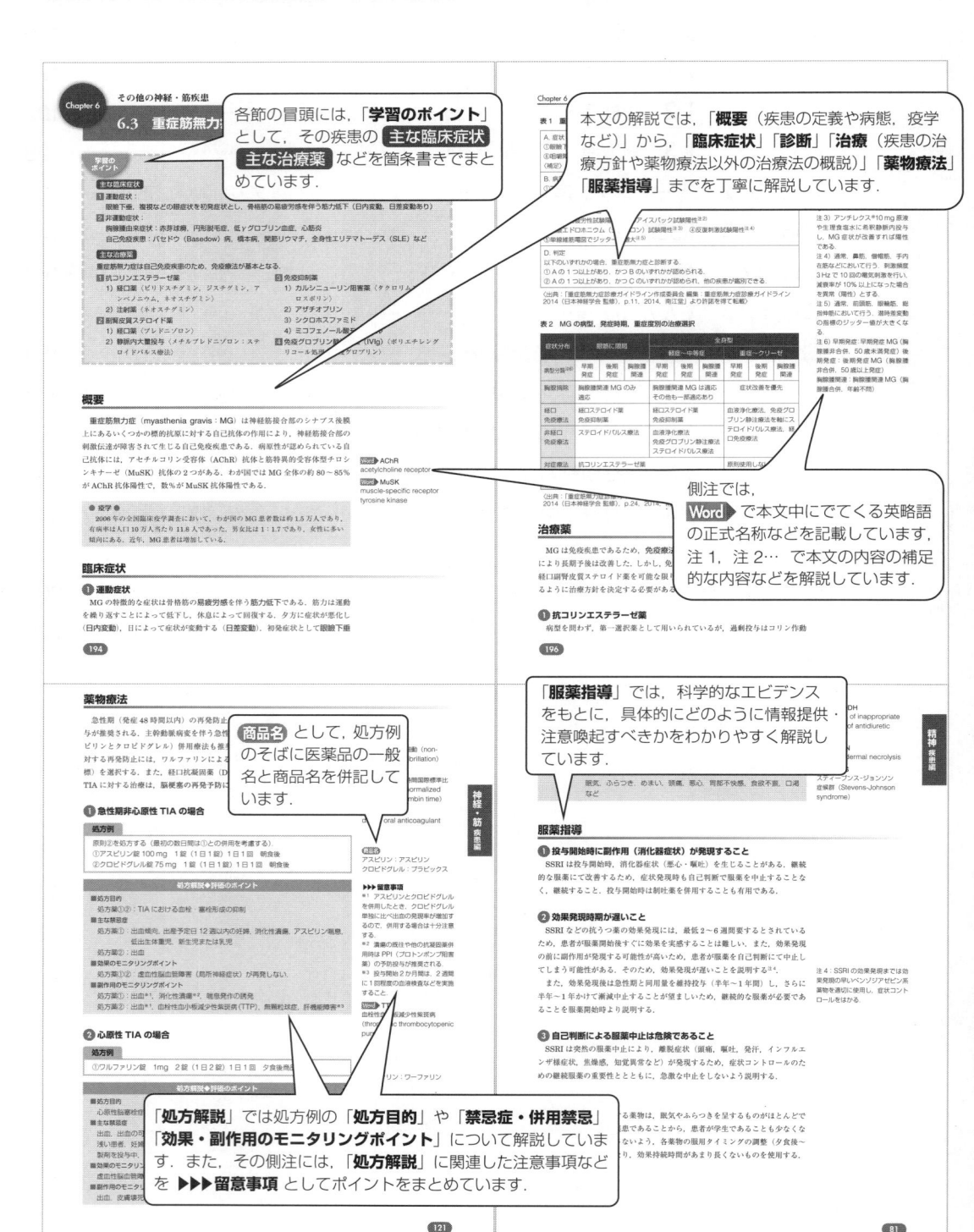

精神疾患編

統合失調症

主な臨床症状

1. 陽性症状：幻覚，妄想など
2. 陰性症状：感情鈍麻，意欲障害など
3. 気分障害：うつ症状，激しい不適切な情動など
4. 認知機能障害：注意・集中力，記憶力低下など

主な診断指標

「国際疾病分類（ICD-10）」（WHO），「精神障害の診断・統計マニュアル（DSM-5）」（米国精神医学会）

主な治療薬

D_2 受容体遮断作用に加え，強力な $5\text{-}HT_{2A}$ 受容体遮断作用を有していることから，錐体外路症状をはじめとする副作用が少ない第二世代が主に使用されている．

1. 第一世代（定型，従来型）抗精神病薬
   1) フェノチアジン系〈クロルプロマジン，レボメプロマジンなど〉
   2) ブチロフェノン系〈ハロペリドール，ピモジドなど〉

2. 第二世代（非定型，新規）抗精神病薬
   1) セロトニン・ドパミン拮抗薬（SDA）〈リスペリドン，パリペリドン，ペロスピロン，ブロナンセリン〉
   2) 多元受容体標的化抗精神病薬（MARTA）〈オランザピン，クエチアピン，クロザピン〉
   3) ドパミン D_2 受容体部分作動薬（DPA）〈アリピプラゾール，ブレクスピプラゾール〉

概要

　統合失調症（schizophrenia）とは，人格が統合されない精神障害であり，気分，思考，知覚，行動および現実との接触における正常なつながりが分裂している状態で，陽性症状と陰性症状などを示し，社会的また職業的な機能低下などをきたす障害と定義されている．

①陽性症状：妄想（固定した誤った考え方で決してゆるがない），幻覚（刺激のない知覚，例えば幻声），解体した思考，会話（思考散乱）

②陰性症状：感情鈍麻，意識障害など

　統合失調症は，治療法が進歩した今も患者・家族に大きな負担や苦しみを与えている．一定の原因，症状，経過，予後で規定された疾患概念ではなく，主に特徴的な精神症状と行動障害によって診断的に分類されている．

Word ▶ SDA
serotonin-dopamine antagonist

Word ▶ MARTA
multi-acting receptor targeted antipsychotics

Word ▶ DPA
dopamin partial agonist

● DSM-5 ●

　米国精神医学会（American Psychiaatric Association：APA）より発行，2014 年に邦訳が出版されている．DSM-5 の邦訳作成にあたり，病名や用語の訳語を統一するため，日本精神神経学会として，「DSM-5 病名・用語翻訳ガイドライン」が作成された．病名・用語は患者が理解しやすく，差別意識や不快感を生まない名称とすることなどが基本方針となり，一部の疾患において「障害」を「症」と訳すこととなった．

Word ▶ DSM-5
精神疾患の診断・統計マニュアル第 5 版（Diagnostic and Statistical Manual of Mental Disorders, Fifth Edition）

● ICD-10 ●

　異なる国や地域から，異なる時点で集計された死亡や疾病のデータの体系的な記録，分析，解釈および比較を行うため，世界保健機関憲章に基づき，世界保健機関（World Health Organization：WHO）が作成した分類である．最新版は1990年に採択されたICD-10の改正勧告であるICD-10（2003年版）である．医学的分類として医療機関における診療録の管理等に活用されているほか，厚生労働省の統計調査にも使用されている．

Word ▶ ICD-10
疾病及び関連保健問題の国際統計分類（国際疾病分類）（International Statistical Classification of Diseases and Related Health Problems）

　発症しやすさ（脆弱性）と心理社会的ストレスとの相互作用で発病すると考えられており，回復するが再発しやすく，慢性に経過することが多い．経過と転帰は多様で，その多くが再発を繰り返し，10〜15％は重篤な精神病状態が長期にわたり持続する．

● 疫学 ●

　生涯有病率は約1％程度，発症率に男女差はなく，青年期に好発する．10歳以下や40歳以上で発症することは少ない．

臨床症状

❶ 四大症状

　統合失調症は大きく陽性症状と陰性症状の2つに分けられる．さらに，気分障害と認知機能障害の2つを加え，四大症状に分けて考える（表1）．

● 陰性症状とは ●

　陽性症状と重なって生じる非持続性の陰性症状は急性期のもので，陽性症状の改善とともに軽快するので，どの抗精神病薬にもよく反応する．それに対して，急性期後も続く持続性の陰性症状は病初期から現れる認知機能障害と連動し，疾病の進行的経過とともに中核的病像を形成することになり，抗精神病薬に十分な反応性を認め難い．陰性症状が前景に立つ病像に対しては，リスペリドンとアリピプラゾールが第一選択薬に挙げられている．

❷ 具体的症状

　ここでは，統合失調症の具体的症状8つについて概説する．

表1　統合失調症の四大症状とその特徴

分類	具体的症状	特徴	薬物への反応
陽性症状	精神運動興奮，幻覚，妄想，思考障害，自我障害，疎通性障害	急性期に顕著	ドパミン代謝異常が関係し，第一世代，第二世代抗精神病薬ともによく反応
陰性症状	自発減退，無関心，感情鈍麻，意欲障害	急性期も認めるが慢性期に前景に現れてくる．	抗精神病薬に抵抗性（第二世代抗精神病薬の効果も必ずしも十分ではない）．
気分障害	情動的反応低下，激しい不適切な情動		抗うつ薬を使用
認知機能障害	注意・集中力，記憶力の低下，計画性，思考力，判断力，実行力，問題解決能力の低下など	近年，本質的な症状と考えられてきている．陰性症状や社会機能の低下の基礎をなす障害	抗精神病薬に抵抗性

（1）陽性症状

●妄想

　絶対的確信，訂正不能，内容が現実離れし，他者と共有されないという思考内容の障害である．被害妄想[注1]と誇大妄想に大別され，初期には被害妄想が多く見られる．被害妄想は被害的に物事を受け止める妄想であり，最も多い．

　そのほかには，自分が見られていると確信する注察妄想，自分に関係ないことを関係があるように感じてしまう関係妄想などもある．慢性化すると「私は神である」といった誇大妄想も見られるようになる．その他，妄想知覚[注2]，考相化声[注3]，思考奪取[注4]，思考伝播[注5]などがある．

●幻覚

　対象のないところに対象を認識することと定義されている．実際には存在しない人の話し声が聞こえる幻聴（幻声）が最も一般的な症状である．幻聴の多くは自分に対する悪口や噂話で，テレパシーや電波で話しかけてきているように感じられ，幻聴と会話もする[注6]．

　このほかには幻視や体感幻覚が見られるが，幻臭などは少ない．

●思考障害

　観念の連合がうまくできず（連合弛緩），話のまとまりがなくなり（解体した会話），これが顕著になると，思考内容がバラバラで，何をいっているのか，周りの人は理解できなくなる状態（滅裂思考）となる．

●自我障害

　自我と外界との境界が不鮮明になり，自分の考えが周囲に知れわたっていると感じる思考伝播や，能動性が失われて操り人形のように他人の思いのままに行動させられていると思う「させられ体験」などがある．

●ひどく解体した緊張病性の行動

　目的をもった行動がとれず，意味・動機が不明な行動をする．緊張病性の行動には，緊張性混迷，カタレプシー，反響動作・言語，拒絶症などがある．

●疎通性障害

　互いに感情が通じ合わず，意思が疎通しない状態．

（2）陰性症状

●感情鈍麻

　外界からの刺激に対して自然な感情反応が起こらない状態．患者は喜怒哀楽の感情が乏しくなり，外界の出来事だけでなく，自分のことにも無関心となる．

●意欲障害

　能動性・自発性が低下して，仕事や勉強などの生産的な活動を行おうとせず，自分の殻に閉じこもりがちで，周囲との接触を拒絶する．異常な疲れやすさを感じ，会話は減少し，複雑・抽象的な思考ができなくなるほか，思考や行動がパターン化してしまうなどの症状が見られる．

注1：危害を加えられたりするという迫害妄想．自分を敵視する者によってつけねらわれるという追跡妄想などがある．

注2：知覚刺激に対し特別な意味を加える．
注3：自分の考えが声になって聞こえる．
注4：自分の考えが外部から奪われる．
注5：自分の考えが周囲に伝わってしまう．
注6：この場合，周りの人には1人でブツブツ話したり，笑ったりしているように見え，それぞれ独語，空笑という．

診断

❶ 精神症状の評価

症状評価は，狭義には精神症状の評価を指し，**表2**のようなものがある．精神症状全般に関する包括的評価尺度として，簡易精神症状評価尺度（BPRS）が繁用されていて，18の各項目の重症度を7段階で判定する（**表3**）．

❷ 社会生活機能の評価

治療目標が社会復帰になるので，生活能力や職業的機能にわたる多面的な評価が求められる．全体評価としての社会生活機能の行動評価として DSM-Ⅳ のなかの全体的評価尺度（GAF）（**表4**）が使用されてきた．しかし，DSM-5 では網羅的な『多軸診断システム』が廃止され，第Ⅴ軸の『機能の全体的な適応評価（GAF）』は定量的な測定や論理的な定義が困難であるという理由から，GAF に代わり世界保健機構（WHO）の「世界保健機構障害評価尺度第二版（WHODAS @ 2.0）」が暫定的に採用されることになった．WHODAS2.0 の機

Word SDA
Global Assessment of Functioning

Word WHODAS2.0
World Health Organization Disability Assessment Schedule Version 2.0

Word BPRS
Brief Psychiatric Rating Scale

Word PANSS
Positive and Negative Syndrome Scale

Word SAPS
Scale for the Assessment of Positive Symptoms

Word SANS
Scale for the Assessment of Negative Symptoms

表2 精神症状の評価法

目的	評価尺度
症状評価	簡易精神症状評価尺度（BPRS），陽性・陰性症状評価尺度（PANSS），陽性症状評価尺度（SAPS），陰性症状評価尺度（SANS）

表3 簡易精神症状評価尺度（BPRS）の評価法

①心気的訴え　②不安　③感情的引きこもり　④思考解体　⑤罪業感　⑥緊張　⑦衒奇的な行動や姿勢　⑧誇大性　⑨抑うつ気分　⑩敵意　⑪疑惑　⑫幻覚　⑬運動減退　⑭非協調性　⑮思考内容の異常　⑯感情鈍麻　⑰興奮　⑱見当識障害

〈出典：精神医学講座担当者会議　監修，統合失調症ガイドライン（第2版），p.56，医学書院，2008〉

表4 社会生活機能の評価尺度（DSM-Ⅳ：GAF）

評価	点数	程度
良好	81〜100	広く社会的な活動に参加し，社会（職場，学校など）に適応．症状はないか，あってもわずか．
軽度障害	61〜80	全般的な機能や対人関係は良好またはやや困難で，軽い症状や多少の適応困難がある．
中等度	51〜60	社会（職場，学校など）で中度の障害（例えば，同僚との葛藤，恐慌発作など）がある．
重度	21〜50	現実検討の障害，幻覚や妄想に影響された奇異な言動でほとんど社会的機能を営めない（例えば，無為，独語）．意思伝達や判断が高度に障害される（例えば，滅裂，無言）．
最重度	1〜20	自殺や他人への危害が切迫した危険な状態．基本的な生活機能が障害される．

〈出典：高橋三郎，他 訳，DSM-Ⅳ-TR 精神疾患の診断・統計マニュアル，新訂版，pp.780–781，医学書院，2004 より作成〉

能不全の評価尺度は，以下の 6 領域について 5 段階評価を行ってその総合点で『機能不全の重症度』を評価しようとするものである（表 5）．

表 5　WHODAS 2.0 の機能不全の評価尺度

> 1.　理解力・コミュニケーション能力
> 2.　日常生活の自立度
> 3.　セルフケア
> 4.　対人関係の能力・スキル
> 5.　日常生活・家族との活動
> 6.　日常生活・学校や職場での活動

❸ 統合失調症としての診断

　統合失調症の診断には，明らかな生物学的指標（生化学的，画像検査など）がなく，上記の症状と経過に基づいた症候群診断が行われている．統合失調症は多様な症状があるばかりでなく，症例によって出現する症状は大きく異なり，さらに特異的および感受性の高い症状は存在しない．現在では，明確な基準を定めた以下の操作的診断法が世界的に広く利用されている．

- 国際疾病分類第 10 版（ICD-10）（WHO）（表 6）
- DSM-5 精神障害の診断・統計マニュアル（米国精神医学会）（表 7）

表 6　WHO による「国際疾病分類第 10 版（ICD-10）」における統合失調症の診断基準

> 次の項目（1）の症状のうち 1 項目以上，または項目（2）の症状のうち 2 項目以上が 1 か月以上持続する．
> （1）次のうち，少なくとも 1 項目があること
> 　（a）考想化声，考想吹入あるいは考想奪取，考想伝播
> 　（b）支配される，影響される，あるいは抵抗できないという妄想，身体や四肢の運動や思考，行動，感覚に明らかに関連づけられているもの，および妄想知覚
> 　（c）患者の行動注釈し続ける幻声，または患者のことを相互に噂し合う複数の幻声，あるいは身体の一部から派生する幻声
> 　（d）宗教的あるいは政治的な身分，超人的な力や能力といった，文化的に不適切で全く不可能な，ほかのタイプの妄想
> （2）または次のうち少なくとも 2 項目あること．
> 　（a）どのような種類であれ，持続的な幻覚が，明らかな感情的内容を欠いた浮動性の妄想が部分的な妄想，あるいは持続的な支配観念を伴ったり，あるいは数週間や数か月毎日持続しているとき
> 　（b）思考の流れに途絶や挿入があり，その結果，まとまりのない，あるいは関連性を欠いた話し方をしたり，言語新作が見られたりするもの
> 　（c）緊張病性の行動．つまり，興奮・常同姿勢・ろう屈症・拒絶症・寡黙，および昏迷など
> 　（d）「陰性」症状．すなわち，著明な意欲低下，会話の貧困，感情の平板化あるいは不適切な情動反応

〈出典：The ICD-10 Classification of Mental and Behavioural Disorders: Clinical Descriptions and Diagnostic Guidelines, First edition, World Health Organization, Copyright（c）1992〉

表7　米国精神医学会による「精神障害の診断・統計マニュアル第5版（DSM-5）」における統合失調症の診断基準

A.　以下のうち2つ（またはそれ以上），おのおのが1か月間（または治療が成功した際はより短い期間）ほとんどいつも存在する．これらのうち少なくとも1つは（1）か（2）か（3）である．
　　（1）妄想
　　（2）幻覚
　　（3）まとまりのない発語（例：頻繁な脱線または滅裂）
　　（4）ひどくまとまりのない，または緊張病性の行動
　　（5）陰性症状（すなわち感情の平板化，意欲欠如）
B.　障害の始まり以降の期間の大部分で，仕事，対人関係，自己管理などの面で1つ以上の機能のレベルが病前に獲得していた水準より著しく低下している（または，小児期や青年期の発症の場合，期待される対人的，学業的，職業的水準にまで達しない）．
C.　障害の持続的な徴候が少なくとも6か月間存在する．この6か月の期間には，基準Aを満たす各症状（すなわち，活動期の症状）は少なくとも1か月（または，治療が成功した場合はより短い期間）存在しなければならないが，前駆期または残遺期の症状の存在する期間を含んでもよい．これらの前駆期または残遺期の期間では，障害の徴候は陰性症状のみか，もしくは基準Aにあげられた症状の2つまたはそれ以上が弱められた形（例：奇妙な信念，異常な知覚体験）で表されることがある．
D.　統合失調感情障害と，「抑うつ障害または双極性障害，精神病性の特徴を伴う」が以下の理由で除外されていること．
　　（1）活動期の症状と同時に，抑うつエピソード，躁病エピソードが発症していない．
　　（2）活動期の症状中に気分エピソードが発症していた場合，その持続期間の合計は，疾病の活動期および残遺期の持続期間の合計の半分に満たない．
E.　その障害は，物質（例：乱用薬物，医薬品）または他の医学的疾患の生理学的作用によるものではない．
F.　自閉スペクトラム症や小児期発症のコミュニケーション症の病歴があれば，統合失調症の追加診断は，顕著な幻覚や妄想が，その他の統合失調症の診断の必須症状に加えて少なくとも1か月（または，治療が成功した場合はより短い）存在する場合にのみ与えられる．

〈出典：日本精神神経学会（日本語版用語監修），髙橋三郎・大野裕（監訳），DSM-5 精神疾患の診断・統計マニュアル，p.99，医学書院，2014〉

④ 経過

　統合失調症は，再燃と寛解を繰り返す慢性的経過をとる疾患であり，さまざまな程度の発症脆弱性および心理社会的ストレスとの相互作用によるために長期転帰（予後）は非常に多様で一定しない．例えば，**表4**の良好，中等度，最重度を比較するとわかりやすい．

　発症後1〜2年で6〜7割が再発を経験し，3〜5割の者では5〜10年後に不完全寛解または精神病症状が持続している状態にある．転帰は多様であり，4割は社会的・職業的にごくわずかな障害がある程度で自立した生活を営んでおり，1割が中等度の障害をもち，5割は家庭内での適応，社会的に重度の障害を有するか，あるいは入院中であると考えられる．統合失調症者の自殺率は3〜14%前後であり，若年男性の自殺率が高い．

（1）臨床的経過の分類

　統合失調症の経過は多様であるが，臨床経過は発病前期，前駆期，精神病期に分かれ，精神病期は急性期，安定化期，安定期に分けられる（**図1**）．

●発病前期

　正常機能の時期をいう．この時期に体験した出来事[注7]が，後の発病に影響を及ぼしている可能性がある．また，この時期のハイリスク児に，運動機能（始歩や言葉の遅れ），社会機能，認知機能の軽度障害，微小な身体形成異常などが観察されることもある．

●前駆期

　明らかな精神病症状発現前に，強迫症状，不眠，不安，抑うつ，攻撃性，疼

注7：妊娠・分娩の際の合併症，小児期・思春期のトラウマ，家族ストレスなど

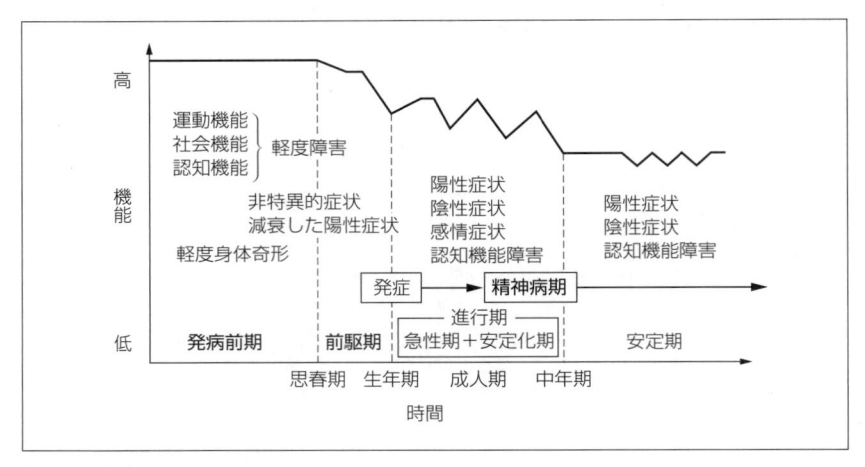

図1　統合失調症の経過に関する模式図

〔Lieberman JA, et al: The early stages of schizophrenia: Speculations on pathogenesis, pathophysiology, and therapeutic approaches. Soc Biol Psychiatry 50:885, 2001 より掲載図を改変〕
〈精神医学講座担当者会議　監修，統合失調症ガイドライン（第2版），p.34，医学書院，2008より〉

痛，不登校，拒食症，引きこもりなどの症状（弱い陽性症状を含む）を示す．最初の前駆期症状が出現してから，診断・治療に至るまでの期間は，平均3年と考えられている．

●精神病期

明らかな精神病症状を発現し，機能低下を示す時期である．最初の精神病エピソードから診断・治療に至るまでの期間を精神病未治療期間（DUP）という．

DUP期間は，1週間から2年以上までときわめて広範囲にわたるが，DUPが長いと予後が悪いなど，さまざまな要因との関与が明らかになっている．

初回精神病エピソードからの5年間は**早期経過**（early course），または，**臨界期**（critical period）とも呼ばれ，再発の80％以上がこの時期に見られる．この期間の治療の成否が長期予後を決定づけるため，発症後早期の治療が必要である．急性期と安定化期を繰り返しながら慢性的な経過をたどる．

①急性期：重篤な精神病状態であり，多様な症状が重複して出現し，社会的な役割機能が低下し，病状が非常に不安定な時期である．

②安定化期：急性期の精神病状態（主に陽性症状）が改善し，安定化しつつある時期である．通常は急性エピソードが回復した後，通常3～6か月続く．

③安定期（残遺期）

ほとんどの患者の疾患・機能レベルが発病後5～10年でプラトーになる．疾病水準が安定し，疾病によるさらなる機能低下が見られなくなる時期である．患者の転帰は多様であり，社会に適応できている患者もいるが，最も重症度の高い一群では，老年期を通して機能低下を示す場合もある（図1）．

Word▶DUP
duration of untreated psychosis

⑤ 病因・病態生理

統合失調症が病因や病態を含めて均質な（homogeneous）障害ではなく，異種な（heterogeneous）症候群である．統合失調症の診断を厳密に行ったう

え，遺伝子，脳画像，神経伝達物質，神経生理など多方面からの解析を行っても，結果的に一定の病因に到達しえないことからも明らかである．

　統合失調症が病因や病態において幅広い概念を有した症候群であるという前提のうえで，その発症のメカニズムに関するいくつかの仮説がある．

　なお，それらの仮説から**図2**のような発症メカニズムが考えられる．

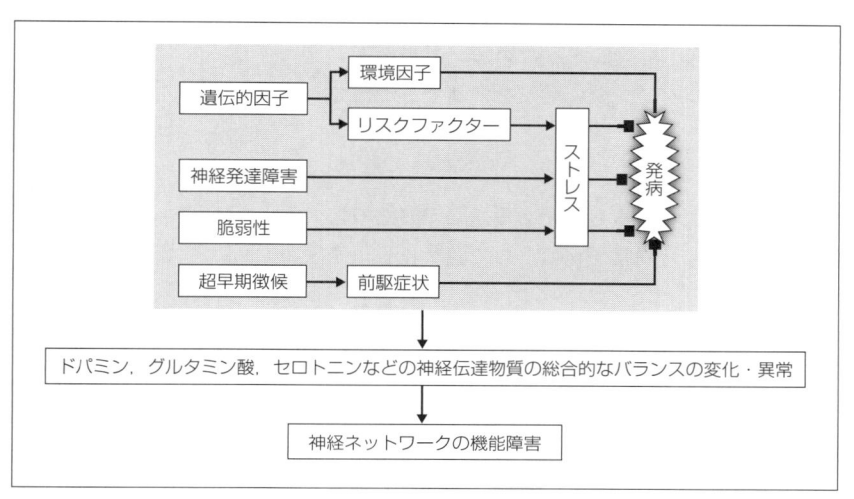

図2　統合失調症の展望過程

（1）遺伝

　環境因子よりも遺伝的素因の関与のほうがはるかに大きい．単一の遺伝子ではなく，多くの遺伝子が関与し発症し，その組合せは異なると想定される．

（2）環境因子

　発症を高める可能性がある環境因子を，**表8**に挙げる．これらリスクファクターは中枢神経系の発達早期では脆弱性の形成，小児期以降では発症へ加速させる要因となる可能性がある．

（3）神経伝達物質の異常

●ドパミン仮説

　統合失調症患者の脳内で，具体的な異常として想定される物質のなかで代表的なものが**ドパミン**である．**中脳辺縁系の過剰興奮**（ドパミンの過剰生成やドパミン受容体の過感受性）が陽性症状に関与し，**前頭葉皮のドパミン機能低下**が陰性症状に関係するとされ，部位ごとでドパミン神経系の変化が異なっている．

　抗精神病薬はドパミン D_2 遮断作用により，単にドパミン神経系の活動を抑制しているだけではなく，適切にドパミン神経伝達の調節を行うことにより，患者本来のドパミン神経機能を回復させると考えられる．

●グルタミン酸仮説

　以下の2つの仮説があり，治療薬の開発も進められている．

①グルタミン酸神経機能低下仮説（あるいはNMDA受容体機能低下仮説）

　グルタミン酸はグルタミン酸受容体（イオンチャネル型と代謝型）に作用

表8　統合失調症の発症を高める環境因子

発達時期	環境因子
胎生期	母体の低栄養，インフルエンザ感染，父親の死亡，低気温
周産期	産科合併症，都市出生，冬季出生
幼児期〜小児期	母親のうつ病，望まない妊娠，不良な養育環境
思春期	薬物乱用，ライフイベント

Word ▶ NMDA
N-methyl-D-aspartate

することにより，中枢神経系の興奮伝達に深く関与している．そのグルタミン酸受容体のサブタイプである NMDA 受容体の遮断薬であるフェンサイクリジンやケタミンが統合失調症と類似の精神症状を引き起こすことから，統合失調症のグルタミン酸神経機能低下仮説（あるいは NMDA 受容体機能低下仮説）が提唱され，治療薬も開発されている．

②グルタミン酸過活動仮説

　統合失調症では NMDA 受容体の機能低下を代償するために，グルタミン酸遊離が過剰に亢進しているが，そのグルタミン酸の遊離を抑制することで病状が改善することが示されている．

◉神経発達障害仮説

　胎生期を含めた脳の発達早期の異常が原因とするものである．脳の成熟の結果，ある神経網が使用され，発達早期に生じた異常が病変として顕著化し，発症するとする仮説である．

◉脆弱性 − ストレス仮説

　統合失調症の発病過程をよく説明するモデルとして普及し，「脆弱性−ストレス−対処モデル」とも呼ばれる．遺伝やリスクファクターによる脆弱性に加えて，思春期以後にストレスが加わり，ストレスへの対処行動が代償不全をきたしたときに統合失調症の発症に至るというものである．多因子が関与しており，多段階発達的に形成される．

◉レジリアンスモデル（ドパミン仮説と脆弱性−ストレス仮説の統合）

　抗精神病薬療法は，ドパミン機能を調節して，ストレス対処機構であるドパミンの本来の状態に戻すもので，その結果，ストレスへの対応力を回復することになり，ストレス脆弱性を改善する．また，心理社会的治療も，ストレスへの対応力を回復することで，ドパミンの本来の状態に戻すものである．すなわち，抗精神病薬療法と心理社会的治療は，基本的に治療原則は同一であると考えることができるとするモデルである（図3）．

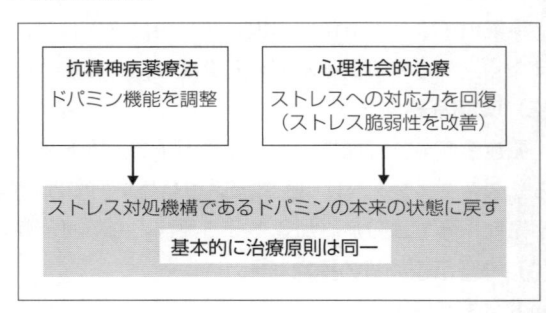

図3　レジリアンスモデル

治療

　統合失調症の治療は，薬物治療[注8]，心理社会的治療，医療福祉との協働など包括的な治療が必須である．

❶ 電気痙攣療法（ECT）

　頭部に通電する（両前頭葉上の皮膚に電極を当てる）ことで人為的に痙攣発作を誘発する治療法で，統合失調症，うつ病，双極性障害などの精神疾患（まれにパーキンソン病などにも）の治療に用いられる．ECT の適応には，薬物療法に先立つ第一の治療として考慮される状況と，薬物療法など従来の治療が

注8：2015年9月に日本神経精神薬理学会より「統合失調症薬物治療ガイドライン」が作成・発行された．科学的エビデンスに基づいたわが国発のこの診療指針では，「初発精神病性障害」「再発・再燃時」「維持期」「治療抵抗性」などにおける薬物の種類と選択基準が示されている．

Word ▶ ECT
electroconvulsive therapy

実施された後の第二の治療として考慮される状況がある（**表9**）.

ECT は有痙攣 ECT[注9]と，修正型 ECT（無痙攣 ECT）[注10]に分類され，修正型電気痙攣療法（mECT）の開発によって高齢者や身体合併症のある患者にも比較的安全に ECT が施行できるようになっている.

注9：四肢や体幹の筋に痙攣を実際に起こすもの
注10：筋弛緩薬を用いて筋の痙攣を起こさせないもの

Word ▶ mECT
modified ECT

表9　ECT の治療選択とその条件

第一選択治療として考慮される状況	第二選択治療として考慮される状況
①自殺の危険，低栄養などによる身体衰弱，昏迷・興奮・焦燥を伴う重度の精神病など，迅速な改善が求められる場合 ②高齢者や妊婦など，他の治療での危険性が高いと考えられる場合 ③患者本人の希望　など	①薬物療法に対する抵抗性が認められる場合 ② ECT のほうが副作用が少ないと考えられる場合 ③薬物療法中に患者の精神状態または身体状態の悪化が認められ，迅速かつ確実な治療反応が必要とされる場合　など

❷ 集団精神療法

グループ討論[注11]を通じて，患者の自己理解と自己受容を深め，他者とのかかわりを促進し，変化していく力を強めることを目的とする治療法.

注11：4〜12人程度の患者を1〜2人のセラピストが主導し，定期的に一定の時間セッションをもつ.

❸ レクリエーション療法

感情を直接的に表出することによって緊張の解放をはかる治療法.

❹ 作業療法

作業療法士との1対1の治療関係や作業活動により，生活リズムの回復，現実へのかかわりによる精神症状の軽減をはかり，慢性化の予防が目指される.

❺ 社会生活技能訓練

対人行動を通じての生活技能の改善を目指す治療で，リハビリテーションに属する治療であるが，急性期でも適応可能である.

❻ 隔離と身体拘束の使用

隔離・身体拘束[注12]は，いずれも精神保健指定医のみに許された行為である.これらの拘束的行為は，本人と他患者の保護に役立ったり，感覚遮断的意味合いや抱え的な意味合いをもつ治療効果も有している.隔離・身体拘束ともに必要最小限の時間に限るべきである.

注12：隔離と身体拘束についてのガイドラインは厚生労働省によって示されている.

治療薬

❶ 統合失調症の治療薬（抗精神病薬）の歴史（表10）

表10　統合失調症の治療薬（抗精神病薬）の歴史

1955 年：**クロルプロマジン（フェノチアジン系）**の導入（日本 1955 年）．統合失調症の薬物治療を可能にした．
1964 年：**ハロペリドール（ブチロフェノン系）**
1963 年：**これらの抗精神病薬の作用機序が脳内ドパミン系の遮断によることを発見** 　　　　⇒ この仮説に基づいて多くの抗精神病薬が導入 　　　　※抗ドパミン作用に基づく抗精神病作用と錐体外路系の副作用を分離することができない第一世代抗精神病薬（定型・従来型）の時代が少なくとも 40 年続いた．
1969 年：一部の国で承認されたクロザピンに効果と副作用を分離する非定型性が認められて，後の第二世代抗精神病薬（非定型・新規）の開発の基礎となる．
1996 年：第二世代抗精神病薬セロトニン・ドパミン拮抗薬（SDA）リスペリドンの登場 　　　　**多元受容体標的化抗精神病薬（MARTA）**，オランザピンとクエチアピンの開発
2006 年：**ドパミン D_2 受容体部分作動薬 (DPA)**，アリピプラゾール承認
2008 年：**ドパミン・セロトニン拮抗薬（DSA）**ブロナンセリン登場 　　　　遅ればせながら日本も新規抗精神病薬の時代となる．
2009 年：他国で使用されていた**クロザピン**が数十年遅れて承認 　　　　⇒ 治療抵抗性の患者に対する最終選択薬が登場

（手書き：第1世代）

❷ 神経伝達物質の働きと受容体遮断作用

（1）神経伝達物質の働き

　それぞれの神経伝達物質はさまざまな作用をもち，脳全体あるいは特定部位での神経伝達物質の過剰，不足，相対的なバランスの異常によって，さまざまな臨床症状が現れる（表11）．

表11　神経伝達物質の働き

神伝達物質	神経伝達物質の働き	異常値による臨床症状
ドパミン	情動，不安，認知機能，睡眠・覚醒，行動に関係する神経伝達物質	幻覚，妄想，異常体験
セロトニン	情動，認知機能，攻撃性，運動機能に関係する神経伝達物質	抑うつ気分，発動性低下，心気症，自閉や感情・意欲鈍麻
ノルアドレナリン	認知機能，ストレス反応，注意，覚醒などに関係する神経伝達物質	妄想気分，不安，焦燥，精神運動興奮，不穏
ヒスタミン	睡眠，覚醒，摂食行動に関係する神経伝達物質	
アセチルコリン	認知機能，学習，記憶，覚醒に関係する神経伝達物質	

（2）神経伝達物質の受容体遮断における影響

　抗精神病薬は主にドパミン D_2，セロトニン 5-HT_{2A}，ヒスタミン H_1，ムスカリン性アセチルコリン，アドレナリン α_1 末梢性ドパミン受容体遮断作用などをもち，それぞれの受容体を遮断した場合の効果や副作用に特徴がある（表12）．

表12 神経伝達物質の受容体遮断における影響

受容体	遮断効果	治療目標	遮断による副作用
ドパミン D_2	陽性症状改善	鎮静, 抗幻覚, 抗妄想	錐体外路症状, 認知機能障害, 悪性症候群, PRL 上昇
セロトニン 5-HT$_{2A}$	錐体外路系副作用の軽減, 陰性症状改善	抗抑うつ, 精神運動賦活	体重増加と糖尿病?
ノルアドレナリン NAα_1	鎮静	鎮静, 抗不安, 催眠	起立性低血圧, めまい, 勃起障害, 過鎮静
ヒスタミン H_1	鎮静		眠気, 過鎮静, 体重増加
アセチルコリン M_1			便秘, 口渇, 排尿障害, 眼圧上昇

PRL:プロラクチン(prolactin)

❸ 第一世代と第二世代抗精神病薬 (表13)

第一世代抗精神病薬(FGAs)は, 定型抗精神病薬または従来型抗精神病薬とも呼ばれる. また, 第二世代抗精神病薬(SGAs)は, 非定型抗精神病薬または新規抗精神病薬とも呼ばれている.

Word▶ FGAs
first generation antipsychotics

Word▶ SGAs
second generation antipsychotics

表13 主な抗精神病薬の一覧

大分類	評価	医薬品	特徴
第一世代(定型・従来型)	フェノチアジン系	ペルフェナジン クロルプロマジン レボメプロマジン	・ブチロフェノン系(高力価)と比較して, D_2 遮断作用弱く, EPS 発現頻度が少ない. ・抗コリン作用, 循環器系副作用発現しやすい.
	ブチロフェノン系	ハロペリドール ブロムペリドール ピモジド	・EPS 発現しやすい. ・フェノチアジン系(低力価)と比較して抗コリン作用は弱い.
	ベンズアミド系	スルピリド スルトプリド	・高 PRL 血症を起こしやすい. ・抗うつ作用あり.
第二世代(非定型・新規)	SDA	リスペリドン ペロスピロン ブロナンセリン アセナピン	・第二世代のなかでは EPS, 高 PRL 血症を発現しやすい. ・ブロナンセリンは, 5-HT$_{2A}$ 受容体より D_2 受容体に対する遮断作用が強い(DSA) ・アセナピンは舌下錠のため効果が早く, 鎮静作用も強く急性期によい適応を示す. D_2 遮断作用が強く, SDA と MARTA の中間の性質. アセチルコリン M 受容体への親和性は低い.
	MARTA	オランザピン クエチアピン	・肥満, 糖尿病, 脂質代謝異常を起こしやすい.
		クロザピン	・治療抵抗性統合失調症治療薬(最終選択薬) ・無顆粒球症, 心筋炎, 糖尿病などの重篤な副作用を起こしやすい. ・クロザピン患者モニタリングサービスの実施が必要.
	DPA (SDAM)	アリピプラゾール ブレクスピプラゾール	・EPS, 高 PRL 血症, 肥満, 糖尿病, 脂質代謝異常を起こしにくい. ・抗不安作用あり.

EPS:錐体外路症状, PRL:プロラクチン

(1) 第一世代と第二世代抗精神病薬の違い

抗精神病薬は脳内ドパミン D_2 受容体を遮断することによって種々の作用を示す. 抗精神病薬は脳内の各受容体への親和性により, 第一世代抗精神病薬と第二世代抗精神病薬に分けられる. 現在では, 第二世代の効果は第一世代とほ

Word▶ EPS
extra pyramidal symptoms:振戦, パーキンソン症状, 筋強剛, アカジシアなど

表 14　初発精神病性障害における第一世代抗精神病薬と第二世代抗精神病薬の比較

有効性・再発率	症状の改善度合い	治療への反応の割合	再発率
短期（13 週以内）	はっきりした違いなし	はっきりした違いなし	データなし
長期（24～96 週）	はっきりした違いなし	はっきりした違いなし	第二世代がよい

継続率	薬をやめる人の割合の少なさ		
	すべての理由	効果が不十分	副作用
短期（13 週以内）	第二世代がよい	第二世代がよい	第二世代がよい
長期（24～96 週）	はっきりした違いなし	はっきりした違いなし	第二世代がよい

〈出典：日本神経精神薬理学会 編，統合失調症薬物治療ガイドー患者さん・ご家族・支援者のために－，p.29，2018 年 2 月 27 日公開〉

ぼ同等であるが，錐体外路症状，過鎮静，薬原性認知障害などの副作用が低いため，第二世代抗精神病薬が望ましい（**表 14**）．さらに第二世代では精神病理全般，認知障害，陰性症状，気分障害の優れた効果があるというエビデンスも蓄積されてきている．第二世代のほうが劣るものは，体重増加や糖尿病の発症の危険性が高いことである（特に MARTA）（**表 15**）．

表 15　第一世代と第二世代の有効性と副作用の比較

有効性	陽性症状	第一世代 ≦ 第二世代
	陰性症状	第一世代 ＜ 第二世代
	認知機能障害	第一世代 ＜? 第二世代
	再発防止	第一世代 ＜ 第二世代
副作用	錐体外路症状	第一世代 ＞ 第二世代
	遅発性ジスキネジア	第一世代 ＞ 第二世代
	高 PRL 血症	第一世代 ＞ 第二世代
	耐糖能異常・体重増加・脂質代謝異常	第一世代 ＜ 第二世代

　第二世代と第一世代の大きな違いは，第二世代が**強力な 5-HT$_{2A}$ 受容体遮断作用を有している**ことに特徴づけられる．第二世代では，この 5-HT$_{2A}$ 受容体遮断作用により，それぞれ脳内の各部位において異なる効果を発揮している．

　図 4 に示すように，①中脳辺縁系ではドパミンニューロン遮断作用により陽性症状の改善作用を，②黒質線条体では 5-HT$_{2A}$ 受容体遮断作用に基づくドパミンニューロン活性化作用による錐体外路症状の抑制作用を，③前頭葉皮質では同じく 5-HT$_{2A}$ 受容体遮断作用に基づくドパミンニューロン活性化作用による陰性症状の改善作用を発揮する．

　PET 研究[注13] の進歩により，ドパミン受容体への **loose binding 説（fast dissociation hypothesis）**[注14] が生まれ，また，DPA としてのアリピプラゾールによって，非定型性の説明は今後も変わってくると考えられる．

（2）第一世代抗精神病薬

　第一世代抗精神病薬は，ドパミン D$_2$ 受容体，アセチルコリン M$_1$ 受容体，アドレナリン α$_1$ 受容体，ヒスタミン H$_1$ 受容体，セロトニン 5-HT$_2$ 受容体の遮断作用による多彩な作用および副作用を示す．

　陽性症状に効果を示すが，陰性症状や認知障害に対して効果が乏しく，錐体外路症状をはじめとする副作用を発現しやすい．

　主にフェノチアジン系，ブチロフェノン系，その他ベンズアミド系に分類される．フェノチアジン系のクロルプロマジンは低力価であり，高力価のブチロフェノン系と比較してドパミン D$_2$ 受容体遮断作用が弱いため，1 日の投与量が多い．D$_2$ 受容体以外の上記の受容体への遮断作用も有するため，鎮静作用

注 13：D$_2$ 受容体占拠率が 70% 前後で最大の効果がでる．それ以上増量しても，効果は頭打ちで遅発性ジスキネジアなどの危険性を増大させたり，さらに D$_2$ 受容体以外（ヒスタミン H$_1$ 受容体など）への遮断作用が前面に出て，過鎮静が惹起されるなど，副作用のリスクを増大させるだけであることがわかった．

注 14：D$_2$ 受容体に内因性のドパミンと比較して強い親和性を tight binding，弱い場合を loose binding という．

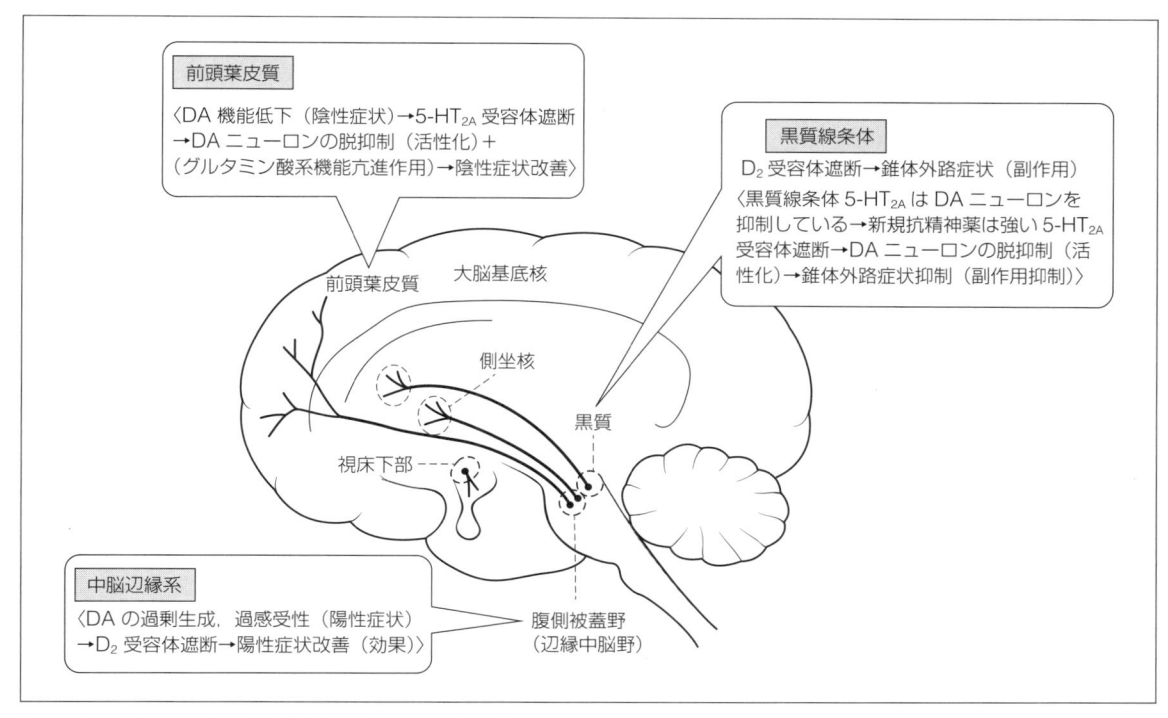

図4　第二世代抗精神薬の各作用部位における作用機序
（陽性症状，錐体外路症状，陰性症状に対する効果の違い）

を示し，過活動患者に対して有用である．ブチロフェノン系の薬物であるハロペリドールは高力価に分類され，ドパミン D_2 受容体に比較的選択的に結合し，強い遮断作用を示すため，低用量でも抗精神病効果を発現する．

　現在，第一世代が選択される場合は，基本的には，第一世代の使用で以前より状態が安定していて副作用も問題とならない場合だけである．

（3）第二世代抗精神病薬

　陽性症状だけでなく，第一世代では効果が乏しい陰性症状や認知障害に対しても効果が認められ，全般的な症状の改善効果に優れ，錐体外路症状の副作用も少なく，現在では統合失調症治療薬の第一選択になっている．一方，体重増加，糖尿病などの副作用は第一世代よりも多いことに注意する必要がある．

　第二世代抗精神病薬は作用機序により**表16**のように分類されている．

（4）治療抵抗性の治療薬

　治療抵抗性とは，第二世代抗精神病薬を含む2種類以上の抗精神病薬を6〜8週間以上にわたり，有効量で治療したにもかかわらず効果が見られなかった場合をいう．海外では患者の10％〜30％が抗精神病薬にほとんど反応せず，残る30％にも十分な反応が得られていない．しかし，クロザピンは，ほかの

　第二世代抗精神病薬に反応不良な患者に対しても有効な場合があることから，治療抵抗性統合失調症に適応を有する最終選択薬として位置づけられている．

　わが国において本剤を投与する場合，統合失調症の診断，治療に精通し，無顆粒球症，心筋炎，糖尿病性ケトアシドーシス，糖尿病性昏睡などの重篤な副

表 16　第二世代抗精神病薬の作用機序による分類

分類	医薬品	薬理作用	副作用など
SDA	リスペリドン ペロスピロン ブロナンセリン[注1] パリペリドン[注2]	抗 5-HT$_2$ 作用，抗 D$_2$ 作用	・MARTA より，EPS や高 PRL は多い．
MARTA	オランザピン クエチアピン クロザピン アセナピン	抗 D$_2$ 作用，抗 5-HT$_2$ 作用，抗 α_1 作用，抗 H$_1$ 作用，抗 ムスカリン作用	・SDA より体重増加や血糖 上昇は多い（アセナピンを 除く）．
DPA[注3]	アリピプラゾール ブレクスピプラゾール[注4]	・D$_2$ 受容体と 5-HT$_{1A}$ 受容 体にアンタゴニスト作用だ けでなく，部分アゴニスト 作用を持つ． ・セロトニン 5-HT$_{2A}$ に対 し，アンタゴニスト作用． ・脳内ドパミンの大量放出時 に抑制的に働き，少量の放 出時には刺激作用を示す．	・錐体外路症状や PRL 値の 上昇，代謝系の副作用は少 ない． ・不眠，憔悴，胃腸症状があ る．

注1）ブロナンセリンはドパミン・セロトニン拮抗薬（DSA）とも呼ばれ，5-HT$_{2A}$ 受容体より D$_2$ 受容体遮断作用が強い．
注2）9-OH リスペリドン（リスペリドンの活性代謝物）．
注3）DPA は，Dopamine System Stabilizer（DSS）や Serotonin-Dopamine Activity Modulator（SPAM）とも呼ばれる．
注4）アリピプラゾールに比べ D$_2$ 遮断作用が弱く，セロトニン系への作用は強い．

作用に十分に対応でき，かつ製薬企業が実施している患者モニタリングサービスに登録された医師・薬剤師のいる登録医療機関・薬局において，登録患者に対して，血液検査などの基準がすべて満たされた場合に使用できる．

（5）抗精神病薬の剤形

統合失調症の治療ではアドヒアランスの維持が重要であるため，患者の好む剤形を処方することが重要である，現在では第二世代抗精神病薬の剤形には**表 17** のようにさまざまなものが開発されている．また，経口投与が困難あるいは不可能で，薬物の非経口投与や隔離が必要となりうる場合，第一世代の例えばハロペリドールの筋注を利用していたが，オランザピン速効性筋注製剤が登場し，急激な精神運動興奮などで緊急を要する場合に用いることが可能になった．

表 17　各薬物の剤形と種類

医薬品		経口薬					非経口薬	
		錠剤	細粒	OD	液剤		注射剤	
					瓶	分包	速効性	遅効性
SDA	リスペリドン	○	○	○	○	○	ー	○
	ペロスピロン	○	○	ー	ー	ー	ー	ー
	ブロナンセリン	○	○	ー	ー	ー	ー	ー
	パリペリドン	○	ー	ー	ー	ー	ー	○
MARTA	オランザピン	○	○	○	ー	ー	○	ー
	クエチアピン	○	○	ー	ー	ー	ー	ー
	クロザピン	○	ー	ー	ー	ー	ー	ー
DPA	アリピプラゾール	○	○	ー	ー	○	ー	○
定型薬	ハロペリドールなど	○	○	○	○	ー	○	○

OD：口腔内崩壊錠

(6) 持効性注射製剤（デポ剤）

デポ剤は1回の施行で数週間にわたり効果の持続が期待できるので、アドヒアランスが不良な患者に対して有用性のものである。表18に、デポ剤以外のものも含め、抗精神病薬の注射薬一覧を示した。

経口剤から持効性製剤に切り替える場合は、リスペリドン持効性懸濁注射液は、投与3週間後までリスペリドンの血中濃度が上昇しないため、初回投与後3週間は経口抗精神病薬を併用するなど適切な治療を行う。アリピプラゾール水和物持続性注射剤も、初回投与後徐々に血漿中薬物濃度が上昇することから、初回投与後2週間程度は、経口アリピプラゾール製剤の併用を継続する。パリペリドン持効性懸濁注射液は、経口リスペリドンまたは経口パリペリドン製剤を併用せずに投与を開始する。

表18 抗精神病薬の注射薬一覧

分類		医薬品	投与法	用量
第一世代 （定型、従来型）	非持効型	クロルプロマジン	筋注	10〜50 mg/日
		レボメプロマジン	筋注	25 mg/日
		ハロペリドール	筋・静注	5〜10 mg/日
		チミペロン	筋・静注	4〜5 mg/日
	持効型 （デポ剤）	フルフェナジンデカン酸エステル	筋注	12.5〜75 mg/4週間隔
		ハロペリドールデカン酸エステル	筋注	50〜150 mg/4週間隔
第二世代 （非定型、新規）	非持効型	オランザピン（速効性筋注製剤）	筋注	10〜20 mg/日
	持効型 （デポ剤）	リスペリドン（持効性懸濁注射液）	筋注	25〜50 mg/2週間隔
		パリペリドンパルミチン酸エステル（持効性懸濁注射液）	筋注	25〜150 mg/4週間隔
		アリピプラゾール（持効性注射剤）	筋注	300〜400 mg/4週間隔

④ 抗精神病薬の副作用

錐体外路症状、高PRL血症、メタボリックシンドロームに関係する体重増加、糖尿病、脂質代謝異常、その他QTc延長、悪性症候群、抗利尿ホルモン不適合分泌症候群（SIADH）、などの副作用がある（表19）。

(1) 錐体外路（パーキンソン）症状（EPS）

抗精神病作用としてのD_2受容体遮断作用は中脳辺縁系に留まらず、すべての脳内ドパミン系に作用するが、黒質線条体への作用によるEPSが最も頻度の高い副作用となっている。これはコンプライアンスを悪くし、QOLを低下させている。第一世代は抗精神病作用とほかのドパミン系への作用がはるかに強いさなかったが、第二世代抗精神病薬は、D_2受容体遮断作用よりはるかに強い5-HT_{2A}受容体遮断作用をもたせることによって、中脳辺縁系への作用と黒質線条体への作用を分離できることから、EPSの頻度・強度とも著しく軽減された。EPSが減少した第二世代抗精神病薬のなかではリスペリドンがEPSを起こしやすい。EPSが問題となる場合は、クエチアピン、オランザピンを使

Word▶ SIADH
syndrome of inappropriate secretion of antidiuretic hormone

Word▶ QOL
生活の質（quality of life）

表19　抗精神病薬の副作用

	医薬品	錐体外路症状*	高PRL血症	体重増加	血糖・脂質異常	QTc延長	鎮静	低血圧	抗コリン作用
第一世代	ペルフェナジン	○	○	△	－	×	△	△	×
	ハロペリドール	◎	◎	△	×	×	○	×	×
SDA	リスペリドン	△	◎	○	○	△	△	△	×
	ブロナンセリン	△	○	×	○	－	×	×	×
MARTA	オランザピン	×	×	◎	◎	×	△	△	○
	クエチアピン	×	×	○	○	×	○	○	×
	クロザピン	×	×	◎	◎	×	◎	○	◎
DPA	アリピプラゾール	×	×	×	×	×	△	×	×

×：危険性なし，治療域でまれに副作用が出る，△：軽度，治療域でたまに副作用が出る，○：治療域でときどき副作用が出る，◎：治療域でよく副作用が出る，－：評価不可

＊遅発性副作用（遅発性ジスキネジア，遅発性ジストニアなど）を含む．

〈出典：Lehman, A.F., Lieberman, J.A., Dixon, L.B. et al.: American Phychiatric Association Practice Guidelines. Practice guideline for the treatment of patients with schizophrenia, second edition, 2004より改変〉

用することが望ましい．

　EPSは急性副作用（急性ジストニア，アカシジア，パーキンソン症状）と遅発性副作用（遅発性ジスキネジア[注15]，遅発性ジストニア）に分けられる．急性副作用は抗精神病薬投与開始時や増量後に生じやすく，遅発性副作用は投与後数か月経過してから出現する場合が多い．

(2) 高プロラクチン（PRL）血症

　第一世代抗精神病薬が視床下部・下垂体系の隆起，ろうと系の受容体遮断作用によって血中PRL値を上昇させ，さまざまな有害事象を惹起することは古くから知られている．女性では，**月経不順と乳汁漏出**が最も多く，性欲低下につながり，男性では射精障害，勃起障害，女性化乳房，性欲低下との関連があるとされる．長期的には**骨粗鬆症**につながる．若い統合失調症患者ではノンコンプライアンスの一因となる．

　第二世代抗精神病薬では，特に**リスペリドン**にその傾向が強い．しかし高PRL血症に対しては，原因薬物の減量・変更を考えるとしても，リスク・ベネフィットを考慮して，適切なインフォームドコンセントのうえで対応することになる．

(3) 体重増加，糖尿病，脂質代謝異常

　特に，肥満，糖尿病・脂質代謝異常症などの疾患を合併した患者がよりリスクの高い第二世代抗精神病薬を長期服用するにあたって，定期的な血液検査（血糖・脂質関連検査値）とともに食生活や適度な運動など規則的生活リズムを維持し，これら生活習慣病の回避を念頭に置いた生活指導が重要となる．

●体重増加

　体重増加は古くから抗精神病薬に見る共通した副作用であり，その程度は脳内の各種受容体親和性プロフィールの違いによって変わってくる．第二世代抗

注15：他覚的に無目的で常同的で不規則な異常不随意運動であり，顔面口部，四肢，躯幹に出現し，なかでも口周辺部，舌，額などの口部付近のものが最も多い．

精神病薬では，クロザピンとオランザピンで体重増加の程度が最も大きく，リスペリドンは中間に位置している[注16].

●糖尿病

オランザピンによる耐糖能の低下と糖尿病発症の報告例が相次ぎ，2例の死亡を含む7例の糖尿病性ケトアシドーシスの報告をもとに，2002年4月に緊急安全性情報が出された．糖尿病患者および糖尿病既往歴がある患者には禁忌となった．同様にクエチアピンにおいても糖尿病性ケトアシドーシスによる死亡例が報告され，2002年11月に緊急安全性情報が出された．

MARTAであるオランザピン，クエチアピン，クロザピンは耐糖能異常を起こしやすく，糖尿病患者および糖尿病既往歴がある患者には禁忌である[注17].

●脂質代謝異常

中性脂肪や総コレステロールの上昇を含めて脂質代謝異常が報告され，特に体重増加との相関性が指摘されている．オランザピン，クエチアピン，クロザピンでの報告が多い．

(4) QTc延長[注18]

抗精神病薬と心筋の伝導障害との関連は古くから知られており，キニジン様作用と考えられている．抗精神病薬服用中の突然死は因果関係不明だが，チオリダジン（販売中止）服用者に多いことや，それがQTc延長をきたしやすいことから，突然死とQTc延長の問題がクローズアップされ，その1つとしてtorsade de pointes[注19]も突然死との関連性が示唆されている．

しかし，現在使用しうる第二世代抗精神病薬の安全性は確認されたといってよいが，特にフェノチアジン誘導体などの第一世代抗精神病薬には詳細なデータがないことから，併用にあたっては十分な注意が必要となる．

(5) 悪性症候群

抗精神病薬，抗うつ薬，抗不安薬，抗パーキンソン病薬，制吐薬，抗認知症薬などによる発症が知られている．症状は，高熱，振戦，発汗，頻脈，意識障害，筋硬直，クレアチニンキナーゼの上昇などで，まれに死に至ること（約10％）もある．原因薬物の急激な中止や減量でも起こる．悪性症候群の発症機序と病態は，強力なドパミン受容体遮断や他のモノアミン神経系との協調の障害といった，ドパミン神経系仮説や，またドパミン/セロトニン神経系不均衡仮説も提唱されている．対処法としては，原因薬物を中止し，全身管理，輸液などを行う．ダントロレンやブロモクリプチンが治療薬として使用される．

薬物療法

① 初発精神病性障害（統合失調症）患者への薬物療法

初発精神病性障害[注20]は，幻覚や妄想などの精神病症状を初めて呈した状態である．

初発精神病性障害に対する薬物療法は，短期間および長期間の研究（症状改善度，治療反応率，再発率，副作用による脱落率など）より，**第二世代を選択**

注16：抗精神病薬と体重増加の関連性については，①D_2受容体遮断作用，②ヒスタミンH_1受容体遮断作用，③セロトニン5-HT_{2c}受容体遮断作用，④抗コリン作用などが挙げられている．

注17：クロザピンは原則禁忌．アセナピンは禁忌ではない．

注18：QTcとは，QT間隔を$\sqrt{RR}$間隔で補正したcorrected QTのことである．

注19：torsade de pointesとは，心室頻拍のうち，心拍数200〜250回/分で心電図上QRS群の上下の揺れが変化する心室頻拍で，QT時間の延長を伴なっていることが多い．

注20：精神科初診時に詳細な診断名を確定できないことが多いため，統合失調症のみならず失調感情障害，妄想性障害，統合失調症様障害，短期精神病性障害を包括して，初発精神病性障害と定義している．

することが望ましいとされている．薬物の選択に関しては，症例ごとに要因を検討して選択することが推奨されている．

　第二世代に分類される薬物は，個々の副作用に対するリスクの程度に違いがある．服薬アドヒアランスに大きな影響を与えるため（表20），副作用に十分注意する必要がある．

表20　第二世代の副作用の違いによる主な薬物選択

①錐体外路症状（アカシジア，ジスキネジア，ジストニアを含む）	リスペリドン避ける
②メタボリック症候群（体重増加，高脂血症，高血糖）	MARTA 避ける（アセナピンは除く）
③内分泌系の異常（高 PRL 血症など）	リスペリドン避ける

　初発精神病性障害は，一般的に抗精神病薬の治療効果と副作用に対する感受性が高いため，まず低用量で治療を開始することが推奨されている．また，治療開始後2〜4週目までに約60〜70%の患者で治療反応を認める可能性があるが，それ以降に反応を示すこともあるため，治療反応の判定は少なくとも2〜4週間かけることが望ましい．ただし，低用量で治療反応が不十分な場合には，2〜4週以前に副作用に注意しながら増量を検討する．

　抗精神病薬の服薬継続は少なくとも1年間まで再発率を低下させることが実証されており，初発精神病性障害の再発予防の観点から，少なくとも1年間は継続することが推奨されている．症状が寛解した場合でも，できるだけ長期間抗精神病薬治療を継続することが望ましいが，減量・中止のリスクベネフィットを患者と十分に共有したうえで判断することが望まれる．

処方例

30歳女性．初発精神病性障害
①リスペリドン錠1mg　1回1錠（1日2錠）1日2回　朝食後・寝前

商品名
リスペリドン：リスパダール

処方解説◆評価のポイント

■**処方目的**
　処方薬①：幻覚・妄想などの精神症状の改善
■**主な禁忌症**
　処方薬①：昏睡状態，バルビツール酸誘導体などの中枢神経抑制剤の強い影響下，アドレナリン投与中
■**効果のモニタリングポイント**
　処方薬①：幻覚・妄想などの精神症状の改善・軽減
■**副作用のモニタリングポイント**
　処方薬①：アカシジア，振戦，流涎過多，筋固縮，傾眠，倦怠感，便秘，不眠，易刺激性，不安，月経障害など

❷ 統合失調症患者の再発・再燃時の薬物療法

　統合失調症は慢性疾患であり，治療により安定が得られた後も，その多くが再燃や急性増悪する．再燃や急性増悪の主な原因は，抗精神病薬へのアドヒア

ランスの欠如やストレスの大きなライフイベントなどが挙げられるが，薬物治療を継続していても，統合失調症の自然経過として再燃や急性増悪をきたすことはある．

　統合失調症の再発・再燃時は，抗精神病薬の切替や増量を検討する前に，現在の抗精神病薬の投与量や投与期間，アドヒアランスが適切かどうかを確認する必要がある．

　服薬中断による再発・再燃は，過去に使用した薬物の有効性や忍容性を考慮して再開する薬物を選択する．アドヒアランスが良好かつ血中濃度が有効域にある場合は切り替えを考慮するが，切換の前に副作用を確認しながら最大用量まで増量することが望ましい．増量後2～4週間は観察するが，遅くとも8週間で反応がなければ切り替えを検討する．急速増量や推奨用量を超える増量は有効性が乏しく，副作用が増強する可能性があるため推奨されていない．

　また，抗精神病薬の併用治療が単剤治療よりも有効なこともあるが，効果は不確実で副作用は増強する可能性があるため，併用治療は重症例のみに対して慎重に行う必要がある．

❸ 統合失調症患者の維持期の薬物療法

　統合失調症患者のリカバリーを阻害する最大の因子は再発である．再発を繰り返すことで精神症状はさらに悪化し，社会機能が低下することから，再発予防は維持期治療において特に重要である．

　維持期統合失調症において，**抗精神病薬の服薬継続は強く推奨**されており，再発率低下，入院回数の減少，死亡率の低下，QOL の改善・維持に有用であることが示されている．

　第二世代は再発予防，治療継続，副作用の観点から，第一世代抗精神病薬より優れており，第一世代より第二世代を選択することが推奨されている．第二世代間の比較に関しては十分なエビデンスはない．維持期治療においては，長期にわたる抗精神病薬治療が必要になるため，遅発性ジスキネジアなどの錐体外路症状や高 PRL 血症，体重増加，高血糖，代謝・心疾患などの副作用を考慮しつつ，個々の患者にとって最適な第二世代を選択することが望ましい．

　持効性抗精神病薬注射剤（LAI）は2～4週に1回注射することで，毎日の服薬が必ずしも必要ではなくなる治療法であることから，アドヒアランスの低下により再発を繰り返す症例では，患者の同意を得て LAI を使用することが望ましい．また患者自身が希望する場合は，LAI の使用が推奨される（**表16**参照）．

　急性期治療に必要とした抗精神病薬の用量を維持期治療においても継続すべきか否かについては，再発，治療継続，精神症状の悪化，副作用の改善などの結果が一貫しておらず，現時点では有用か否かを結論づけられていない．したがって，個々の患者の症状や副作用に応じた臨床的判断に委ねられる．

Word ▶ LAI
long acting injection

処方例

45 歳男性．統合失調症（維持期）
オランザピン錠 10 mg　1回2錠（1日2錠）1日1回　寝前

商品名
オランザピン：ジプレキサ

処方解説◆評価のポイント

■**処方目的**
　処方薬①：幻覚・妄想などの精神症状の再燃・再発の予防
■**主な禁忌症**
　処方薬①：昏睡状態，バルビツール酸誘導体などの中枢神経抑制剤の強い影響下，
　　　　　　アドレナリン投与中，糖尿病
■**効果のモニタリングポイント**
　処方薬①：幻覚・妄想などの精神症状の再燃・再発の予防
■**副作用のモニタリングポイント※1**
　処方薬①：体重増加，食欲亢進，トリグリセリド上昇，傾眠，不眠，便秘，アカ
　　　　　　シジアなど

▶▶▶ 留意事項
※1 著しい血糖値上昇から，糖尿病性ケトアシドーシス，糖尿病性昏睡などの重大な副作用が発現し，死に至る場合があるので，血糖値測定などの観察を十分に行う．患者およびその家族にこの副作用の症状について十分に説明し，口渇，多飲，頻尿などの異常に注意する．

処方例

50 歳男性．統合失調症（維持期），Ⅱ型糖尿病
①〜③を併用処方する．
①ハロペリドール錠 1.5 mg　1回1錠（1日3錠）1日3回　朝夕食後・寝前
②ビペリデン塩酸塩錠 1 mg　1回1錠（1日3錠）1日3回　朝夕食後・寝前
③センノシド錠 12 mg　1回2錠（1日2錠）1日1回　寝前

商品名
ハロペリドール：セレネース
ビペリデン：アキネトン，タスモリン
センノシド：プルゼニド

処方解説◆評価のポイント

■**処方目的**
　処方薬①：幻覚・妄想などの精神症状の再燃・再発の予防
　処方薬②：抗精神病薬の副作用である錐体外路症状※1の改善
　処方薬③：抗精神病薬の副作用として多い便秘症状の改善※2
■**主な禁忌症**
　処方薬①：昏睡状態，バルビツール酸誘導体などの中枢神経抑制剤の強い影響下，
　　　　　　アドレナリン投与中，重症の心不全，パーキンソン病，妊婦または妊
　　　　　　娠している可能性のある女性
　処方薬②：緑内障，重症筋無力症
　処方薬③：急性腹症が疑われる患者，痙攣性便秘，重症の硬結便，電解質失調（特
　　　　　　に低カリウム血症）の患者には大量投与を避ける，妊婦または妊娠し
　　　　　　ている可能性のある女性
■**効果のモニタリングポイント**
　処方薬①：幻覚・妄想などの精神症状の再燃・再発の予防
　処方薬②：錐体外路症状の改善・軽減
　処方薬③：抗精神病薬の副作用として多い便秘症状の改善
■**副作用のモニタリングポイント**
　処方薬①：錐体外路症状，不眠，焦燥感などの精神神経系症状など
　処方薬②：口渇，便秘，排尿困難，尿閉，眼の調節障害，幻覚，せん妄，精神錯乱，
　　　　　　記憶障害など
　処方薬③：腹痛，下痢，腹鳴，悪心・嘔吐など

▶▶▶ 留意事項
※1 パーキンソニズム・ジスキネジア（遅発性を除く）・アカシジア
※2 センノシド：緩下薬（腸内細菌の作用でレインアンスロンを生成し，大腸の蠕動運動を亢進する）

❹ 治療抵抗性統合失調症患者への薬物療法

広義の治療抵抗性統合失調症の定義は，複数の抗精神病薬を「十分量」「十分な期間」投薬しても「改善が認められない」一群を指す．

治療抵抗性統合失調症において有用であるとして適応が認められている薬物は，世界中においてクロザピンのみであり，その使用が強く推奨されている．

クロザピンは，精神症状の改善において，他の第二世代への優位性は示されていないが，第一世代より優れている．死亡のリスクは低く，特に自殺予防効果が高い．また，クロザピンの治療継続性は他の薬物より高いことが報告されている．

錐体外路症状は少ないが，血液障害[注21]，心筋炎・心筋症，便秘・イレウス，体重増加や耐糖能異常，流涎などの副作用に注意を要する．クロザピンに関連した副作用が生じた場合は，他の薬物と同様に，まずクロザピンを減量し，重篤な副作用の場合はいったん中止する．また，クロザピン投与患者の無顆粒球症や耐糖能異常の発現，またはその予兆の早期発見や発現時の早期対処を目的として，製薬企業の患者モニタリングサービスが導入されており，クロザピンに係るすべての該当者は製薬企業の患者モニタリングサービスを準拠することが求められる．

クロザピンを使用しない場合の治療抵抗性統合失調症に対する治療として，mECT が挙げられる．エビデンス集積は不十分であるが，抗精神病薬併用下で精神症状の改善や再発率の低下に一定の有用性があるとされている．

注21：無顆粒球症，白血球数減少

処方例

35 歳男性．治療抵抗性統合失調症
①②を併用処方する．
①クロザピン錠 100 mg　1回1錠（1日3錠）1日3回　毎食後
②酸化マグネシウム錠 250 mg　1回1錠（1日3錠）1日3回　毎食後

商品名
クロザピン：クロザリル
酸化マグネシウム：マグラックス

処方解説◆評価のポイント

■処方目的
　処方薬①：幻覚・妄想などの精神症状の改善・軽減
　処方薬②：抗精神病薬の副作用として多い便秘症状の改善[※1]
■主な禁忌症
　処方薬①：患者モニタリングサービスへの患者登録前（4週間以内）の血液検査で，白血球数が 4,000/mm^3 未満または好中球数が 2,000/mm^3 未満，患者モニタリングサービスの規定を遵守できない患者，患者モニタリングサービスの基準により，本剤の投与を中止したことのある患者，無顆粒球症または重度の好中球減少症の既往歴のある患者，骨髄機能障害，骨髄抑制を起こす可能性のある薬物を投与中，または骨髄抑制を起こす可能性のある治療を施行中，持効性抗精神病薬を投与中，重度の痙攣性疾患，または治療により十分な管理がされていないてんかん患者，アルコールまたは薬物による急性中毒，昏睡状態，循環虚脱状態または中枢神経抑制状態，重度の心疾患，重度の腎機能障害，重度の肝機能障害，麻痺性イレウス，アドレナリン作動薬を投与中

▶▶▶ 留意事項
※1　緩下薬（腸壁から水分を奪い腸管内容物を軟化する作用をもつ）

　　処方薬②：なし
■効果のモニタリングポイント
　　処方薬①：幻覚・妄想などの精神症状の改善・軽減
　　処方薬②：便秘症状の改善
■副作用のモニタリングポイント※2※3
　　処方薬①：傾眠，悪心・嘔吐，流涎過多，便秘，頻脈（洞性頻脈を含む），振戦，
　　　　　　　体重増加，血液障害（好中球減少症，無顆粒球症，白血球減少症）など
　　処方薬②：腹痛，下痢，血清マグネシウム値の上昇

▶▶▶留意事項
※2　死に至る重大な副作用（糖尿病性ケトアシドーシス，糖尿病性昏睡など）が発現するおそれがあるので，定期的に血糖値などを測定する．口渇，多飲，多尿，頻尿などの症状の発現に注意する．
※3　血液障害は投与初期に発現する例が多いので，原則として投与開始後18週間は入院管理下で投与し，重篤な副作用発現に関する観察を十分に行う．

服薬指導

❶ 統合失調症の治療

• 薬物療法と並行して，社会適応能力を高めるための心理社会的治療（社会生活技能訓練，心理教育，認知行動療法，リハビリテーションなど）を行うことが重要である．

❷ 医師の指示通りに，用法用量を遵守し，正しい使用方法で服薬する

• 統合失調症の再発を予防するため，服薬を継続すること（服薬を中断することにより，統合失調症が再燃・再発する可能性があるため，自己判断で用量を調節したり，中止したりしないこと）．

• 効果や副作用などで気になることや心配なことがある場合は，医師や薬剤師に相談すること．

❸ 抗精神病薬服用時の注意点

• 立ちくらみやめまいなどの低血圧症状が現れることがあるため，注意すること．

• 眠気，注意力・集中力・反射運動能力などの低下が出現することがあるので，自動車の運転など危険を伴う作業を行わないこと．

• 第二世代抗精神病薬（特にクエチアピン，オランザピン）服用者

　a）体重増加や食欲亢進などの副作用が発現する可能性があるため，食事や飲料などに注意し，適度な運動を心がけるようにすること．

　b）著しい血糖値の上昇あるいは低血糖が出現する可能性があるため，高血糖症状（口渇，多飲，多尿，頻尿など）や低血糖症状（脱力感，倦怠感，冷汗，振戦，傾眠，意識障害など）などの症状が現れた場合は，ただちに投与を中断し，医師の診察を受けること．

うつ病（大うつ病性障害）

学習のポイント

主な臨床症状

抑うつ気分，興味または喜びの喪失，身体症状（全身倦怠感，頭痛，腰痛，動悸，不眠など）

主な診断指標

「精神疾患の診断・統計マニュアル第5版（DSM-5)」（米国精神医学会），
「国際疾病分類第10版（ICD-10)」（WHO)，重症度評価として「ハミルトンうつ病評価尺度」

主な治療薬

抗うつ薬を中心とし，短期的にベンゾジアゼピン系（抗不安薬，睡眠薬）薬物が使用されることもある．難治性の場合には抗うつ薬に加え，炭酸リチウム，甲状腺ホルモン（T_3, T_4)，第二世代抗精神病薬を併用することもある．

1 三環系抗うつ薬〈イミプラミン，アミトリプチン，アモキサピン〉

2 四環系抗うつ薬〈ミアンセリン，マプロチリン〉

3 選択的セロトニン再取り込み阻害薬（SSRI)〈フルボキサミン，パロキセチン，セルトラリン，エスシタロプラム〉

4 セロトニン・ノルアドレナリン再取り込み阻害薬（SNRI)〈ミルナシプラン，デュロキセチン，ベンラファキシン〉

5 ノルアドレナリン作動性・特異的セロトニン作動性抗うつ薬（NaSSA)〈ミルタザピン〉

6 その他〈トラゾドン，ボルチオキセチン〉

概要

　不幸だと思ったり，落胆したり，気分が落ち込むような抑うつ的な状態は，誰もが経験することである．しかし，このような抑うつ的な状態が，日常生活機能を著しく障害するようになった際に，病的なものと考えられるようになる．うつ病（depressive disorder）は，「どんないいことがあっても改善しないような病的に気分が落ち込む状態（抑うつ気分)」，または「ほとんどすべての活動に喜びを感じられず，興味がもてなくなった状態」のいずれかがあり，さらに不眠や食欲減少，考えが進まない，死にたくてたまらないといった症状を呈する．

Word SSRI
selective serotonin reuptake inhibitor

Word SNRI
serotonin & noradrenaline reuptake inhibitor

Word NaSSA
noradrenergic and specific serotonergic antidepressant

● 疫学 ●

　うつ病の生涯有病率は，さまざまな報告があり，男性で4.2%，女性で8.3%，全体では6.5%で，男性より女性に多く，その発症率は2倍程度とされている．15人に1人は生涯に一度はうつ病になるとされている．日本では生涯有病率が6.4〜14.0%という報告もある．平均初発年齢は20代半ばから40歳くらいとするものが多い．うつ病を発症した約50〜60%が再発し，再発を繰り返すごとに再発率が高くなる．また，自殺に至る患者は少なくない．自殺者の30%は気分障害（うつ病，双極性障害含む）患者とされている．

臨床症状

　うつ病の症状を**表1**に示す．後述するが，これらの症状の有無がうつ病と診断するにあたり必要となる．うつ病では気分の日内変動が認められ，抑うつ感は朝のほうが強く，昼頃から気分が晴れてくるのが一般的である[注1]．

注1：また，患者は抑うつなどのうつ病中核症状を発現する前に疲労感，倦怠感，頭痛，肩こりなど身体症状として訴えることもあり，精神科受診の前に一般科に受診している場合も多くある．

診断

❶ うつ病の診断基準

　うつ病ではバイオマーカーなどはないため，診断には病歴や臨床症状が最も重要な情報となり，DSM-5 や ICD-10 などの診断基準が用いられる．

　DSM-5 では，**表1**の基本症状①と②のどちらかの存在が必須で，他の症状として③〜⑨が規定され，基本症状のうち 1 つ以上が必ず存在し，他の症状とあわせて 5 つ以上が 2 週間以上にわたって毎日続く場合にうつ病と診断される．過去の躁状態の有無を確認し，双極性障害の可能性を除外する必要がある．

表1　うつ病の主な症状とその概要

分類	症状	概要
基本症状	①抑うつ気分	憂うつで悲しく，希望のない，気落ちしたと表現されることが多い．これらは，他者の観察によっても明らかになる．
	②興味・喜びの著しい減退	社会的な引き込もり，以前に興味のあった娯楽，スポーツ，読書，テレビ鑑賞などに興味を示さず，性欲関心や欲求レベルも低下する．
他の症状	③体重・食欲の増加，減少	食欲が亢進し，体重が増加する場合もある．
	④不眠，過眠	睡眠障害は不眠が通例だが，時に過眠が見られる例もある．不眠のタイプとしては，中途覚醒し熟眠が妨げられ，再び眠りにつけない熟眠障害や，早朝に覚醒し再び眠れない早朝覚醒などが典型的といわれる．
	⑤精神運動焦燥または抑制	この症状のみ患者本人の主観ではなく，他者によって観察される．焦燥（着座不能，足踏み，髪のかきむしりなど）や抑制（思考抑制，思考内容の貧困や無口など），臥床したままになることともある．
	⑥疲労感，気力の減退	「疲れやすい」「やる気がでない」「億劫」などと患者が訴えることが多い．
	⑦無価値感または罪責感	無価値感や罪責感には自己の価値の非現実的で否定的な評価や，罪へのとらわれ，過去の些細な失敗を繰り返し思い悩むことなどが含まれる．自殺の可能性につながる症状の 1 つである．
	⑧思考力や集中力の減退，決断困難	「考えが進まない」などと患者が訴えることが多い．集中力がなく，考えが進まないと感じる．また，迷いが生じるため，決断できない．
	⑨自殺念慮，自殺企図	自殺の可能性について評価することが重要であるため，過去の自殺企図の有無や自殺念慮有無についても患者に確認する．自殺の正確な予測は困難であるが，自殺の動機は困難な障害と感じたことに直面して，断念したい欲求，終わりがないと感じている，耐え難いほどつらい感情状態を終えたいという願望を含むと思われる．
	⑩精神症状	不安，離人症状（実在感の喪失，疎隔感，違和感），強迫症状，罪責感や劣等感を基盤とし，罪業妄想，心気妄想，貧困妄想などの妄想が，高齢者を中心に観察されることもある．
	⑪身体症状	身体症状として，全身倦怠感，頭痛，頭重，腰痛など身体諸所の痛み，動悸，息切れなどの症状を呈する．

② 重症度分類

うつ病の重症度評価にはハミルトンうつ病評価尺度（HAM-D）が用いられる．重症度を評価するための尺度であり，うつ病の診断のためには使用できない．また，抗うつ薬による治療効果の評価に活用できる．21の評価項目から構成され，各項目3段階．または5段階評価をし，合計スコアで評価する．高値ほどうつ病が重症であると評価できる．DSM-5においても重症度が定義されている（表2）．また，ザンク（Zung）のうつ病自己評価表とベック（Beck）のうつ病自己評価表といった，患者自身による症状評価をするための尺度もある[注2]．

Word ▶ HAM-D

Hamilton Depression Rating Scale

注2：自己評価自体はさまざまなバイアスがかかりやすいため，これのみで診断あるいは症状の重症度の判定に用いるべきではないが，診察時のスクリーニングや面接時の補助的情報として役立つ．

表2　DSM-5によるうつ病の重症度分類

重症度	概要
軽度	診断基準を満たすために必要な数以上の症状はほとんどなく，症状の強さは苦痛をもたらすがなんとか対応できる程度であり，また，症状は社会的または職業的機能における軽度の障害をもたらす．
中等度	症状の数，症状の強さ，および/または機能低下は「軽度」と「重度」の間である．
重度	症状の数が診断を下すために必要な項目数より十分に多く，症状の強さは非常に苦痛で手に負えない程度であり，そしてその症状は社会的および職業的機能を著しく損なう．

重症度は，基準を満たす症状の数，症状の重症度と機能障害の程度に基づく．
〈出典：日本精神神経学会（日本語版用語監修），髙橋三郎，大野　裕（監訳），DSM-5 精神疾患の診断・統計マニュアル，p.186，医学書院，2014〉

③ 抑うつ障害群におけるうつ病以外の疾患

月経周期に合わせ，気分変動などが生じる月経前不快気分障害，コカインやデキサメタゾンなどの摂取により生じる物質・医薬品誘発性抑うつ障害がある．

また，持続性抑うつ障害（気分変調症）は少なくとも2年間，抑うつ気分が1日中存在し，存在する日のほうが存在しない日よりも多く，一度に2か月を超える期間，寛解期が認められない．

④ 病因・病態生理

うつ病の原因はいまだ不明であり，現在でも多方面からのアプローチによって発症のメカニズムの研究が進められている．そのなかで，さまざまな要因（図1，表3）が掲げられている．発病前に精神的な誘因が認められることも少なくはない．例えば，退職や近親者との死別，あるいは転居，昇進など，状況の変化に適切に対処することができなかった結果，うつ状態に発展することがある．それらのなかで，抗うつ薬の薬効に関係するモノアミン欠乏説およびセロトニン受容体のダウンレギュレーションについて解説する．

(1) モノアミン欠乏説

モノアミン欠乏説は単純には，モノアミン取り込み阻害薬がうつ病に効果があることから支持されるが，実際は次のような点で矛盾があり，モノアミン仮説はうつ病の病因を必ずしも十分には説明できていない．

①モノアミンを枯渇している人のすべてがうつ病の症状を呈するわけではない．

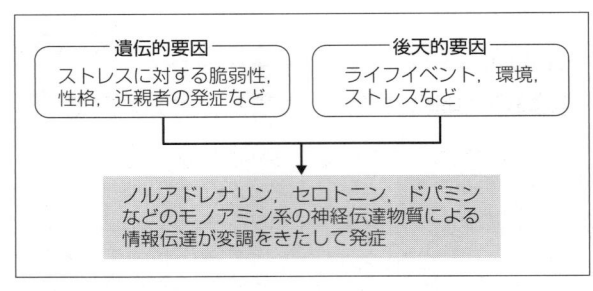

遺伝的要因
ストレスに対する脆弱性，
性格，近親者の発症など

後天的要因
ライフイベント，環境，
ストレスなど

ノルアドレナリン，セロトニン，ドパミン
などのモノアミン系の神経伝達物質による
情報伝達が変調をきたして発症

図1　病因・病態生理

表3　うつ病の原因

①モノアミン（ノルアドレナリン，セロトニン）欠乏説
　（モノアミンの減少）
②セロトニン受容体のダウンレギュレーション
③脳由来神経栄養因子（BDNF）/海馬新生の減少
④視床下部−下垂体−副腎皮質（HPA）系/海馬障害（高
　コルチゾール血症）
⑤サイトカイン
⑥ニューロキニン　など

②うつ病患者のモノアミン神経の活動低下は系統的に証明されていない．

③モノアミン（ノルアドレナリン，セロトニン）再取り込み阻害作用の強さと臨床効果が一致しない．

④抗うつ薬の再取り込み阻害作用は投与後すぐに現れるのに，抗うつ薬の抗うつ効果は投与後1〜2週間の連続投与後に現れてくる．

⑤アンフェタミンやコカインなどはモノアミン再取り込み阻害作用があるが，抗うつ作用はない．

Word ▶ BDNF
brain-derived neurotrophic factor

（2）セロトニン受容体のダウンレギュレーション

図2に示すように，前シナプスにおいてもセロトニン 5-HT$_{1A}$ 受容体（自己受容体）がある．ここがセロトニンにより刺激を受けると，セロトニンの合成

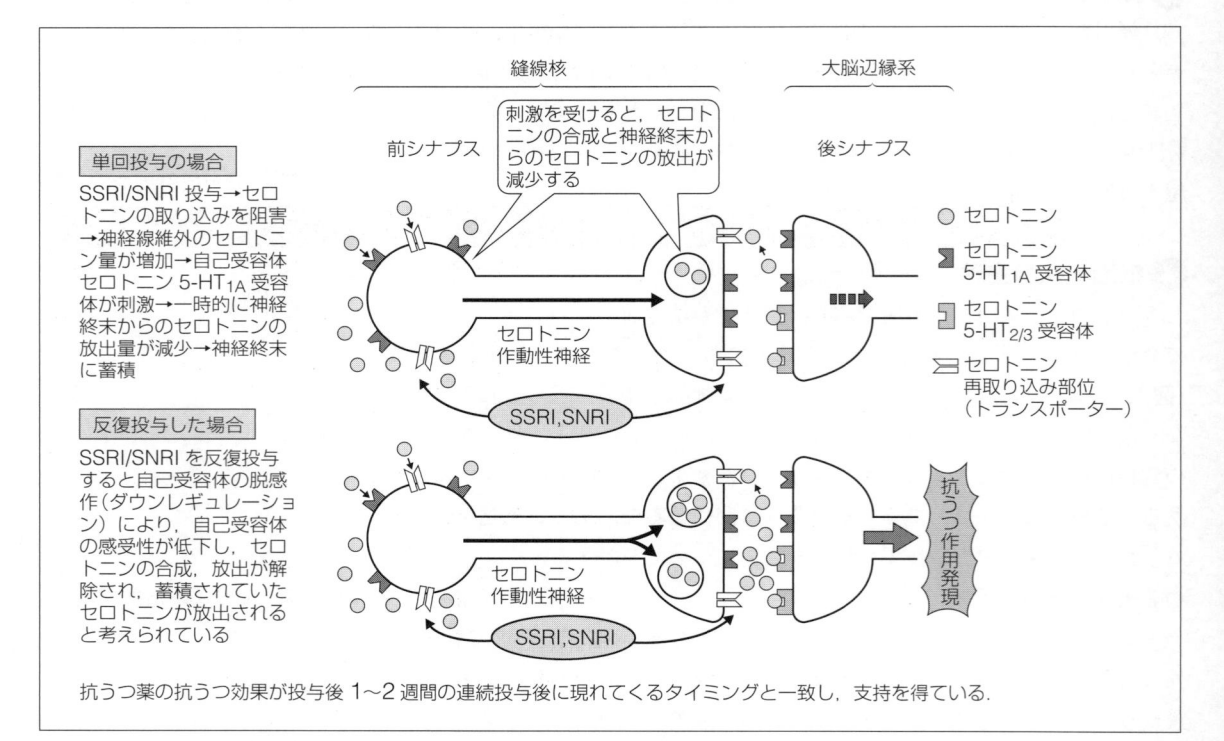

図2　セロトニン受容体のダウンレギュレーション説

と神経終末からのセロトニンの放出が減少する．そこへ SSRI/SNRI を投与すると，図2に示すような**セロトニン受容体のダウンレギュレーション**が起こり，シナプス間のセロトニン量が増加し，効果を発揮する．これは**投与後1～2週間で現れてくる**ため，抗うつ効果が出現していく時期と一致している．

治療

うつ病の治療は，まずは患者・治療者間の信頼関係の構築が原則である．病気および治療を患者に理解してもらい，好ましい対処行動をとれるような「心理教育」を治療の基本におく必要がある．治療は適切な薬物療法，精神療法，生活上の工夫，リハビリテーションなどに組み合わせて行う．抗うつ薬は十分量，十分な期間，服用することを基本とし，自殺企図が切迫している症例や抗うつ薬の難治症例には修正型電気痙攣療法（mECT）の施行を検討する．

Word▶mECT
modified electroconvulsive therapy

治療薬

表4に現在臨床で使用されている主な抗うつ薬の一覧を示す．

❶ 抗うつ薬の種類と特徴

（1）三環系抗うつ薬

現在，日本で用いられている三環系抗うつ薬（TCA）の代表的な薬を**表4**に示す．セロトニンとノルアドレナリンの再取り込み阻害作用の比率と，抗コリン作用，抗アドレナリン作用，抗ヒスタミン作用の程度の違いが，それぞれの薬物を特徴づけている（**図3**）．四環系と比べ，抗うつ効果は強いが，抗コリン性の副作用や心血管系への影響は強い．

Word▶TCA
tricyclic antidepressant

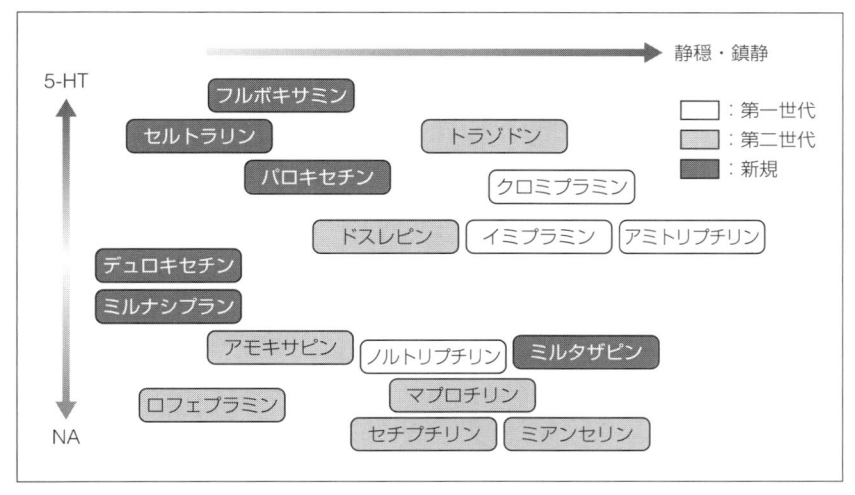

図3　抗うつ薬の位置づけ
〈出典：白川治．Clin. Neurosci., 22（2）：202-207, 2004. を一部改変〉

表 4　主な抗うつ薬の一覧

分類	医薬品	精神科領域の効能効果	特徴
三環系抗うつ薬（TCA）	イミプラミン	精神科領域におけるうつ病・うつ状態	・TCA の標準薬（EBM[*1] が確立している）
	トリミプラミン		・第一世代 TCA のなかでは効果も副作用も穏やか
	クロミプラミン		・抗うつ効果は EBM が確立している. ・強迫性障害やパニック障害に対する効果も報告されている.
	アミトリプチリン		・TCA の標準薬の 1 つ ・慢性疼痛にも効果あり
	ノルトリプチリン		・アミトリプチリンの活性代謝物 ・治療域濃度（therapuetic window）あり.
	アモキサピン	うつ病・うつ状態	・効果発現が早い. ・高齢者や高用量を投与する場合，せん妄に注意（TCA 全般）
	ロフェプラミン ドスレピン		・循環器系の副作用が少ない.
四環系抗うつ薬	マプロチリン		・ノルアドレナリンのみに作用し，セロトニンには影響しない. ・痙攣の発現頻度が高い.
	ミアンセリン		・モノアミンの再取り込み阻害作用は少ない. ・副作用は少ないが，眠気の頻度は高い.
	セチプチリン		
SSRI	フルボキサミン	うつ病・うつ状態 社交不安症 強迫症	・TCA より抗コリン性の副作用が少ない. ・特に CYP1A2，CYP2C19 の阻害が強力なため，薬物間相互作用に注意が必要
	パロキセチン	うつ病・うつ状態 パニック症 社交不安症 強迫症	・TCA より抗コリン性の副作用や眠気の発現頻度少ないが，投与初期に消化器症状が発現しやすい. ・CYP2D6 阻害作用が強力なため，薬物間相互作用に注意が必要
	セルトラリン	うつ病・うつ状態 パニック症	・複数の薬物代謝酵素により代謝され，それぞれの阻害能が低いため，薬物間相互作用が少ない.
	エスシタロプラム		・CYP2C19 で代謝される. ・CYP2C19 Poor Metabolizer は血中濃度が上昇する可能性があるため，最大用量に制限がある. ・QT 延長発現の報告があり，QT 延長のある患者には投与禁忌
SNRI	ミルナシプラン	うつ病・うつ状態	・腎排泄型薬物，薬物代謝酵素の影響が少ない. ・尿閉のある患者には禁忌である.
	デュロキセチン		・糖尿病性神経障害 線維筋痛症 慢性腰痛症慢性に伴う疼痛にも適応をもつ. ・不眠の副作用発現が多いため，朝食後投与が推奨されている.
	ベンラファキシン		・肝機能低下患者においては血中濃度が上昇するため，肝機能に応じて，減量，投与間隔の延長，中止を考慮する.
NaSSA	ミルタザピン		・他の抗うつ薬に比べ，効果発現が早い. ・ヒスタミン H_1 受容体遮断作用が強く，眠気を生じやすい. ・悪心・嘔吐など消化器症状の副作用発現頻度が少ない.
ベンズアミド系	スルピリド	うつ病・うつ状態 統合失調症	・ドパミン D_2，D_3，D_4 受容体遮断作用 ・ドパミン受容体遮断作用による乳汁漏出などの副作用あり ・胃・十二指腸潰瘍にも適応をもつ.
その他	トラゾドン	うつ病・うつ状態	・5-HT 再取り込み阻害作用により抗うつ効果を示す. ・眠気が強いため就寝前投与で用いられる.
	ボルチオキセチン[*2]		・5-HT の再取り込み阻害作用，5-HT 受容体活性を直接調節する 5-HT$_{1A}$ 受容体刺激作用，5-HT$_{1B}$ 受容体部分的刺激作用，5-HT$_3$，5-HT$_{1D}$，5-HT$_7$ 受容体拮抗作用など示す. ・セロトニン系，ノルエピネフリン系，ドパミン系，ヒスタミン系，アセチルコリン系，GABA 系，グルタミン酸系を含むいくつかの系において神経伝達の調節を行う. ・現状では抗うつ作用の機序は完全には解明されていない.

*1　EBM（evidence-based medicine）：エビデンス（証拠）に基づく医療
*2　2019 年 2 月現在，日本では承認申請中.

（2）四環系抗うつ薬

現在，日本で用いられている四環系抗うつ薬（tetracyclic antidepressant）の代表的な薬を表4に示す．トラゾドンは，トリアゾロピリジン系の抗うつ薬であるが，この項に含めている．セロトニンの再取り込み阻害作用が強く，抗コリン作用は弱いが，抗ヒスタミン作用と抗アドレナリン作用はある．四環系は，おおまかに三環系と比べ，抗うつ作用は弱いが，抗コリン性の副作用と心血管系への影響は少ない．

（3）選択的セロトニン再取り込み阻害薬（SSRI）

現在，日本で用いられているSSRIとして，フルボキサミン，パロキセチン，セルトラリン，エスシタロプラムがある．

SSRIは，その名の通り薬理作用がセロトニン再取り込み阻害作用に限局し（図4），ノルアドレナリン再取り込み阻害作用はもたず，三（四）環系抗うつ薬と異なり，抗コリン作用，抗ヒスタミン作用，抗ノルアドレナリン作用ももたない．このような薬理学的特性を共有する薬物は，その化学構造の如何によらず，臨床効果と副作用の特性をほぼ共有すると考えられる．

（4）セロトニン・ノルアドレナリン再取り込み阻害薬（SNRI）

現在，日本で用いられるSNRIはミルナシプラン，デュロキセチン，ベンラファキシンである．SNRIはセロトニンおよびノルアドレナリンの両モノアミンの再取り込みを阻害し（図4），かつ従来の三（四）環系抗うつ薬とは異なり抗コリン作用，抗ヒスタミン作用，抗ノルアドレナリン作用がない．

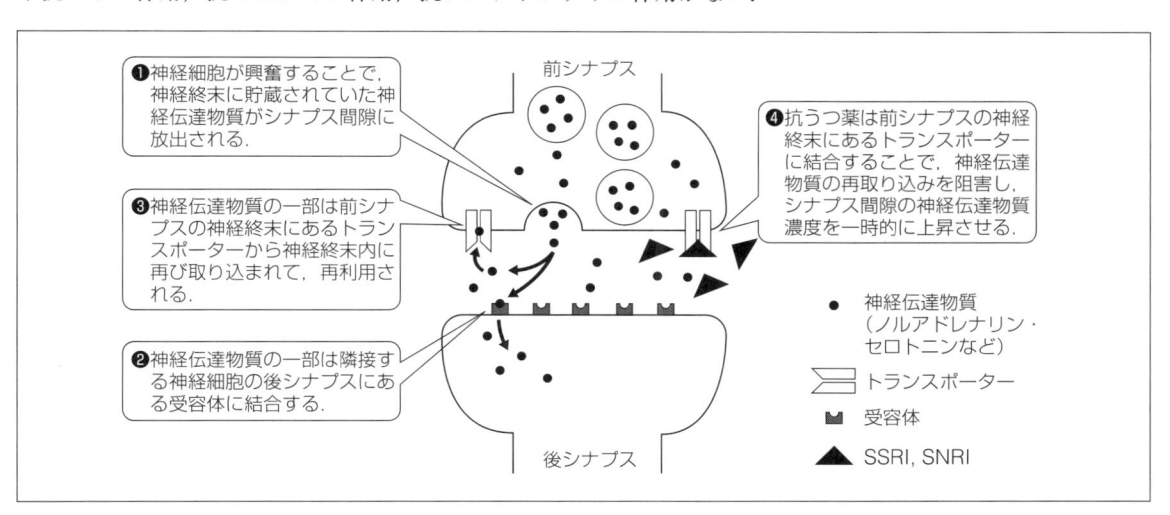

図4　SSRIとSNRIの作用機序

（5）ノルアドレナリン作動性・特異的セロトニン作動性抗うつ薬（NaSSA）

現在，日本で用いられるNaSSAはミルタザピンのみである．ミルタザピンは中枢のシナプス前α_2アドレナリン自己受容体およびヘテロ受容体に対して拮抗作用を示し，中枢のセロトニン（5-HT）およびノルアドレナリン（NA）の両方の神経伝達を増強する．さらにミルタザピンは5-HT_2および5-HT_3受容体を阻害するため，シナプス間隙で5-HTの神経伝達増大により主に5-HT_1

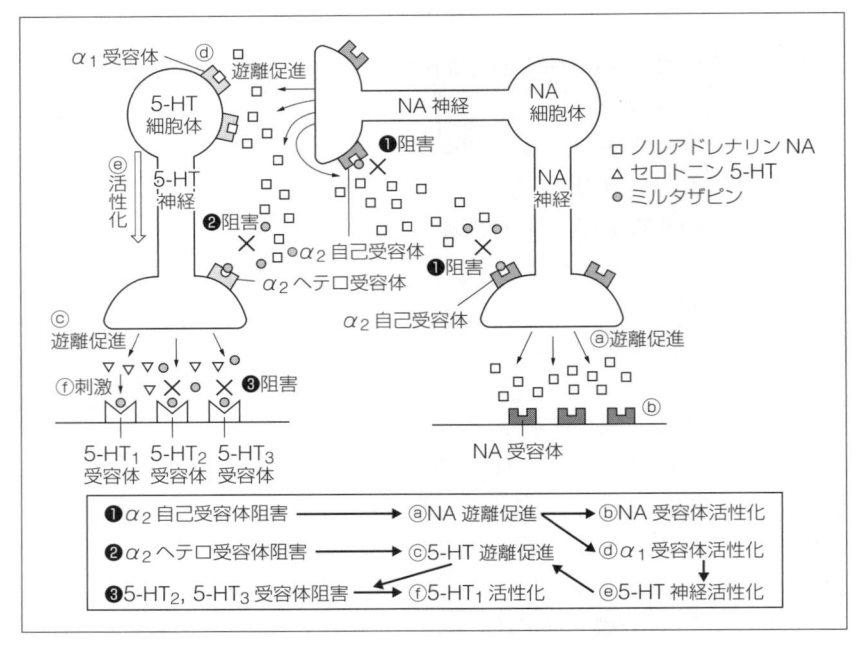

図5　NaSSA の作用機序

受容体（抗うつ効果）が選択的に活性化される（図5）.

(6) スルピリド

　スルピリドはベンズアミド系のドパミン D_2, D_3 および D_4 受容体遮断薬であり，薬理作用はほぼそこに限られる．抗うつ薬作用のメカニズムは定かではないが，ドパミン受容体遮断が何らかの形で抗うつ薬効果発現につながるものと考えられる.

(7) 抗うつ薬以外の薬

　抗うつ薬を十分量，十分期間投与しても部分反応に留まる場合などには，必要に応じて炭酸リチウムやラモトリギンなどの気分安定薬，甲状腺ホルモン（T_3, T_4），抗うつ薬の追加による抗うつ効果の増強療法（augmentation）を行う．第二世代抗精神病薬による増強も期待できる患者がいる.

② 抗うつ薬の副作用（表5）

(1) 攻撃性の高まり（他人に暴力をふるうなど）[注3]

　特に躁うつ病，統合失調症患者のうつ症状，アルコール依存症，パーソナリティ障害などの患者に多い.

(2) 自殺念慮，自殺企図のおそれ

　特に24歳以下の若年者で起こりやすい.

(3) アクチベーションシンドローム（賦活症候群）

　投与初期や用量変更時に見られる中枢刺激症状で，不安，焦燥，パニック発作，不眠，易刺激性，敵意，衝動性，アカシジア，軽躁，躁状態などが出現する．$5-HT_2$ 受容体刺激性が発症に関与していると推定されている[注4]．上記の（1）他人に暴力をふるうなどの攻撃性や（2）自殺念慮・企図との因果関係が

注3：2009年添付文書改訂

注4：TCA でも類似の報告がある.

表5 抗うつ薬の副作用に対する予防・対処・作用機序

副作用		推定される発症機序	予防法	対処法
攻撃性の高まり（他人に暴力をふるうなど）		アクチベーションシンドロームとの因果関係の可能性	・家族などに自殺念慮や自殺企図，興奮，攻撃性，易刺激性などの行動の変化および基礎疾患悪化が現れることなどを十分説明し，医師と緊密に連絡を取り合うよう指導する． ・不安，焦燥などのアクチベーションシンドロームの症状発現有無についてモニタリングする． ・自殺念慮，自殺企図はうつ病症状の1つでもあるため，注意を要する．	・原因薬物の減量や中止 ・他薬物への変更
自殺念慮，自殺企図		アクチベーションシンドロームとの因果関係の可能性		
アクチベーションシンドローム（賦活症候群）		5-HT_{2A} 受容体刺激		
セロトニン症候群		脳内のセロトニン活性の亢進	処方薬の調整（単純化，単剤化）	・原因薬物の減量や中止 ・全身管理，補液 ・薬物〔プロプラノロール，シプロヘプタジン（セロトニン受容体遮断作用あり）〕の投与
中止後発現症状（離脱症状）		・アセチルコリン神経脱抑制のリバウンド ・5-HT 受容体の脱感作によるセロトニン活性の低下	・急激な中止をしないよう患者に薬物指導を実施する． ・中止をする場合には時間をかけ，漸減する．	・症状発現時には一度，元の処方量に戻し，さらに時間をかけて漸減する．
抗コリン作用	中枢性	抗コリン受容体との拮抗作用	—	・原因薬物の減量や中止，変更
	末梢性		・各症状に対応して，生活習慣改善をはかる． ・高齢者や前立腺肥大の既往歴がある場合，特に尿閉の発症に注意する．	・予防策で対処できなかった場合，各対処療法に適する薬を処方
中枢神経症状（眠気・鎮静）		ヒスタミン H_1 受容体およびアドレナリン α_1 受容体遮断	服用のタイミングを夕食後や就寝前にする．特に TCA，ミルタザピンで発現しやすい．	・原因薬物の減量や中止，変更 ・眠気，鎮静作用を有する併用薬処方の見直し
心循環器系（起立性低血圧，不整脈）		抗コリン作用，アドレナリン α_1 受容体遮断，キニジン様作用などによる〔三・四環系抗うつ薬〕	・高齢者や心疾患の既往歴がある場合，三・四環系抗うつ薬の使用を避ける． ・定期的に血圧，心電図を測定する．	・原因薬物の減量や中止 ・SSRI，SNRI など抗コリン作用，アドレナリン α_1 受容体遮断作用の少ない薬物の処方変更 ・起立性低血圧の場合は昇圧薬の併用を考慮
消化器系症状		5-HT_3, 5-HT_4 受容体の刺激作用	・食直後や牛乳を飲んだ後に服用する． ・投与初期の一過性の症状で，継続服用にて軽快するため，自己判断にて中止しないよう患者へ指導	・投与初期には制吐薬を併用する．
その他	痙攣作用	抗コリン作用	—	・原因薬物の中止，変更
	錐体外路症状	D_2 受容体の遮断作用	・D_2 受容体遮断作用の強いアモキサピンやスルピリドなどの処方を避ける．	・原因薬物の減量や中止　改善しない場合，抗コリン薬の併用
	体重増加	抗ヒスタミン作用・抗コリン作用など	・適切な食事，適度な運動を心がける． ・体重の推移をモニタリングし，コントロール	・体重コントロールが不良の場合は原因薬物の変更を考慮する．
	性機能障害	5-HT_{2A} 受容体の亢進	—	・原因薬物の減量や中止，変更
	発疹	アレルギー性	—	・原因薬物の中止，変更

注目されている.

（4）セロトニン症候群

脳内のセロトニン活性が異常亢進することにより起こると考えられている．精神変調（錯乱，軽躁），焦燥，ミオクローヌス，深部腱反射亢進，発汗，悪寒，振戦，下痢，協調運動障害，発熱のうち3項目以上が見られる場合，疑われる．治療は原因薬物中止，全身管理，補液，薬物[注5]で改善の報告がある．

注5：プロプラノロール，シプロヘプタジン（セロトニン受容体遮断作用あり）

（5）中止後発現症状（離脱症状）

中止後発現症状という用語は，抗うつ薬には依存性がないとの考え方から，依存性薬物における離脱症状と区別して使用されている．**1か月以上抗うつ薬を服用した後に急速中断することで，1～2日後に生じやすい症状群**である．症状は，身体症状[注6]，睡眠障害[注7]，錐体外路症状，行動の脱抑制（躁転）が見られる．発現した症状はほとんどの場合1～2週間以内に改善する．対策は時間をかけて減量していくことである．

注6：悪心・嘔吐，下痢，頭痛，めまい，倦怠感など
注7：夢，特に鮮明な夢が多くなる．

（6）抗コリン作用

最も頻度が高く，患者が不快感を訴える副作用は抗コリン性の副作用である（表6）．これは各抗うつ薬がムスカリン性アセチルコリン受容体を遮断するためで，中枢性と末梢性の2つに分けられる．抗コリン作用の強い三（四）環系抗うつ薬で発現し，SSRI，SNRI，NaSSAでは，抗コリン作用の副作用は起こりにくい．

表6　抗コリン作用による副作用

抗コリン作用	副作用の症状
中枢性	せん妄様症状，見当識障害，精神運動興奮，思考錯乱，幻視・幻聴など
末梢性	口渇，便秘，麻痺性イレウス，排尿障害，尿閉，霧視，閉鎖性狭隅角緑内障の悪化，鼻閉，頻脈など

（7）中枢神経症状として鎮静，眠気

TCAで発現しやすい．これはヒスタミンH_1受容体およびアドレナリンα_1受容体遮断によると考えられている．服薬初期に現れやすく，徐々に慣れを生じてくるが，日常生活に支障をきたす場合は就寝前に投与するなど，投与方法を工夫することも必要である．SSRIでも眠気は起こる．

（8）心循環器系の副作用

起立性低血圧はアドレナリンα_1受容体遮断によると考えられる．また心伝導系障害として，重篤な症状では，頻脈，不整脈などが報告されている．これらは抗コリン作用，アドレナリンα_1受容体遮断，キニジン様作用などによるとされている．三（四）環系抗うつ薬で発現し，SSRIではきわめて起こりにくい．

（9）消化器系症状

SSRIでは悪心・嘔吐，食欲不振，下痢などの副作用が発現しやすい．$5\text{-}HT_3$や$5\text{-}HT_4$受容体の刺激作用に由来するといわれている．服用初期に見られるものが多く，初期投与量を低用量から始めることで回避しやすいといわれている．また発現しても1週間程度で治るので，患者への説明が必要である．食直後の服用や食前に牛乳を飲むなどで症状が和らぐ場合がある．また，モサプリドなど$5\text{-}HT_3$作動薬で症状が軽快する場合がある．

（10）その他

①痙攣作用：痙攣閾値を下げる四環系抗うつ薬であるマプロチリン，TCAで

あるイミプラミン，クロミプラミンなどで見られる．

②錐体外路症状：ドパミン D_2 受容体遮断作用を有しているアモキサピンおよびスルピリドで発現することがある．

③体重増加：抗ヒスタミン作用による過食

④性機能障害：5-HT_{2A} 受容体亢進を介して中脳辺縁系でのドパミン放出を減少させることによる性欲の減少や射精困難を引き起こす．

⑤発疹：マプロチリンの服用において頻度が高い．

● 抗うつ薬が投与されるほかの精神疾患 ●

（1）統合失調症

統合失調症では抗うつ薬の併用により，精神症状の悪化や興奮，副作用の発現率が高くなるなど，賛否両論があり，統合失調症における抗うつ薬の使用はいまだ確立されていない（スルピリドを除く）．

（2）神経症性障害

SSRI は，強迫症（OCD），パニック症などの神経症性障害に使用される〔Chapter 5（p.84，p.79）参照〕．

（3）その他の抗うつ薬の適応症

一部の抗うつ薬（イミプラミン，アミトリプチリン，クロミプラミン）が遺尿症に対する適応をもっている．

Word ▶ OCD
obsessive compulsive disorder

薬物療法

① うつ病初発患者の薬物治療

うつ病の薬物療法は1種類の抗うつ薬を十分量，十分期間投与することが原則である．第一選択薬は SSRI，SNRI，NaSSA などの新規抗うつ薬であり，新規抗うつ薬は三環系，四環系抗うつ薬に比較して，抗コリン作用（口渇，便秘，排尿困難など）や心血管系への影響が少なく，忍容性に優れていると考えられている．効果発現は緩徐であるため，通常，2週間程度要する．効果判定は4～6週間継続後に行う．治療効果発現まで時間を要するため，治療開始初期4週まではベンゾジアゼピン系薬物（抗不安薬，睡眠薬）を併用することもあるが，副作用発現，常用量依存発現防止のため，漫然とは投与しない．

処方例

56歳男性．職場における部署移動に伴い激務となったことをきっかけに，抑うつ，不眠，焦燥感などの症状が発現し，精神科受診．不眠が強く，とにかく眠りたいと訴える．うつ病診断にてミルタザピン（15 mg/日）による薬物療法が開始となった．忍容性を確認しながら，45 mg/日まで増量されている．
①ミルタザピン錠 15 mg　1回3錠（1日3錠）1日1回　寝る前

商品名
ミルタザピン：リフレックス，レメロン

処方解説◆評価のポイント

■処方目的

処方薬①：うつ病症状の改善．ミルタザピンはヒスタミン H_1 受容体遮断作用が強く，眠気を生じやすいことから，不眠改善も期待できる．

■主な禁忌症
　処方薬①：MAO 阻害薬（セレギリン）※1
■効果のモニタリングポイント
　処方薬①：抑うつ，不眠，焦燥感などのうつ病症状の軽減，消失
■副作用のモニタリングポイント
　処方薬①：〈重大な副作用〉
　　　　　　セロトニン症候群，無顆粒球症，好中球減少症，痙攣，肝機能障害，
　　　　　　黄疸，抗利尿ホルモン不適合分泌症候群（SIADH），皮膚粘膜眼症候
　　　　　　群（SJS），多形紅斑，QT 延長，心室頻拍
　　　　　　〈その他〉
　　　　　　傾眠，口渇，倦怠感，便秘，ALT 増加

② 重症うつ病，難治性うつ病患者の薬物療法

　TCA は新規抗うつ薬に比較して忍容性に劣るため，第一選択薬とはならない．新規抗うつ薬服用でも改善が見られない症例の第二，三選択薬である．重症例では TCA が新規抗うつ薬に比較して治療効果に勝るという報告もなされていることから，第一選択薬として考慮される場合もある．TCA は抗コリン作用，心血管への影響が発現しやすいため，服用の場合には有害作用のモニタリングが必須となる．特に高齢者では眠気，ふらつきによる転倒のリスクが高くなることから，注意する．また，TCA を過量服薬した場合，新規抗うつ薬に比較して致死的となるため，自殺念慮のある症例には処方すべきではない．

処方例

62 歳女性．うつ病の診断にてパロキセチンやミルナシプランを十分量，十分期間服用しても抑うつ気分，意欲低下が改善されなかった．そのため，TCA へ切り替えることとなった．心血管系に異常がないことは確認済みである．
①クロミプラミン錠 25 mg　1 回 2 錠（1 日 4 錠）1 日 2 回　朝食後・寝前
②センノシド錠 12 mg　1 回 2 錠（1 日 2 錠）1 日 1 回　寝前

処方解説◆評価のポイント

■処方目的
　処方薬①：うつ病症状の改善
　処方薬②：クロミプラミンの抗コリン作用による便秘の改善
■主な禁忌症
　処方薬①：緑内障，心筋梗塞の回復初期，尿閉（前立腺疾患など），QT 延長症候
　　　　　　群のある患者，MAO 阻害薬
　処方薬②：急性腹症，痙攣性便秘，電解質失調（特に低カリウム血症），妊婦※2
■効果のモニタリングポイント
　処方薬①：うつ病症状の軽減，消失
　処方薬②：排便回数，排便の性状など
■副作用のモニタリングポイント
　処方薬①：〈重大な副作用〉
　　　　　　悪性症候群（syndrome malin），セロトニン症候群，てんかん発作，横
　　　　　　紋筋融解症，無顆粒球症，汎血球減少，麻痺性イレウス，間質性肺炎，好

▶▶▶留意事項
※1　脳内ノルアドレナリン，セロトニンの神経伝達が高まることによりセロトニン症候群が現れることがある．MAO 阻害薬を投与中あるいは投与中止後 2 週間以内の患者に投与しないこと．

Word▶SIADH
syndrome of inappropriate secretion of antidiuretic hormone

Word▶SJS
スティーブンス-ジョンソン症候群（Stevens-Johnson syndrome）

Word▶ALT
alanine aminotransferase

商品名
クロミプラミン：アナフラニール
センノシド：プルゼニド

▶▶▶留意事項
※2　妊婦への投与は原則禁忌である．

酸球性肺炎，SIADH，QT 延長，心室頻拍（torsades de pointes[注1]を含む），心室細動，肝機能障害，黄疸
〈その他〉
口渇，眠気，立ちくらみ，めまい，ふらつき，食欲減退

服薬指導

　薬の効果について説明するとともに，正しい服用方法，留意すべき副作用について以下のような指導をする．また，症状コントロールには継続的な服薬が重要となる．有害事象は最小限に防ぎ，生活習慣に合った，服用タイミングとするなどの工夫を行うことで，患者が継続的に服薬できるよう支援を行う．

❶ 効果発現までには数週間要する

　抗うつ薬が臨床効果を発現するためには，最低2〜6週間要するとされているため，患者が服薬開始後すぐに効果を実感することは難しい．また，効果発現の前に副作用が発現する可能性が高いため，患者が服薬を自己判断にて中止してしまう可能性が予測される．そのため，**効果発現が遅いことを説明**する．

❷ 継続服用が重要である

　効果発現後は6か月間以上の継続投与（急性期と同用量）が必要となる．薬物療法により改善後，4〜5か月以内に抗うつ薬を中止した場合には再燃率が50〜70％と高率であるとの報告もある．また，抗うつ薬に依存性はないが，精神科で使用する薬物全般に依存性があるとの誤った認識から，自己判断にて服薬を中断してしまう患者もいるため，服用開始時より，適切な情報提供をするとともに，継続的で長期的な服薬が必要であることを説明する．

❸ 自己判断による服薬中止は危険

　抗うつ薬（特にSSRI）は突然の服薬中止により，中止後発現症状（頭痛，嘔吐，発汗，インフルエンザ様症状，焦燥感，知覚異常など）が発現するため，症状コントロールのための継続服薬の重要性とととともに，急激な中止はしないよう説明する．

❹ 用法用量を厳守する

　TCAは心血管系の影響を及ぼすことから，大量服用にて致死的となることがある．そのため，患者に用法用量を遵守するよう説明する必要がある．自殺目的ではなく，現在のつらい抑うつ症状などを治したいと思い，医師から指示された以上に服薬してしまう患者もしばしばいるため，用法用量の遵守について患者の理解を得る必要がある．自殺念慮を訴える患者，過去に大量服薬による自殺企図を行った患者については，家族が薬物の管理を行うことが適切であると考えられる．

双極性障害

概要

双極性障害（bipolar disorder）[注1] は，気分の高揚，エネルギーと活動性の増大を示すエピソード（躁病または軽躁病），気分の低下，エネルギーと活動性の減少を示すエピソード（抑うつ）を繰り返す．**エピソードは完全に回復することが特徴である**．躁病エピソードだけを経験する患者もいるが，ほとんどの患者は 1 回かそれ以上の抑うつエピソードを経験する．交互にあるいは周期的にエピソードを数多く繰り返す間に，約1/3の患者が抑うつ症状と躁病症状を同時期に含む混合状態を呈する．躁病，抑うつエピソードが過去 12 か月の間に少なくとも 4 回存在し，早いサイクルで再発が生じる**急速交代型（ラピッドサイクラー）**と呼ばれるケースもある．双極性障害は双極 I 型障害，双極 II 型障害，気分循環障害に分類される（**表1**）．

注 1：かつては**躁うつ病**と呼ばれていたが，現在は双極性障害と呼ばれるのが一般的である．

表1 双極性障害の分類

双極 I 型障害	躁病エピソードと抑うつエピソードの両方を伴うもの
双極 II 型障害	完全な躁病エピソードの代わりに，より軽症で持続時間も少ない軽躁エピソードと一時的な抑うつエピソードが入れ替わるもの．再発性のうつ病と区別することが必ずしも容易ではない．
気分循環障害	I 型障害ほど重篤ではない症状によって特徴づけられる．双極性障害の多くの例は気分循環性の背景に重なって気分障害エピソードを呈してくる．気分循環性とは，数多くの短期間の軽躁エピソードと抑うつエピソードを交互に繰り返すことを指す．

● 疫学 ●

　発症年齢のピークは 15 ～ 24 歳（平均 21 歳）で，うつ病より早い．双極 II 型障害は女性において頻度が高いとする報告もあるが，一般的に，双極性障害の発症頻度は男女に差はない．遺伝性が強い疾患であり，双極性障害の患者は双極性障害やうつ病の家族歴を有する率が高い．男性では初回エピソードが躁病エピソードであることが多いが，女性の場合は抑うつエピソードであることが多い．

表2　DSM-5 に基づく，躁病・抑うつエピソードの症状

躁病エピソード	抑うつエピソード
・気分高揚（うきうき気分で楽しくて仕方ない） ・易怒性の亢進 ・自尊心の肥大，または誇大（自分は他者より優れ，何でもできると感じる） ・睡眠欲求の減少 ・多弁 ・観念奔逸（考えがまとまらない） ・注意散漫 ・活動性の亢進 ・行為切迫（何もせずにはいられない，じっとしていられない） ・快楽的活動への熱中（不相応な高額な買い物，性的に無差別な行動）	・抑うつ気分 ・興味，喜びの喪失 ・体重減少・増加 ・不眠・過眠 ・疲労感，気力の減衰 ・無価値観，罪責感 ・思考力，集中力の減衰 ・決断困難 ・自殺念慮，自殺企図

〈出典：日本精神神経学会（日本語版用語監修），髙橋三郎，大野　裕（監訳），DSM-5 精神疾患の診断・統計マニュアル，pp.124–126，医学書院，2014〉

臨床症状

　双極性障害における臨床症状の特徴は躁病エピソード，抑うつエピソードを繰り返すが，寛解期がある．また，再発する確率がかなり高い．

　躁病エピソードは気分高揚があり，何でもできると感じる．多弁であるが，内容は中途半端でまとまらない．睡眠欲求が減少し，短時間の睡眠でもよく眠ったと感じるなどである．一方，抑うつエピソードは著しい抑うつ気分があり，興味・喜びの喪失，気力の減衰がある．思考力，集中力の減衰のため，物事の決断をすること困難となる．また，自殺念慮があることも少なくない（表2）．自殺の危険性はうつ病より高く，一般人口に比較して 15 倍も高い．

診断

❶ 診断基準

　双極性障害ではバイオマーカーなどはないため，診断には病歴や臨床症状が最も重要な情報となり，DSM-5 や ICD-10 などの診断基準が用いられる．DSM-5 における双極 I 型障害，双極 II 型障害，気分循環障害の診断基準の概略を表3 に示す．DSM-5 には躁病エピソードの基準，軽躁病エピソードの基準，抑うつエピソードの基準が詳細に記載されており，患者の病状が，それぞれの基準に合致するかを評価して診断する．いずれの診断においても「発症が他の精神病性障害ではうまく説明されない」が基準に含まれる．

表3　DSM-5における双極性障害の診断基準概略

双極Ⅰ型障害	・少なくとも一度の躁病エピソード*（最低1週間持続）を伴う. ・多くの場合,抑うつエピソード*もみられるが,双極Ⅰ型障害の診断には抑うつエピソードの存在は必ずしも必須ではない.
双極Ⅱ型障害	・軽躁病エピソード*（最低4日間持続）と抑うつエピソード（2週間持続）がみられる. ・抑うつエピソードの存在が必須であることが双極Ⅰ型との相違点である.
気分循環障害	・少なくとも2年間（子どもおよび青年の場合は少なくとも1年間）にわたって,基準を満たさない,軽躁状態,抑うつ症状を伴い,症状がなかった期間が一度に2か月を超えない.

* 診断は躁病エピソード,軽躁病エピソード,抑うつエピソードそれぞれの基準を用いる.
〈出典：日本精神神経学会（日本語版用語監修）,髙橋三郎,大野　裕（監訳）,DSM-5 精神疾患の診断・統計マニュアル,pp.125–126,pp.132–133,p.140,医学書院,2014〉

表4　DSM-5による双極性障害の重症度分類

重症度は,基準を満たす症状の数,症状の重症度と機能障害の程度に基づく.	
軽症	診断基準を満たすために必要な数以上の症状はほとんどなく,症状の強さは苦痛をもたらすがなんとか対応できる程度であり,また,症状は社会的または職業的機能における軽度の障害をもたらす.
中等度	症状の数,症状の強さ,および/または機能低下は「軽度」と「重度」の間である.
重度	症状の数が診断を下すために必要な項目数より十分に多く,症状の強さは非常に苦痛で手に負えない程度であり,そしてその症状は社会的および職業的機能を著しく損なう.

〈出典：日本精神神経学会（日本語版用語監修）,髙橋三郎,大野　裕（監訳）,DSM-5 精神疾患の診断・統計マニュアル,p.153,医学書院,2014〉

　そのため,病歴,臨床症状などを把握する必要性から,画像検査,生化学・生理学的検査,既往歴,服薬歴,家族歴,生活・発達歴,病前性格,ストレス因子の有無,違法薬物摂取歴の有無などの聴取が必須となる.

❷ 重症度分類

　躁状態の症状評価,重症度評価は,活動性,談話促迫,観念奔逸,騒々しさ,攻撃性,見当識,気分の高揚,躁状態の全体評価,前回評価時以来,躁状態にみられた変化の9項目を評価する **Petterson評価尺度**が用いられることがある.各項目を5段階で評価し,最初の7項目の合計点数で重症度を評価する.
　臨床場面では,DSM-5による重症度評価が簡便で治療計画の実施上にも有用である.DSM-5による双極性障害の重症度分類を**表4**に示す.

治療

　双極性障害の主な治療方法には**薬物療法**,**電気痙攣療法（ECT）**がある.**治療の第一選択は薬物療法**であるが,薬物療法への反応性不良や副作用による忍容性不良の場合,自殺念慮が切迫している場合,妊娠している場合などはECT施行を第一選択とする.維持療法においては,急性期治療に用いた薬物を最小の副作用で最大の効果が得られる用量に調整し,投与を継続する.
　外来治療が可能であるが,自殺念慮が切迫している,暴力行為など社会的問

Word▶ ECT
electroconvulsive therapy

題を引き起こす危険性が高いなどの場合は，入院治療が必要となる．

　躁病急性期は，異常な気分高揚，活動性亢進などにより社会的逸脱行動を伴いやすく，日常の社会活動に著しい障害を惹起することもまれではない．そのため，迅速な治療的対応が必要となる．治療の開始にあたっては，症状の重症度評価を行う．

治療薬

　双極性障害の薬物療法には気分安定薬，抗精神病薬が使用される．また，抑うつエピソードには抗うつ薬が使用されることがある．ガイドラインなどで推奨されている薬物でも，わが国において保険適用がないものもある．表5に各薬物の双極性障害における保険適用の有無を示す．

　炭酸リチウムをはじめとする気分安定薬が躁エピソード，抑うつエピソードに有効であり，第一選択薬とされてきたが，即効性がないため，鎮静作用が強い抗精神病薬を併用することが多い．このような併用療法で1か月程度経過を観察し，抗精神病薬を漸減・中止していく方法が一般的である．

　抗精神病薬自身に気分安定様作用があり，即効性に関する有効性は確認され，今後，第一選択薬となる可能性が出てきたが，最終目標の長期の再発予防に関しては，これからのエビデンスの蓄積が必要である．抗精神病薬は錐体外路症状，過鎮静が発現しにくい第二世代抗精神病薬が選択される．

　抑うつエピソード対して，抗うつ薬を使用することもあるが，躁転防止のた

表5　双極性障害における保険適用の有無（2019年2月現在）

	医薬品	躁病・双極性障害の躁状態	双極性障害のうつ症状	再発・再燃抑制
気分安定薬	炭酸リチウム	○	×	×
	カルバマゼピン	○	×	×
	バルプロ酸	○	×	×
	ラモトリギン	×	×	○
抗精神病薬	第一世代 クロルプロマジン	○	×	×
	スルトプリド	○	×	×
	チミペロン*1	○	×	×
	ハロペリドール	○	×	×
	レボメプロマジン	○	×	×
	ゾテピン	×	×	×
	第二世代 オランザピン	○	○	×
	クエチアピン	×	○*2	×
	アリピプラゾール	○	×	×
	リスペリドン	×	×	×

*1　注射薬のみ
*2　徐放錠のみ

表6　リチウム中毒の症状と対応

	血清リチウム濃度	症状	対応
軽度〜中等度	1.5〜2.0 mEq/L	嘔吐，腹痛，口渇，運動失調，眩暈感，不明瞭言語，眼振，傾眠，興奮，筋脱力	臨床症状の観察を十分に行い，必要に応じて減量または休薬などの処置を行うこと
中等度〜重度	2.0〜2.5 mEq/L	食欲不振，持続性の悪心・嘔吐，視調節障害，筋繊維束性収縮，間代性四肢運動，深部反射亢進，舞踏病様運動，痙攣，せん妄，失神，脳波変化，昏迷，昏睡，循環不全（血圧低下，心不整脈，伝導異常）	過量投与による中毒を起こすことがあるので，減量または休薬すること
重度	2.5 mEq/L 以上	全般性痙攣，乏尿および腎不全，死	

め抗うつ薬の単独治療は行わない．双極Ⅰ型障害と双極Ⅱ型障害の治療法は，各種ガイドラインにおいて区別されていない．

❶ 気分安定薬

（1）炭酸リチウム

　躁病および躁うつ病の躁状態に適応をもち，作用機序はいまだに解明されていない．速攻性はなく，抗躁効果発現まで2〜3週間，抗うつ効果発現まで6〜8週間要する．腎排泄型の薬物のため，腎機能に応じた用量設定が重要である．過量投与による中毒発現防止のため，投与初期または増量時は週に1回，維持投与中は2〜3か月に1回程度，血清リチウム濃度（有効濃度域：早朝服薬前0.3〜1.2 mEq/L）を評価しながら使用する．また，腎機能，甲状腺機能，心電図を定期的にモニタリングし，リチウムの重篤な副作用発現に対して早期発見，早期治療を心がけることが必要である．

　主な副作用には消化器症状（食欲不振，悪心胸やけ），口渇，中枢神経系症状（手指振戦，眠気，めまい），腎障害（多尿），甲状腺機能低下症などがある．表6にリチウム中毒の症状と対応を示す[注2]．**リチウムの腎からの再吸収はナトリウム（Na）と競合するので，Naを多く含む細胞外液製剤はリチウムの排泄を促すため，生理食塩水による強制利尿などを行う．**

　利尿薬（チアジド系利尿薬，ループ利尿薬），アンジオテンシン変換酵素（ACE）阻害薬，アンジオテンシンⅡ受容体拮抗薬（ARB）などの**Na排泄促進作用をもつ薬物はリチウムの再吸収を促進し，血清リチウム濃度が上昇する**．また非ステロイド性抗炎症薬（NSAIDs）も**血清リチウム濃度を上昇させるため，併用注意である．また，催奇形性**[注3]**があり，妊婦への投与は禁忌である．**

（2）カルバマゼピン

　躁病，躁うつ病の躁状態に適応をもち，抗てんかん作用と同様に神経細胞の電位依存性ナトリウムチャネルの活動を制限し，過剰な興奮を抑制することで，抗躁作用を示すと考えられている[注4]．主な副作用は眠気，めまい，ふらつき，倦怠感・易疲労感，運動失調，脱力感，発疹，頭痛・頭重，立ちくらみ，口渇，γ-GTP・AST・ALT上昇などである．

　カルバマゼピンは肝臓での薬物代謝酵素（CYP3A4）誘導作用を有するた

注2：リチウム中毒の初期症状として食欲低下，悪心，嘔吐，下痢，振戦，傾眠，錯乱，運動障害，運動失調，発熱，発汗を示す．中毒症状発現時には減量や投与中止など，適切な処置を行う．

Word▶ACE 阻害薬
angiotensin converting enzyme inhibitor

Word▶ARB
angiotensin Ⅱ receptor blocker

Word▶NSAIDs
non-steroidal anti-inflammatory drugs

注3：特異的なエプスタイン（Ebstein）奇形

注4：血中濃度測定対象薬であり，有効血中濃度は一般に4〜12 μg/mL．

Word▶γ-GTP
γ-glutamyltranspeptidase

Word▶AST
aspartate aminotransferase

Word▶ALT
alanine aminotransferase

め，多種多様な薬物との相互作用が予測される．

（3）バルプロ酸

躁病および躁うつ病の躁状態に適応をもち，抗痙攣作用と同様に脳内 GABA（γ-アミノ酪酸）濃度，ドパミン濃度を上昇させ，セロトニン代謝を促進することにより脳内の抑制系を賦活し，抗躁作用を有すると想定されている[注5]．炭酸リチウム，カルバマゼピンに比較し，有効血中濃度域が広いため，忍容性に優れている．主な副作用は傾眠，失調・ふらつき，悪心・嘔吐，食欲不振，胃腸障害，全身倦怠感などである．

注5：血中濃度測定対象薬であり，有効血中濃度は 40〜120μg/mL

（4）ラモトリギン

ラモトリギンのわが国における適応は「双極性障害における気分エピソードの**再発・再燃抑制**」であり，急性期に対する適応は取得していない．また，双極性障害に対して効果を示す機序は明らかになっていない．

副作用は発疹，頭痛，胃腸障害，傾眠などである．ラモトリギンの投与により，**中毒性表皮壊死融解症（TEN）**，**皮膚粘膜眼症候群（SJS）**，薬剤性過敏症症候群などの全身症状を伴う**重篤な皮膚障害**が現れることがあり，死亡に至った例も報告されているため，添付文書の警告の項や安全性情報にて注意喚起がなされている．重篤な皮膚障害発現防止のため，ラモトリギンを使用する際には少量からの開始と緩徐に漸増することが推奨されている．患者または家族に対し，発疹などの症状発現時にはただちに受診するよう指導する．

Word▶TEN
toxic epidermal necrolysis

Word▶SJS
スティーブンス–ジョンソン（Stevens-Johnson）症候群

2 抗精神病薬

躁病，双極性障害の躁状態に適応をもつ抗精神病薬は限られている．

一般に，抗精神病薬は気分安定薬に比較し，効果発現が早い．また，第二世代抗精神病薬自身に気分安定様作用があり，今後，第一選択薬となる可能性もあるが，最終目標の長期の再発予防に関してはこれからのエビデンスの蓄積が必要である．**中程度以上（興奮や易怒性の激しい場合）の躁状態には，気分安定薬（主にリチウム）に抗精神病薬を併用すると効果が高い**とされている．ただし抗精神病薬は1か月程度使用し，症状が安定した時点で漸減，中止をし，その後は気分安定薬単独で使用することが多い．

双極性障害の抑うつエピソードに対し，臨床上，抗うつ薬が併用されているケースもあるが，海外，わが国におけるガイドラインにおいては抗精神病薬のオランザピンやクエチアピンが推奨されている．

3 抗うつ薬

抑うつエピソードに対して，抗うつ薬を使用する場合は，三環系抗うつ薬よりも躁転率が低い**選択的セロトニン再取り込み阻害薬（SSRI）**が推奨される．ただし，**抗うつ薬の単独治療**は行わない．また，可能な限り低用量が望ましく，使用中は躁転や急性交代化に注意しなければならない．

双極性障害患者を対象とした抗うつ薬による躁転危険因子として，「発症年齢が若い」「抗うつ薬への反応性が低い」「躁転既往多い」などがある．

Word▶SSRI
selective serotonin reuptake inhibitor

薬物療法

　双極性障害は再発率および自殺率が高い疾患であり，継続的な治療が必須となる．しかし，躁病エピソード時には，気分高揚感や自尊心の誇大から患者が服薬の必要性を実感できないケースや，慢性的な経過のなかで怠薬をしてしまうケースも多くある．そのため，患者本人だけでなく，家族や支援者に対し，双極性障害に関する理解を促す心理教育を実施し，継続的に治療を行うことが病状コントロールに必須であることへの理解を得る必要がある．

　また，継続的に服薬ができるよう，患者の生活リズムに合致した服用しやすい方法とすべきである．副作用の発現は継続服用の妨げになるため，用法用量の調整や副作用発現防止のための薬物療法を行う．

処方例

46 歳男性．腎機能正常，血糖値正常，てんかん・糖尿病既往なし
血清リチウム濃度（定常状態，トラフ値）0.92 mEq/mL
①②を併用処方する．
①炭酸リチウム錠 200 mg　朝 2 錠，寝前 3 錠（1 日 5 錠）
　　1 日 2 回　朝食後，寝前
②オランザピン錠 10 mg　1 回 1 錠（1 日 1 錠）1 日 1 回　寝前

商品名
炭酸リチウム：リーマス
オランザピン：ジプレキサ

処方解説◆評価のポイント

■処方目的
　処方薬①②：躁，うつ状態改善，再発防止
■主な禁忌症
　処方薬①：てんかん，重篤な心疾患，腎機能障害，脱水状態，食塩制限患者，妊娠または妊娠している可能性のある女性
　処方薬②：昏睡状態，中枢神経抑制薬の強い影響下にある患者，アドレナリン投与，糖尿病，糖尿病の既往
■効果のモニタリングポイント
　処方薬①②：双極性障害における，躁，うつ状態の改善，再発防止躁状態：活動性，睡眠時間，話し方（多弁で早口）など躁症状（p.39 表 2 参照）うつ状態：抑うつ気分，興味・喜びの喪失，うつ症状（p.39 表 2 参照）
■副作用のモニタリングポイント
　処方薬①：血清リチウム濃度[1]：中毒域 1.5 mEq/mL 以上
　　測定頻度：投与初期・増量時 1 回/週，維持投与中 1 回/2〜3 か月
　　腎機能[2]：尿素窒素，クレアチニン値，クレアチニンクリアランスなど
　　〈リチウム中毒初期症状〉
　　食欲低下，悪心・嘔吐，下痢，振戦，傾眠，錯乱，運動障害，運動失調，発熱，発汗
　　〈リチウム中毒進行症状〉
　　急性腎不全により電解質異常を発現し，全身痙攣，ミオクローヌス発症
　　〈その他の副作用〉
　　振戦，口渇，下痢，悪心・嘔吐，脱力・倦怠感

▶▶▶ 留意事項
[1] 用量依存的に副作用の発現頻度は高くなる．
1.5 mEq/L 以上：臨床症状の観察を十分に行い，必要に応じて減量または休薬
2.0 mEq/L 以上：減量または休薬（表 6 に同様の内容あり）
[2] リチウムは**腎排泄型薬物**であるため，腎機能低下により血清リチウム濃度が上昇する．
　また，**甲状腺機能低下**を引き起こすことがあり，甲状腺機能異常のある患者には慎重投与である．

処方薬②：〈重大な副作用〉※3
高血糖，糖尿病性ケトアシドーシス，低血糖，悪性症候群，肝機能障害，黄疸，痙攣，遅発性ジスキネジア，横紋筋融解症，麻痺性イレウス，無顆粒球症，白血球減少，肺塞栓症，深部静脈血栓症
〈その他の副作用〉
体重増加，食欲亢進，傾眠，過眠症，鎮静，不眠，倦怠感，アカシジア，便秘，口渇，トリグリセリド上昇

▶▶▶留意事項
※3 オランザピン：添付文書の警告の項にて著しい血糖値上昇から糖尿性ケトアシドーシス，糖尿病性昏睡が発現し，死亡に至る場合があるため，血糖値などの測定や観察を十分に行うこと．患者およびその家族に十分に説明することが明記されている．

表7　留意すべき副作用とその初期症状

医薬品	留意すべき副作用	初期症状
炭酸リチウム	リチウム中毒	食欲低下，悪心・嘔吐，下痢，振戦，傾眠，錯乱，運動障害，運動失調，発熱，発汗　など
ラモトリギン	重篤な皮膚障害	発熱（38℃以上），眼充血，口唇・口腔粘膜のびらん，咽頭痛，全身倦怠感，リンパ節腫脹　など
抗精神病薬 オランザピン，クエチアピン，アリピプラゾール	血糖上昇 糖尿病性ケトアシドーシス 糖尿病性昏睡	高血糖症状（口渇，多飲，多尿，頻尿など），低血糖症状（脱力感，倦怠感，冷汗，振戦，傾眠，意識障害など）　など

服薬指導

❶ 病状コントロールのためには継続的な服薬が必須である

特に躁エピソード時は過度に楽観的になり，継続服用の必要性を実感できないことが多く，コンプライアンス不良となる．現在の服用状況を確認するとともに，継続的な服薬の必要性について理解を得る．患者本人により服薬管理が困難な場合には家族や支援者の協力を得る．リチウムでは血中濃度測定によるコンプライアンスの確認が可能である．自己判断による服薬中止は離脱症状などの副作用発現の可能性があるため，継続服用が重要である．

❷ 各薬物の副作用

双極性障害治療に使用する薬物には，重篤な副作用が発現し，死亡に至る場合も多くある．重篤な副作用発現回避のため，各副作用の初期症状について説明する．留意すべき副作用と初期症状を**表7**に示す．

最後に，自殺率の高い疾患であるため，服薬指導時の患者の様子をよく確認し，自殺念慮を疑わせる発言，言動があった場合には，速やかに他の医療従事者と連携をはかることが肝要である．

Chapter 4

睡眠障害

睡眠障害は，主に不眠症と過眠症に分けられる．本章ではまず，睡眠障害の概要について解説し，Chapter 4.1「不眠症」（p.53）では主に原発性不眠症について，Chapter 4.2「過眠症」（p.69）ではナルコレプシーについて解説する．

睡眠のメカニズム

❶ 睡眠と覚醒を制御する2つの機構

地球上のすべてのほ乳類が，生命を維持するために睡眠をとる．睡眠をとらないでいると，生命維持に危機的状況をもたらす．脳の中で生体維持のために能動的に睡眠を起こしていて，それには以下の2つのメカニズムが働いている．

①「疲れたから眠る」という**恒常性維持機構**

②「夜になったから眠る」という**体内時計機構**

睡眠と覚醒は，この恒常性維持機構と体内時計機構という2つの異なるメカニズムによって制御されている．この2つのメカニズムが密接な相互作用をもちながら，睡眠と覚醒のサイクルを作り出し，夜に安らかな睡眠をもたらすとともに，昼間は覚醒し，活動しやすい状態を作り出している（図1）．

（1）恒常性維持機構

恒常性維持機構とは，睡眠不足の状態が続くと眠くなるメカニズムのことで，覚醒していると脳内に**睡眠促進物質（睡眠物質）**[注1]がたまり，たまった睡眠物質が覚醒系を抑制することで睡眠を誘発すると考えられている．

誰でも徹夜の次の晩，深く長く眠る経験をしている．起きている時間が長ければ長いほど，その後の睡眠には深い**ノンレム睡眠**の量が多くなる．また通常，眠り初めには深いノンレム睡眠が認められる．これは，深いノンレム睡眠が睡眠のなかでも優先的に配置されており，生体にとって必須であることを示している．深いノンレム睡眠の間にさまざまなホルモンが分泌され，**身体の疲労回復と修復機能に大きな役割**を演じている．目覚めていると体内に睡眠物質がたまり，睡眠物質が多くなると睡眠が誘発されるように恒常性維持機構が働き，深いノンレム睡眠を取り戻すように，睡眠の質や量を調節している．恒常性維持機構の調節は，時刻と関係なく覚醒していた時間の長さ，すなわち睡眠不足の度合いによって規定されている．

注1：さまざまな報告があるが，睡眠促進物質としてPGD$_2$（プロスタグランジンD$_2$），アデノシン，ウリジンなどが報告されている．

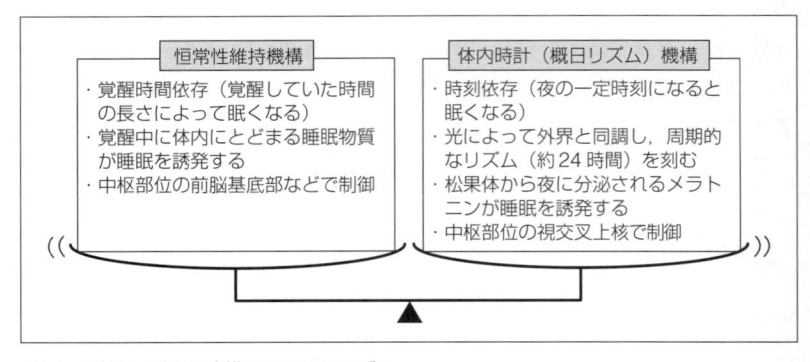

恒常性維持機構	体内時計（概日リズム）機構
・覚醒時間依存（覚醒していた時間の長さによって眠くなる） ・覚醒中に体内にとどまる睡眠物質が睡眠を誘発する ・中枢部位の前脳基底部などで制御	・時刻依存（夜の一定時刻になると眠くなる） ・光によって外界と同調し，周期的なリズム（約24時間）を刻む ・松果体から夜に分泌されるメラトニンが睡眠を誘発する ・中枢部位の視交叉上核で制御

図1　睡眠と覚醒を制御するメカニズム

（2）体内時計機構

　体内時計機構とは，十分に睡眠をとった翌日も，夜のある時刻になると眠くなるように，休息をとるべきタイミングに合わせようとするメカニズムである．時刻が全くわからない隔離環境でも，およそ24時間の規則正しい睡眠と覚醒のリズムが認められる．これらは，体内時計機構が時刻依存性の調節であることを示している．

　松果体から分泌される体内時計を調節する物質メラトニンは，夕方から夜間にかけて産出され，深夜に最も高値を示し，朝になると産出されなくなる．メラトニンが昼と夜のリズムに合わせて，**体温やホルモン分泌**を調節し，脳と身体の状態を覚醒から睡眠へ切り替えて，適切な時刻に睡眠を発現させる．メラトニンは，脳の睡眠中枢（視交叉上核）に作用して睡眠を引き起こす．そのため，メラトニンが分泌する時刻になると，眠気が強くなる．

　体内時計の刻むリズムは，隔離環境では**約25時間の周期**で，1日24時間周期リズムとはずれが生じるが，さまざまな刺激（**同調因子**）[注2]によって，毎日このずれを修正している．朝に光を浴びることによって，約25時間周期の内因性リズムをリセットし，1日の生活に適応している．

注2：同調因子には，光や食事，運動のほかに，社会的因子（仕事，学校など）もある．

② ２つの機構による睡眠制御の時間的関係

　恒常性維持機構と体内時計機構による睡眠制御の時間的関係を**図2**に示す．

　睡眠欲求は，日中の疲労蓄積の結果として，覚醒時間に比例して増大する．しかし，覚醒中には体内時計により，覚醒時間に比例して覚醒シグナルが増大していき，睡眠欲求に拮抗するため，1日の後半部分でも覚醒水準を維持することができる．普段の睡眠時間の2～3時間前の時間帯は覚醒水準が最も高くなるため，入眠しにくい入眠（睡眠）禁止ゾーン（sleep prohibited zone）とも呼ばれる．その後は急激にメラトニンが増大し，深部体温（脳温）が低下し，コルチゾールの分泌が抑制されるなど，睡眠を促進するほうに傾くため眠気が強まり，睡眠に入ることができる．通常ではいったん入眠すると睡眠欲求は低下していき，覚醒してくる．

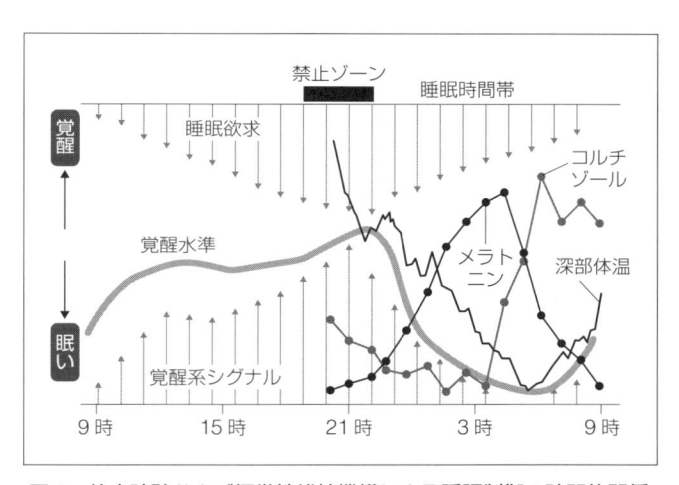

図2　体内時計および恒常性維持機構による睡眠制御の時間的関係
〈出典：三島和夫　編，睡眠薬の適正使用・休薬ガイドライン，p.8，じほう，2014〉

　睡眠と覚醒の交代現象には，覚醒系神経核，睡眠系神経核，視交叉上核（体内時計）の3者が相互にかかわっている（**図3**）．

③ 睡眠の種類

　睡眠には**レム睡眠**と**ノンレム睡眠**の2つがある（**表1**）．

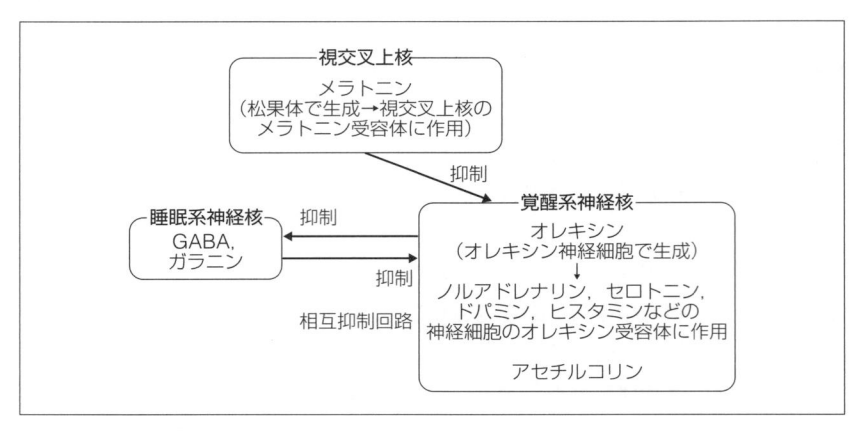

図 3　睡眠・覚醒の脳内神経メカニズム

表 1　レム睡眠とノンレム睡眠の特徴

	レム睡眠	ノンレム睡眠
役割	運動器を休める.	・脳を休ませる ・身体の疲労回復と修復機能に大きな役割
運動器	全身の筋肉の緊張が緩む，力が全く入らない，運動器を休める状態	骨格筋の緊張は覚醒よりも低下するが，レム睡眠時のように完全に弛緩はしない.
脳	活発に活動	休止
その他	・夢を見る状態 ・成人では 1 晩の 20〜25% がレム睡眠に費やされる.	ノンレム睡眠の深さは目覚めにくさと関係している.

（1）レム睡眠

　レム（REM）睡眠とは，まぶたがやや開きぎみになり目がぴくぴくと活発に動き，浅く速い呼吸をしている睡眠をいう.

Word▶ REM
rapid eye movement

- レム睡眠中は，睡眠中枢の働きで全身の筋肉の緊張が緩み，力が全く入らない，いわば金縛りの状態にある.
- 脳は活発に働き，交感神経は多少緊張している.
- レム睡眠中に，脳の記憶から情報がランダムに呼び出され，これが頭の中で合成され瞬間的にできる映像を見ているのが夢であろうと考えられている.
- 成人では 1 晩の 20〜25％がレム睡眠に費やされる.
- レム睡眠の役割は，脳からの運動指令を完全に遮断し，**筋の緊張を積極的に抑制し**，外部の昼夜リズムに合わせて**運動器を休める**ことにある.

（2）ノンレム睡眠

　ノンレム（Non-REM）睡眠とは，すやすやと深い寝息をたててゆったりと眠っているノンレム睡眠をいう．深いノンレム睡眠の間にさまざまなホルモンが分泌され，**身体の疲労回復と修復機能に大きな役割**を演じている

Word▶ Non-REM
non-rapid eye movement

- ノンレム睡眠の意義は，**主に脳を休ませること**にある.
- ノンレム睡眠中，骨格筋の緊張は覚醒よりも低下するが，**レム睡眠時のように完全に弛緩はしない**.

- ノンレム睡眠の深さは目覚めにくさと関係している.
- ノンレム睡眠は,脳の休息（大脳皮質の活動低下）の度合いにより4段階に分けられ,これが睡眠の深さを表す（表2）.入眠からおよそ90分の周期で,ノンレム睡眠とレム睡眠がセットになって繰り返される（図4）.

表2 ノンレム睡眠の深さの段階とその様子

睡眠の深さ	様子
段階1	電車で眠っていて座った姿勢が保たれ,駅を乗り越さないでいられる.
段階2	首を保持できなくなり,隣席の乗客に首をもたせかけることになる.乗り越す.
段階3,段階4	脳波所見から徐波睡眠とも呼ばれ,熟睡にあたる.多少の物音では目覚めず,瞳孔が散大しているため,むりやり起こされるとまぶしく感じる.

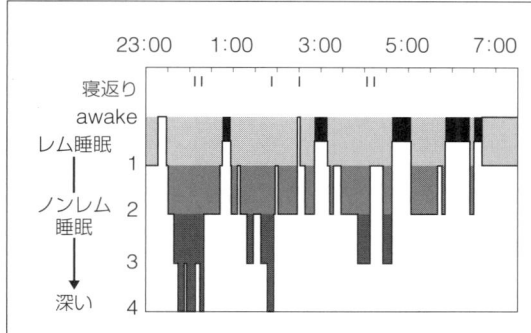

就寝し,入眠後は浅いノンレム睡眠（段階1,2）を経て,深いノンレム睡眠（段階3,4）となる.この後,寝返り（図中では0時15分頃）で再び浅いノンレム睡眠に移った後に,最初のレム睡眠に入る.入眠してから最初のレム睡眠出現までの時間は通常60分から120分程度（図では75分）である.この後,ノンレム睡眠とレム睡眠が約90分の周期で出現する.

図4 睡眠中のレム睡眠とノンレム睡眠パターン
〈出典：塚田恵鯉子,亀井雄一（睡眠障害の診断・治療ガイドライン研究会編）,睡眠障害の対応と治療ガイドライン（第2版）,p.19,じほう,2012〉

睡眠障害の概要

心と身体の健康のためには,量および質的によい睡眠が不可欠であるが,わが国では成人の5人に1人が不眠の訴えをもっているとされ,また,**不眠症がうつ病や耐糖能異常,高血圧などの危険因子になる**ことも報告されている.

睡眠障害とは,睡眠に何らかの異常がある状態を指し,睡眠そのものに異常のある**睡眠異常**と,睡眠中に異常な行動が見られる**睡眠時随伴症**に分類される.睡眠異常には**不眠**と**過眠**,**概日リズム睡眠障害**などがある.不眠は患者自身の睡眠に対する不足感が強いものであり,過眠は日中に耐え難い眠気を生じるもので,身体的,精神的,社会生活上の支障をきたすものを示し,睡眠時間の長短は問わない.概日リズム睡眠障害は,睡眠時間は充足されているものの,睡眠のタイミングがずれているために生じる障害である.睡眠時随伴症とは,睡眠中や覚醒移行のタイミングで生じる異常行動など身体現象のことをいう.睡眠障害国際分類では,睡眠障害を症状特徴や病因によって,①不眠症,②睡眠関連呼吸障害,③過眠症,④概日リズム睡眠障害,⑤睡眠時随伴症,⑥睡眠関

表3　睡眠障害国際分類

不眠症	・適応性不眠症（急性不眠症） ・精神生理性不眠症 ・精神疾患による不眠症 ・不適切な睡眠衛生 ・薬物・物質による不眠症 ・内科的疾患による不眠症	睡眠時随伴症	・睡眠時遊行症 ・睡眠時驚愕症 ・レム睡眠行動障害 ・睡眠麻痺 ・悪夢障害 ・睡眠時遺尿症
睡眠関連呼吸障害	・原発性中枢性睡眠時無呼吸 ・閉塞性睡眠時無呼吸	睡眠関連運動障害	・むずむず脚症候群 ・周期性四肢運動障害 ・睡眠関連下肢こむらがえり ・睡眠関連律動性運動障害
中枢性の過眠症	・ナルコレプシー ・反復性過眠症（クライネ・レビン症候群） ・特発性過眠症 ・睡眠不足症候群	孤発性の諸症状，正常範囲と思われる異型症状，未解決の諸症状	・長時間睡眠者 ・短時間睡眠者
概日リズム睡眠障害	・睡眠相後退症候群 ・時差障害　など	その他の睡眠障害	

〈出典：The International Classification of Sleep Disorders, Diognostic and Cording Mnual, Second Edition (ICSD-Ⅱ). In：American Academy of Sleep Medicine, editor: Westchester IL, 2005〉

表4　睡眠障害対処12の指

1. 睡眠時間は人それぞれ，日中の眠気で困らなければ十分 　・睡眠の長い人，短い人，季節でも変化，8時間にこだわらない． 　・歳をとると必要な睡眠時間は短くなる． 2. 刺激物を避け，眠る前には自分なりのリラックス法 　・就床前4時間のカフェイン摂取，就床前1時間の喫煙は避ける． 　・軽い読書，音楽，ぬるめの入浴，香り，筋弛緩トレーニング． 3. 眠たくなってから床に就く，就床時刻にこだわりすぎない． 　・眠ろうとする意気込みが頭をさえさせ寝つきを悪くする． 4. 同じ時刻に毎日起床 　・早寝早起きでなく，早起きが早寝に通じる． 　・日曜に遅くまで床で過ごすと，月曜の朝がつらくなる． 5. 光の利用でよい睡眠 　・目が覚めたら日光を取り入れ，体内時計をスイッチオン 　・夜は明るすぎない照明を 6. 規則正しい三度の食事，規則的な運動習慣 　・朝食は心と体の目覚めに重要，夜食はごく軽く 　・運動習慣は熟睡を促進	7. 昼寝をするなら，15時前の20～30分 　・長い昼寝はかえってぼんやりのもと 　・夕方以降の昼寝は夜の睡眠に悪影響 8. 眠りが浅いときは，むしろ積極的に遅寝・早起きに 　・寝床で長く過ごしすぎると熟睡感が減る． 9. 睡眠中の激しいいびき・呼吸停止や足のぴくつき・むずむず感は要注意 　・背景に睡眠の病気，専門治療が必要 10. 十分眠っても日中の眠気が強いときは専門医に 　・長時間眠っても日中の眠気で仕事・学業に支障がある場合は専門医に相談 　・車の運転に注意 11. 睡眠薬代わりの寝酒は不眠のもと 　・睡眠薬代わりの寝酒は，深い睡眠を減らし，夜中に目覚める原因となる． 12. 睡眠薬は医師の指示で正しく使えば安全 　・一定時刻に服用し就床 　・アルコールとの併用をしない．

連運動障害，⑦未分類の睡眠徴候，⑧その他の睡眠障害の8つに分類している（表3）．

睡眠障害の診断や指導・治療

　睡眠障害の診断・治療ガイドラインでは，12項目に整理した「**睡眠障害対処12の指針**」を提示しており注3，これに基づいた適切な鑑別診断や患者指導および治療が行えるようになった（**表4**）．以下に，「睡眠障害対処12の指針」

注3：平成11～13年度の厚生労働省精神神経疾患研究委託費「睡眠障害の診断・治療ガイドライン作成とその実証的研究班」による研究成果に基づいている．

を解説する．

❶ 睡眠時間は人それぞれ，日中の眠気で困らなければ十分

　日中しっかり覚醒して過ごせるかどうかを睡眠充足の目安とし，睡眠時間自体にこだわらないことが重要である．必要な睡眠時間は個人で異なる．日中の眠気がひどかったり，平日と比べ週末に3時間以上長く眠らないといられないようなら，睡眠不足と判断する．必要以上長時間床に入って過ごすと，かえって睡眠が浅くなり，熟睡感が損なわれる．

（1）睡眠時間

　成人の場合，個人差はあるものの，6〜7時間前後の睡眠時間が睡眠充足の目安である[注4]．

（2）年齢と睡眠時間

　必要な睡眠時間は発達と加齢の影響を受ける（表5）．

（3）生活様式と睡眠時間

　日中活発に過ごした場合，睡眠不足が続いた場合，秋から冬（日照時間が短い時期）は睡眠時間が長くなる．

表5　年齢と睡眠時間

年齢	必要な睡眠時間
2歳頃まで	1日の半分以上
10歳代	8〜10時間
成人〜50歳代まで	6.5〜7.5時間
70歳以降	6時間弱

注4：「平成23年社会生活基本調査」（総務省統計局）より，平均睡眠時間は7時間42分であった．

❷ 刺激物を避け，眠る前には自分なりのリラックス法

　緊張や強い刺激があると入眠が妨げられる．スムーズに覚醒から睡眠に移行するためには緊張や刺激を避けることが必要である．

　多くのリラックス法が推奨されているが，いずれも直接的に睡眠を誘う効果はなく，入眠を妨げる要因を減らすことによる間接的効果である．

（1）カフェイン（表6）

・覚醒作用をもつ代表的な物質（入眠を妨げ，中途覚醒を増加させる）
・覚醒作用は摂取後約30〜40分後に発現し，4〜5時間持続する．寝つきがよくない場合は，就床前4時間のカフェイン摂取を避けるべきである．

（2）タバコ

・タバコに含まれるニコチンは交感神経系の働きを活発にし，睡眠を障害する．
・効果は吸入直後に出現し，数時間持続する．
・リラックスするためにタバコを吸う人が多いが，就眠直前は避けるべきである．

表6　カフェインを多く含む食品

・日本茶・紅茶
・コーヒー
・ココア
・コーラなどのソフトドリンク
・栄養・健康ドリンク剤
・チョコレートなど

❸ 眠たくなってから床につく，就床時刻にこだわりすぎない

　自然に寝つくことのできる時刻は，意志でコントロールすることはできない．習慣的入眠時刻の2〜3時間前の時間帯は1日のなかで最も寝つきにくい時間帯であることがわかっており，意識的にいつもより早く床についても早くに入眠することは難しい．

　就床時刻はあくまで目安であり，その日の眠気に応じ，眠くなってから床に

つくことが速やかでスムーズな入眠への近道である（**刺激制御療法**）[注5].

　不眠を自覚すると，床にいる時間を長くして不眠をカバーしようと早めに床につくことが多いが，かえって逆効果となる．いったん床を出て，自分なりのリラックス法を実践し，眠気を覚えてから再度入床するようにするとよい．

④ 同じ時刻に毎日起床

　睡眠障害の原因の１つに生体リズムの乱れが挙げられる．不眠に悩んでいる人では生体リズムの乱れが高率に認められるため，生体リズムを生活リズムに同調させ，メリハリをつけることは，不眠解消に役立つ．毎朝同じ時刻に起床し，起床後なるべく早く太陽の光を浴びることが速やかで快適な入眠をもたらす．

⑤ 光の利用でよい睡眠

　光は，生体リズムの同調因子として最も強力なものである．起床後，太陽の光を浴び，体内時計のリズムがリセットされると，そこから約15〜16時間後に眠気が出現する．光により朝にリセットが行われないと，その夜に寝つくことのできる時刻が約１時間遅れる．曇りの日でも，屋外は室内の5〜10倍の明るさがあるので，起床後２時間以上，暗い室内にいると体内時計のリセットが行われない．そのため起床後なるべく早く太陽の光を浴びる必要がある．また，過度に明るい夜間の室内照明は，体内時計のリズムを遅らせることとなり，自然な入眠時刻が遅れる．

⑥ 規則正しい三度の食事，規則的な運動習慣[注6]

（1）食事

　規則正しく朝食をとっていれば，その１時間ほど前から消化器系の活動が活発になり，朝の目覚めを促進する．

　夜食を食べ過ぎると寝つきが悪くなり，夜中に目が覚め，睡眠の質が悪化することがある．これは食物の消化が終了せず，眠る時間帯に消化器系が活発に活動しているためである．特にタンパク質の多い食べ物でこの傾向が強い．空腹で寝つけない場合，消化のよいもの（牛乳や軽いスナックなど）を少量とる．

　夕食は入眠の３時間以上前にすべきである．

（2）運動

　昼間から夕方の運動が夜間の睡眠を安定させ，睡眠の質を改善することがわかっている．運動の内容は，30分程度の散歩・ランニング・水泳・体操・ストレッチなどで，軽く汗ばむ程度がよい．毎日規則的に行うのがよい[注7].

⑦ 昼寝をするなら，15時前の20〜30分

　昼食後から15時までの時間帯における30分未満の規則正しい昼寝は，夜間の睡眠に悪い影響を与えないだけでなく，日中の眠気を解消し，その後の時間をすっきりと過ごすのに役立つ．午後に一時的に眠くなるのは，体内時計のリズムと関連した，時刻に依存した現象である．

注5：刺激制御療法では，「眠くなってからベッドに入る」ようにする．

注6：睡眠障害対策の12の指針以外の睡眠対策に，入浴がある．ヒトの体温は，午後から夕方にかけて最高になり，その後，低下して夜明け前に最低となる．体温が下降する時期には入眠しやすく，体温が上昇する時期には入眠しにくいことが明らかにされている．入浴して体温を上げておくと，体温が下がってくるときにスムーズに入眠できるが，就寝直前に熱い湯に入ってしまうと，入眠時刻になっても体温が上がったまま下がらず，かえって入眠しにくくなってしまう．入浴は寝る前の30分前には済ませるのがよい．

注7：夜に激しい運動をすると就床直前の熱い湯と同じく体温を上昇させ，交感神経系の活動を活発にするため，入眠を妨げる．

表7　睡眠と関連して起こる身体の病気

睡眠時無呼吸症候群	激しいいびきと睡眠中の頻回の呼吸停止，呼吸再開に伴う覚醒を繰り返す疾患である．このため深い睡眠を安定してとることができなくなるため，夜間の不眠あるいはこれによる日中の過剰な眠気が出現する．中年以降に，特に男性に多く見られる．
むずむず脚症候群（レストレスレッグス症候群）	夜，入床してから数時間にわたって，じっとしていると足がむずむずしたり，ほてったりして，その不快な感覚のために，なかなか寝つけないという状態を呈する疾患である． 治療薬として，ドパミン作動薬のプラミペキソールや経皮吸収型のロチゴチン，ガバペンチンエナカルビルが保険適用となっている．
睡眠時周期性四肢運動障害	夜，入床してから数時間にわたって，下肢が不随意運動により反り返るため，その知覚による刺激で足がびくんとして目が覚めるなどと訴える．

⑧ 眠りが浅いときは，むしろ積極的に遅寝・早起きに

　むしろ遅寝・早起きにして就床時間を減らすと，必要なだけ床の上で過ごすようになり，熟睡感が増す．睡眠制限療法にて行う（p.58参照）．

⑨ 睡眠中の激しいいびき・呼吸停止や足のぴくつき・むずむず感は要注意

　睡眠と関連して起こる身体の病気（表7）により，夜間の不眠，それにより引き起こされる日中の眠気が起こることがある．こうした疾患の場合は睡眠障害の専門的治療が必要である．

⑩ 十分眠っても日中の眠気が強いときは専門医に

　睡眠不足で昼間の眠気が強いと，交通事故などのリスクが一般人の倍近くとなる．日本在住成人における調査では，日中の過剰な眠気は成人の14.9％に認められる．これらは，睡眠不足（睡眠の量的低下），睡眠障害（睡眠の質的低下）によるものがほとんどである．しかし，なかにはナルコレプシー（p.70参照）に代表される過眠症という病気が隠れている場合がある．

⑪ 睡眠薬代わりの寝酒は不眠のもと

　睡眠薬代わりにアルコールを使用すると，寝つきはよくなるが夜間後半の睡眠が浅くなり中途覚醒が増えるため，睡眠の質的悪化を招く．連用すると容易に慣れが生じ，同じ量では寝つけないため使用量が増加する．

⑫ 睡眠薬は医師の指示で正しく使えば安全

　睡眠薬は，就床時刻の20〜30分前に服用する．睡眠薬について，一般に誤った認識が広がっている[注8]．昔使われていたバルビツール酸系睡眠薬は，耐性・依存性・離脱症状が強く，大量服薬によって死に至ることもあった．現在使われているベンゾジアゼピン系などの睡眠薬は，正しく使用すれば，こうした性質がきわめて弱く，アルコールより安全な薬物である．

注8：「睡眠薬を飲むと呆ける」「癖になってだんだん量を増やさないと効かなくなる」「寝酒のほうが安全」など．

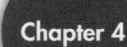
4.1 不眠症

概要

　睡眠障害の多くは**不眠症**（insomnia）であり，さまざまな原因があるが，そのなかで最も多いのは**原発性不眠症**であり，身体的・精神的障害，薬物やストレスなどの影響がないにもかかわらず，慢性的な不眠が持続し，疲労感，集中力低下，不安，抑うつなどを自覚するようになる．

　睡眠不足により日中の眠気，集中力低下などの精神運動機能の障害が認められるようになる[注1]．さらに，**不眠症がうつ病や耐糖能異常，高血圧などの危険因子になる**ことも報告されている．

● 疫学 ●
　日本人の不眠症の**有病率は，約20%**とする報告が多い．男性よりも女性に多く見られ，入眠障害と中途覚醒は女性，早朝覚醒は男性に多い．週に1回以上睡眠薬を服用する割合は男性4.3%，女性5.9%，年齢が上がると服用者は増加する．

注1：睡眠時間の減少に伴って日中の眠気は強まるが，その関係は一定ではなく，睡眠時間が4時間以下に減少すると日中の眠気は急激に強まる．また，1日1時間程度の睡眠不足でも，それが持続すると蓄積して日中の精神機能に大きな影響が生じる．

臨床症状

❶ 不眠症状による分類

　不眠症状は，入眠障害，中途覚醒，早朝覚醒，熟眠障害の4つのタイプに分類される（表1）．

（1）入眠障害

　就床後入眠するまでの時間が延長して，寝つきが悪くなるもので，**不眠の訴えのなかでは最も多い**．一般的には入眠に30分〜1時間以上かかり，本人がそれを苦痛であると感じている場合に入眠障害と判断される．

表1　不眠症状の分類と主な症状

入眠障害	床についてもなかなか眠れない状態
中途覚醒	夜中に何度も目が覚める状態
早朝覚醒	朝早く目が覚め，その後，眠れない状態
熟眠障害	ぐっすり眠った感じがしない状態

（2）中途覚醒

いったん入眠した後，翌朝起床するまでの間に何度も目が覚める状態である．ただし，中途覚醒は加齢に伴って健常者でも増加するので，高齢者ではその回数が数回以上であったり，持続時間が長い場合を除けば必ずしも病的とは判断されない．

（3）早朝覚醒

本人が望む時刻，あるいは通常の起床時刻の2時間以上前に覚醒してしまい，その後，再入眠できない状態である．やはり加齢に伴って増加する．

（4）熟眠障害

睡眠時間は十分であるにもかかわらず深く眠った感覚が得られない状態である．健常者の場合，熟眠感は深いノンレム睡眠の量と相関するとされているが，不眠症患者では検査による客観的な睡眠内容に大きな問題がないにもかかわらず「ウトウトしただけで一晩中ほとんど眠れなかった」などと熟眠障害を訴える場合がある．

❷ 持続期間と原因との組み合わせによる不眠の分類

不眠症は，持続期間と原因とを組み合わせることによって，一過性不眠，短期不眠，長期不眠の大きく3つに分類される（表2）．

❸ 不眠の原因による分類（略称：5P）

不眠の原因を表3のように5つに分けると，原因治療を考えるうえで有用である．5Pのうちの「薬理学的な不眠」を起こすものを含む睡眠障害をもたらす医薬品を表4に示した．

表2　不眠症の分類とその特徴

分類	持続期間	病因
一過性不眠	数日間	急性のストレス 【例】不安，痛み，外科手術前などに遭遇した場合や時差ぼけなど
短期不眠	1〜3週間	より長期間の状況性ストレス 【例】仕事や家庭生活上のストレス，重大な病気などに起因
長期不眠	1か月以上	神経症性不眠
		身体疾患に伴う不眠 【例】睡眠時無呼吸症候群，周期性四肢運動障害，むずむず脚症候群，高血圧，心疾患など
		精神疾患に伴う不眠 【例】神経症，うつ病，統合失調症，老年期認知症など
		アルコール・薬物に関連した不眠
		老人性不眠
		概日リズムに関連した不眠 【例】睡眠相後退症候群，睡眠相前進症候群，非24時間睡眠覚醒症候群など

〈出典：梶村尚史（睡眠障害の診断・治療ガイドライン研究会　編），睡眠障害の対応と治療ガイドライン（第2版），p.108，じほう，2012より改変〉

表3　原因から見た不眠症の分類（5P）

身体疾患に伴う不眠 （Physical）	疼痛，かゆみ，発熱，呼吸困難感，頻尿など身体疾患と症状に伴う不眠
生理学的不眠 （Physiologic）	騒音，温度，照度，湿度，交替勤務，時差ぼけなどの環境要因に影響される不眠
心理学的不眠 （Psychologic）	ストレス，生活における不安，死別反応，大きな出来事による精神生理性不眠
精神疾患に伴う不眠 （Psychiatric）	うつ病，統合失調症，不安障害などすべての精神疾患は不眠の原因となる
薬理学的な不眠 （Phamacologic）	β受容体遮断薬，副腎皮質ステロイド薬，甲状腺剤などのほか，アルコール，カフェイン（コーヒー），ニコチン（喫煙）などによる不眠

〈出典：石井正三他　編，睡眠障害の基礎知識，日本労務研究会，2008〉

表4　睡眠障害をもたらす主な薬物

医薬品			自他覚評価
抗パーキンソン病薬	ドパミン製剤	L-ドパ	不眠，過眠，悪夢（75%）
	MAO-B 阻害薬	セレギリン	不眠（10〜22%）など
	ドパミン作動薬	ペルゴリド，ブロモクリプチンなど	不眠，過眠
	ドパミン放出促進薬	アマンタジン	不眠（40%）など
	抗コリン薬	トリヘキシフェニジルなど	幻覚，妄想，躁状態，不安など行動異常が認められることがある
降圧薬	β受容体遮断薬（脂溶性）	プロプラノロールなど	不眠，悪夢，倦怠感，抑うつ
	β受容体遮断薬（水溶性）	アテノロールなど	一般に脂溶性薬剤より症状は軽度
	カルシウム拮抗薬	ニフェジピン，ベラパミル	焦燥感・過覚醒など
高脂血症薬		クロフィブラートなど	倦怠感，眠気
抗ヒスタミン薬	H₁ 受容体遮断薬 H₂ 受容体遮断薬	クロルフェニラミンなど シメチジン，ファモチジンなど	鎮静，眠気
副腎皮質ステロイド薬		プレドニゾロンなど	20〜50% が不眠の訴え
気管支拡張薬		テオフィリンなど	不眠
抗てんかん薬		バルプロ酸，カルバマゼピンなど	鎮静，眠気
その他		インターフェロン インターロイキン製剤	不眠，過眠

〈出典：井上雄一（睡眠障害の診断・治療ガイドライン研究会　編），睡眠障害の対応と治療ガイドライン（第2版），p.166，じほう，2012〉

診断

　不眠症の診断基準では，必須項目として①夜間不眠の訴え，②睡眠に関連して日中の精神・身体機能の影響を伴うことの2つが必要である．不眠症の一般

表5 不眠症の一般診断基準

A	入眠困難，睡眠維持困難（中途覚醒），早期覚醒，慢性的に非回復性または睡眠の質の悪さの訴えがある． 小児では就寝時のぐずりや1人では眠れないといった症状として現れることもある．
B	上記の睡眠困難は，睡眠にとり適切な状況，環境にかかわらずしばしば生ずる．
C	患者は夜間睡眠困難と関連した日中機能障害を以下の少なくとも1つの形で報告する． 1）日中の眠気，疲労感，倦怠感 2）注意力，集中力，記憶力の低下などによる精神運動機能の低下，作業能率低下，学業低下 3）抑うつ気分，不安，焦燥，いらいら感などのうつ症状 4）意欲低下，興味の減退，積極性の減弱など社会活動性の低下 5）眠気や集中力低下による仕事のミスや運転中の事故の起こしやすさ 6）頭痛など痛みの増強，胃消化器症状など 7）睡眠についての際限のない心配や悩み，こだわり，睡眠薬への依存，医療期間への頻回の受診（もしくはドクターショッピング）など，不眠問題にとらわれることによる弊害

〈出典：The International Classification of Sleep Disorders, Diognostic and Cording Mnual, Second Edition (ICSD-Ⅱ). In: American Academy of Sleep Medicine, editor : Westchester IL, 2005〉

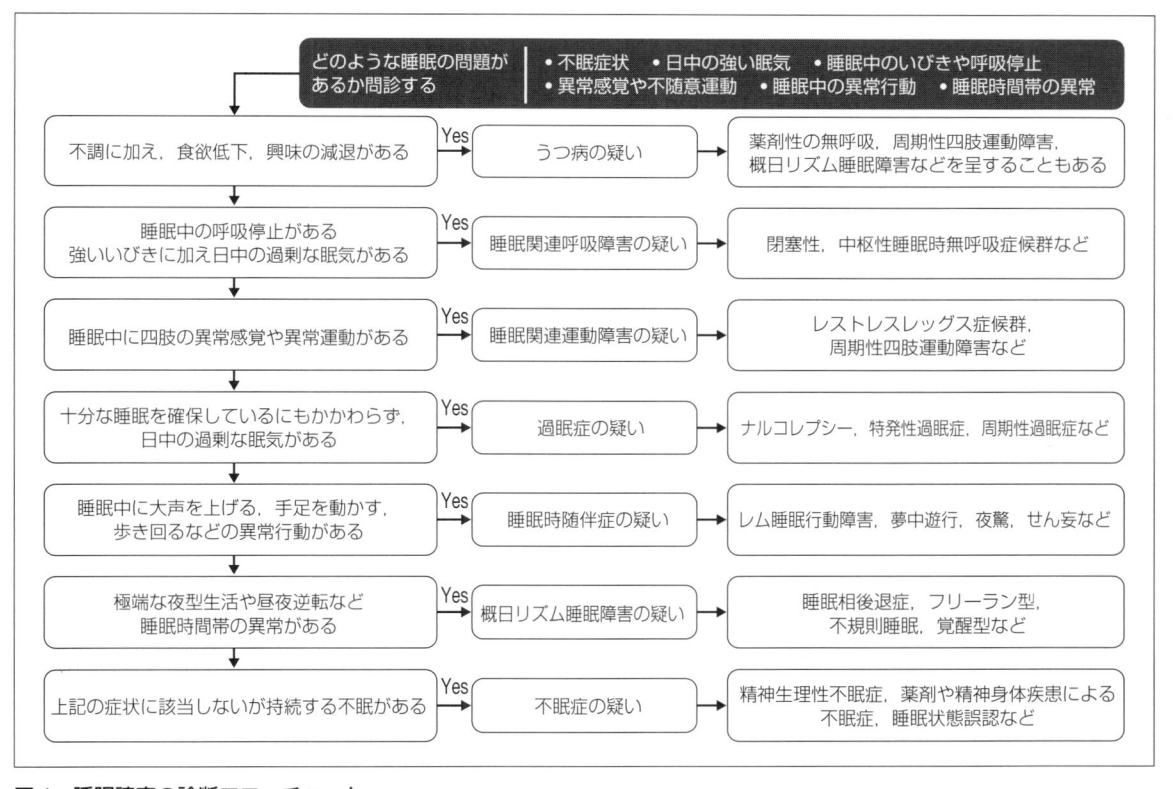

図1 睡眠障害の診断フローチャート

〈出典：睡眠障害医療における政策医療ネットワーク構築のための医療機関連携のガイドライン，睡眠医療2巻3号，ライフ・サイエンス，2008 より作成〉

的診断基準を表5に示す．

この診断をする前に，不眠の型，性状，持続時間，睡眠習慣などについて問診し，図1に示すような手順で原発性睡眠障害以外の睡眠障害がないかを診断していく．

治療

　不眠症治療の主流は睡眠薬を用いた薬物療法であるが，できるだけ早期から薬物療法と並行して，「睡眠障害対処12の指針」（p.50）を用いながら，睡眠衛生教育や認知行動療法などの心理・行動的介入を行うことが推奨される．

❶ 睡眠衛生教育

　睡眠衛生教育とは，睡眠に関連する問題を解消し，睡眠の質や量を向上させることを目的とした入眠手法や睡眠環境を整えることであり，正しい睡眠知識の普及である．一般に，以下の3点についての教育を行う．
①生体リズムと生活リズムの同調（太陽光）
②食事・運動・入浴
③嗜好品（アルコール・カフェイン含有飲料・タバコ）

❷ 認知行動療法

　慢性的な不眠に陥った患者が，寝室に行くだけで苦痛に感じるような認知のゆがみを正常化し，寝室に行って眠るという本来の目的に沿うように，行動を制御するという治療法である．この治療法は，薬物療法と併用できるばかりではなく，薬物離脱に際しても臨床的に有効である．

（1）刺激制御療法

　さまざまな原因で数週間から数か月にわたって眠れない人は，床について眠れなかったというこれまでの体験や記憶に条件づけられ，床につくという行動でかえって目がさえてしまうと訴える．これは条件不眠と呼ばれている．就床時刻が近づくとイライラするというのも条件不眠に陥っている証拠といえる．

　刺激制御療法では，こうした条件づけられた悪循環を非薬物治療により断つために，睡眠を妨げる条件反射を引き起こすような刺激をすべて取り去ることから始める[注2]．

　このように刺激制御療法により，寝室でリラックスできるという条件づけが強化される．睡眠障害のなかでも特に入眠障害と中途覚醒に効果がある．

（2）睡眠制限療法

　不眠症患者は，少しでも長く眠ろうとして長時間床の中で過ごしていることが多い．これがかえって浅眠感や中途覚醒の原因となっている場合がある．睡眠制限療法は，就床から起床まで床の上で過ごす時間（床上時間）を制限し，床上時間と身体が要求する睡眠時間とのギャップを少なくするとともに，軽度の断眠効果を利用することで不眠を改善する治療法である．

（3）筋弛緩療法

　不眠症患者では就寝前でも交感神経系の緊張が亢進しており，筋緊張も高い状態にあり，これが睡眠障害の原因になっている場合がある．筋弛緩療法は，全身の筋肉にギューッと力を入れ，その後一気に脱力することによって緊張していた筋肉をリラックスさせる方法である．この治療法は，末梢の筋肉を弛緩

注2：具体的には，寝具や寝室は夜間睡眠と性生活以外に使わないようにする．さらに寝室で眠れず苦しむという望ましくない条件づけの形成を防ぐために，就床しても入眠できないときは離床するように指導する．

させ，さらに全身の持続性の筋緊張を減弱させることによって，スムーズな入眠へと導く．1日2～3回行うが，最終回は就寝直前に行うのがよい．

(4) 自律訓練法

注意の集中や自己暗示の練習を段階的に行うことで全身の緊張を解き，心身の状態を自分自身でうまく調整できるように工夫された段階的訓練法である[注3]．催眠状態になってリラックスすると手足が温かく重たく感じ，呼吸は楽になり心臓は規則正しく静かに動き，身体は気持ちよく温かく感じる．自律訓練法は，これらの生理現象を逆に利用し，リラックスした状態を引き起こせるように訓練するものである．

(5) バイオフィードバック法

自分自身では感じることができない程度のごく小さな身体の変化を特定の機械を用いて音や光などに変換してわかりやすくし，その変化をコントロールできるように訓練する治療法である．不眠症の患者では，身体の筋肉が緊張している場合が多いので，筋電図を用いる場合が多い．通常，患者の前額部に筋電図用の電極を取り付け，筋の緊張を音の高さに変換する．患者は，この音を聞きながら筋肉の緊張を減少させるように訓練を行う．筋肉の緊張が高いときには高い周波数の音が，緊張が減少すれば低い周波数の音になる．この治療法により筋緊張をほぐすことで，入眠しやすくできる．

(6) 行動療法の組み合わせ

行動療法は，単独で行うよりも組み合わせて行うことで効果はさらに大きくなる．また，薬物療法と組み合わせることも可能であり，その際には薬物単独より効果の持続期間は延長する．

❸ 精神療法

一口に不眠といっても，その病態はさまざまである．不眠症の大多数を占める神経症性不眠では，不眠に対する恐怖感がさらに不眠を悪化させるという悪循環に陥っており，睡眠薬に対する誤った知識をもつようになると薬物治療もうまくいかないことが多い．このため，不眠を主訴とする患者の治療に際しては，不眠を引き起こしている基礎疾患，あるいは薬物治療の有無にかかわらず精神療法的アプローチがきわめて重要である．

❹ 高照度光療法

高照度光療法とは，朝，患者に高照度の光を照射する治療法である．交感神経の働きが活発になり体内時計をリセットすることで不眠を治療する．高照度とは2,000～2,500ルクス以上の照度のことをいう．

注3：臨床的には睡眠障害のほかにも，心身症や神経症の治療やストレスの解消などに用いられている．

精神疾患編

治療薬

① 睡眠薬の歴史 （表6）

表6 睡眠薬の歴史

1903 年：バルビタール登場（優れた睡眠効果があるが，連用により依存を形成，睡眠効果に耐性出現し，増量 ⇒ 過量服用で呼吸抑制 ⇒ 死に至る危険性） バルビタールのような危険性がない睡眠薬 ⇒ 抗ヒスタミン薬：ジフェンヒドラミン効果が穏やかだったことから当初は乗り物酔いの市販薬で発売（現在は OTC 睡眠薬として繁用）
1950 年代：メプロバメートの発売 耐性や習慣性の面ではバルビツール酸系睡眠薬と変わりない 　　⇒ 現在ではブロムワレリル尿素以外の薬物は販売中止
1961 年：ベンゾジアゼピン（BZ）系薬物：クロルジアゼポキシドが発売 安全性の高さは高い評価 ⇒ 多くの BZ 系薬物が開発
1980 年代後半：構造式は BZ 系薬物と異なるが，BZ 受容体を介する BZ 系作動薬の開発
2010 年：メラトニン受容体の選択的作動薬：ラメルテオン登場
2014 年：オレキシン受容体拮抗薬：スボレキサント登場

② ベンゾジアゼピン系受容体作動薬

BZ 系睡眠薬は，GABA 受容体を介して覚醒作用を抑制することで眠気を起こす．経口投与の場合には中枢性呼吸抑制などの危険な副作用はほとんどなく，耐性も生じにくく，激しい退薬症候を起こすことも少ないことから，安全性と臨床効果に優れた画期的な睡眠薬である．また **BZ 系睡眠薬**とは化学構造が異なるが，BZ 受容体（ω_1 **受容体**）に作用し，かつ BZ 系睡眠薬がもっていた抗不安作用や筋弛緩作用に関連した受容体（ω_2 **受容体**）には作用しない ω_1 **受容体選択性**の睡眠薬は，臨床的に脱力や転倒などの**副作用がきわめて少ない**．これらの新しい世代の睡眠薬は，**非 BZ 系睡眠薬**と呼ばれる．

現在は，BZ 系睡眠薬と，非 BZ 系睡眠薬が主に臨床で使用され，合わせて**BZ 系受容体作動薬**ともいう．

（1）作用機序 （図2）

BZ 系受容体作動薬は大脳辺縁系に存在する **GABA$_A$ 受容体-BZ 受容体-Cl$^-$チャネル複合体**に結合し，**Cl$^-$イオンの流入を促進する**ことで，細胞興奮を抑制し，睡眠を引き起こす．BZ 受容体には，ω_1 型，ω_2 型，ω_3 型のサブタイプがある．ω_3 受容体は GABA$_A$ 受容体との複合体形成には関与しておらず，ω_1 型，ω_2 型のみが関与している．ω_1 受容体は，小脳，大脳皮質の一部に，ω_2 受容体は脊髄に多く存在することがわかっている．ここで，バルビツール酸系睡眠薬も BZ 系受容体作動薬と同様に GABA$_A$ 受容体-BZ 受容体-Cl$^-$チャネル複合体に作用するものの，Cl$^-$チャネルに直接作用することが BZ 系受容体作動薬とは異なると考えられている．

BZ 系受容体作動薬とバルビツール酸系睡眠薬の作用の違いについて，BZ 系受容体作動薬が Cl$^-$チャネルの開口頻度を増加させるのに対し，バルビツール酸系睡眠薬は開口時間を延長するとされている．したがって，バルビツール

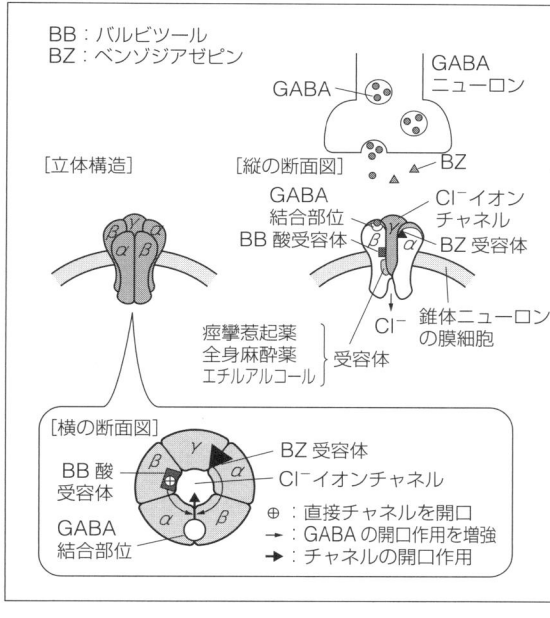

BB：バルビツール
BZ：ベンゾジアゼピン

GABA
GABA
ニューロン

[立体構造]

[縦の断面図]

BZ

GABA
結合部位
BB 酸受容体

Cl⁻イオン
チャネル

BZ 受容体

痙攣惹起薬
全身麻酔薬
エチルアルコール
受容体

Cl⁻

錐体ニューロン
の膜細胞

[横の断面図]

BB 酸
受容体

BZ 受容体

Cl⁻イオンチャネル

GABA
結合部位

⊕：直接チャネルを開口
→：GABA の開口作用を増強
➡：チャネルの開口作用

BB 酸受容体

BB 酸系睡眠薬は, GABA_A 受容体上の BB 酸受容体に結合する. 低濃度では BZ 同様, GABA_A 受容体を介して GABA の作用を増強するが, 高濃度では GABA に依存せず直接 Cl⁻イオンチャネルを開口させるため, 脳幹部を含む脳全体に強い抑制作用を示す.

BZ 受容体

BZ 系受容体作動薬が BZ 受容体に結合すると, GABA_A 受容体を介して GABA の Cl⁻イオンチャネル開口作用が増強され, Cl⁻イオンの流入量がより増加する. そのため神経細胞の興奮をさらに抑制する.

Word▶ BZ 受容体のサブタイプ
哺乳類脳では, ω_1（BZ_1）, ω_2（BZ_2）, ω_3（BZ_3）の 3 つの BZ 受容体サブタイプがある. ω_1, ω_2 は中枢神経に存在している（ω_1 は小脳や大脳皮質の一部に, ω_2 は脊髄に多い）. GABA_A 受容体と共存するのは ω_1 と ω_2 である. ω_3 は, 中枢を含むすべての細胞のミトコンドリアに存在する. ω_1 選択性睡眠薬は, 作用点である BZ_1 受容体が脊髄に少ないことから, 筋弛緩作用の軽減が期待される.

図 2　BZ 系受容体作動薬と BB 酸系睡眠薬の作用機序

酸系睡眠薬は BZ 系受容体作動薬の受容体への結合に競合することはなく, その結合を強める. また, BZ 系受容体作動薬が主に大脳辺縁系を抑制するのに対して, バルビツール酸系睡眠薬は脳全体, 特に脳幹網様体を抑制するため, 強力な作用を示すとも考えられている.

(2) 作用時間による分類

BZ 系受容体作動薬は, 消失半減期により, 超短時間作用型, 短時間作用型, 中間作用型, 長時間作用型の 4 つに分類される. また, 現在, わが国で使用されている BZ 系受容体作動薬について, **表 7** に示す.

●超短時間作用型

消失半減期が 2〜4 時間と非常に短く, 服用後よりすぐに血中濃度が上昇し最高値を示すが, 翌朝にはすでに血中濃度は有効濃度を下回っており, 翌朝の眠気やふらつきなどの睡眠薬による持ち越し効果が非常に少ない.

●短時間作用型

消失半減期が 6〜10 時間と比較的短く, やはり翌朝の持ち越し効果は少ない.

●中間作用型

消失半減期が 20〜30 時間であり, 翌日の就寝前にもある程度の血中濃度が保たれている. したがって, 連用していると薬物が蓄積されることになるが, 4〜5 日経つと定常状態となる. 中間作用型の睡眠薬では, 翌朝の持ち越し効果が見られることも少なくない.

●長時間作用型

消失半減期が 50〜100 時間であり, 夜間だけでなく日中にも高い血中濃度を維持することになる. また, 定常状態に達するのに 1 週間くらいかかる. 長

表7　ベンゾジアゼピン系受容体作動薬一覧

作用時間	医薬品	臨床用量（mg）	消失半減期（時間）
超短時間作用型	トリアゾラム	0.125〜0.5	2〜4
	ゾピクロン*	7.5〜10	4
	ゾルピデム*	5〜10	2
	エスゾピクロン*	1〜3	5
短時間作用型	エチゾラム	1〜3	6
	ブロチゾラム	0.25〜0.5	7
	リルマザホン	1〜2	10
	ロルメタゼパム	1〜2	10
中間作用型	フルニトラゼパム	0.5〜2	24
	エスタゾラム	1〜4	24
	ニトラゼパム	5〜10	28
長時間作用型	フルラゼパム	10〜30	65
	ハロキサゾラム	5〜10	85
	クアゼパム	15〜30	36

* 非 BZ 系睡眠薬
〈出典：梶村尚史（睡眠障害の診断・治療ガイドライン研究会　編），睡眠障害の対応と治療ガイドライン（第 2 版），p.107，じほう，2012〉

表8　ベンゾジアゼピン系受容体作動薬の選択法

不眠の種類	入眠障害	中途覚醒，早朝覚醒
作用時間	超短時間型，短時間型	中時間型，長時間型
• 神経症的傾向が弱い場合 • 脱力，ふらつきが出やすい場合（抗不安作用・筋弛緩作用が弱い薬物）：ω_1 選択性が高い	ゾルピデム，ゾピクロン，エスゾピクロン，ラメルテオン*	クアゼパム
• 神経症的傾向が強い場合 • 肩こりなどを伴う場合（抗不安作用・筋弛緩作用をもつ薬物）：ω_1 非選択性（ω_2 にも作用）	トリアゾラム，ブロチゾラム，エチゾラム，など	フルニトラゼパム，ニトラゼパム，エスタゾラム，など
腎・肝機能障害がある場合	ロルメタゼパム	ロラゼパム

* ラメルテオンは BZ 系受容体作動薬ではない．
〈出典：梶村尚史（睡眠障害の診断・治療ガイドライン研究会　編），睡眠障害の対応と治療ガイドライン（第 2 版），p.111，じほう，2012 より改変〉

時間作用型の睡眠薬は，翌朝の持ち越し効果が出現しやすい．

（3）ベンゾジアゼピン系受容体作動薬の選択法

　超短時間作用型，短時間作用型，中間作用型，長時間作用型の 4 つの種類の BZ 系受容体作動薬のなかで，どれを選択すればよいかについては，一般に，不眠のタイプによって使い分けされる（表8）．

●入眠困難が目立つタイプ（入眠障害）

　超短時間作用型あるいは短時間作用型の睡眠薬が有効であり，翌朝の持ち越し効果などの副作用も生じにくい．

●中途覚醒や早朝覚醒など睡眠の維持の障害を主訴とするタイプ

　中間作用型や長時間作用型の睡眠薬が効果的である．

(4) 副作用

◉持ち越し効果

睡眠薬の効果が翌朝以降も持続して出現するために，日中の眠気，ふらつき，脱力・頭痛，倦怠感などの症状が出現する．原則として，作用時間の長いものほど出現しやすく，高齢者ほど出やすい．持ち越し効果が強い場合には，睡眠薬を減量するか，作用時間の短いものへ変更する．

◉記憶障害

前向性健忘であり，服薬後から寝つくまでの出来事，睡眠中に起こされた際の出来事，翌朝覚醒してからの出来事などに対する健忘を認める．睡眠薬の用量依存性に健忘作用も増強するが，トリアゾラムなど催眠作用が強く作用時間の短いものを多く使用すると起こりやすい．アルコールとの併用時に特に出現しやすいため，決して併用しない．予防するには，睡眠薬は必要最低の用量とし，服用後は大事な仕事を避け，できるだけ早く就床する．

◉早朝覚醒・日中不安

超短時間作用型や短時間作用型の睡眠薬では，早朝に作用が切れて早く目が覚めてしまったり，連用している際，日中に薬物の効果が消失して不安が増強することがある．対策として，作用時間のより長い睡眠薬への変更を考える．

◉反跳性不眠・退薬症候

睡眠薬を連用してよく眠れるようになったときに服用を突然に中断すると，以前よりもさらに強い不眠が出現する．作用時間の短い睡眠薬ほど起こりやすいが，脳障害のある患者では極端な場合は不眠だけでなく，不安・焦燥，振戦，発汗，まれにせん妄，痙攣などの退薬症候が出ることもある．睡眠薬を離脱する場合には，急に服用中断するのではなく，少しずつ減量していく漸減法を行うようにする．これでうまくいかない場合には，いったん作用時間の長い睡眠薬に置き換えたうえで漸減法を行う．ω_1 選択性の強い睡眠薬では反跳性不眠が出現しにくい．

◉筋弛緩作用

作用時間の長い睡眠薬で比較的強く出現し，ふらつきや転倒の原因となる．特に高齢者では，この作用が強く出やすいため転倒・骨折に注意が必要である．高齢者では ω_1 選択性の強い睡眠薬など，筋弛緩作用の少ない睡眠薬を使用する必要がある．

◉奇異反応

ごくまれに睡眠薬を投与してかえって，不安・緊張が高まり，興奮や攻撃性が増したり，錯乱状態となることがある．この奇異反応は，高用量を用いた場合に起こりやすいとされるが，特に超短時間作用型の睡眠薬とアルコールとの併用時の報告が多い．

(5) 相互作用

BZ 系受容体作動薬とアルコールには，どちらも中枢抑制作用があるため，アルコールを大量に摂取すると，アルコールが肝臓での BZ 系受容体作動薬の代謝を障害し，睡眠薬の作用も副作用も増強させる．元来安全といわれる BZ

系受容体作動薬でも呼吸抑制などの危険な症状が起こりうることがあるため，アルコール併用は禁忌である．さらに，記憶障害や興奮・錯乱などの奇異反応も出現しやすくなり，問題とされる．

　その他の相互作用では，各薬物で薬物代謝は異なるため，各薬物ごとに確認する必要がある，例えば，トリアゾラムはイトラコナゾール（CYP3A4阻害薬）による血中濃度が上昇するため，禁忌である．

（6）離脱方法

◉超短時間や短時間型など作用時間の短い睡眠薬

　BZ系受容体作動薬は，作用時間の短いものほど反跳性不眠や退薬症候を生じやすいので，徐々に減量しながら中止にもっていく漸減法を用いる．睡眠薬の用量を2週か4週おきに3/4，1/2，次いで1/4に減量する．減量により再び不眠が出現すれば，その前の用量に戻す．どうしても睡眠薬がやめられない場合には必要最小量の服薬を続けていく．

◉中時間型や長時間型など作用時間の長い睡眠薬

　1日服用を中止しても薬の血中濃度はゆっくりと下降するため，作用時間の短い睡眠薬に比べると反跳性不眠や退薬症候は起こりにくい．したがって，一定量まで減量できたら，睡眠薬を服用しない日を設けて，それを徐々に増やして中止にもっていく隔日法を用いる．どうしても睡眠薬がやめられない場合には必要最小日数の服用を続けていく．

　作用時間の短い睡眠薬で漸減法がうまくいかない場合には，いったん作用時間の長い睡眠薬に置き換えた後，漸減法あるいは隔日法を用いて減量，中止を試みるのもよい．

❸ メラトニン受容体作動薬

　ラメルテオンは選択的にメラトニン受容体のMT_1とMT_2に作動薬として作用する．視交叉上核のMT_1受容体へ作用することにより神経活動を抑制し，睡眠を誘導する．またMT_2受容体への作用により，体内時計の同調化や睡眠覚醒リズムの位相変動作用を認める（時差ぼけなどに有効の可能性）．自然で生理的な睡眠を促進し，BZ受容体作動薬のような副作用がない．半減期が1時間半程度で，長期服用での耐性，習慣性，反跳性不眠，退薬症状などもない．

❹ オレキシン受容体拮抗薬

　オレキシンは脳内に存在するペプチドで，2種類のオレキシン（AおよびB）があり，受容体も2種類（OX_1およびOX_2）が存在する．オレキシンがオレキシン受容体に結合することにより覚醒系を活性化させる．過眠症であるナルコレプシーはオレキシンの欠損であることがわかっている．オレキシンを生成するオレキシン神経細胞は視床下部の摂食中枢付近に存在する．このオレキシン神経細胞の投射先はオレキシン受容体を発現している覚醒神経系のノルアドレナリン，セロトニン，ドパミン，ヒスタミンなどの神経細胞であり，これらを活性化することで覚醒を高めている．スボレキサントは，このオレキシン受容

体の両方を阻害し，脳を覚醒状態から睡眠状態へと移行させ，睡眠を誘導する．

❺ その他の睡眠薬

通常，睡眠導入には BZ 系受容体作動薬が使用されるが，① BZ 系受容体作動薬のみでは効果が不十分な場合，②高齢者や脳器質性障害のある症例などでせん妄を誘発する危険がある場合，③ BZ 系受容体作動薬に過敏性を示す症例においては BZ 系受容体作動薬以外の薬物を睡眠導入・維持の目的で投与することがある．これらはいずれも，大量服薬において BZ 系受容体作動薬よりも安全域が狭く，自殺企図に利用されたり，服薬法の間違いによる思わぬ事故を引き起こすことがあるので，睡眠障害の専門家や精神科医以外は使用すべきではない．

(1) バルビツール酸系睡眠薬（表 9）

バルビツール酸系睡眠薬は，BZ 系受容体作動薬と同様に $GABA_A$ 受容体複合体に作用する薬物である（詳しい作用機序は p.60 を参照）．しかし，耐性，依存性を有するものが多く，さらに過量投与では容易に中枢性呼吸抑制をきたして死亡することもある．

(2) 非バルビツール酸系睡眠薬（表 10）

バルビツール酸系以外の睡眠薬で，BZ 系受容体作動薬とは異なる構造を有する睡眠薬を，非バルビツール酸系睡眠薬と便宜的に総称している．いずれも依存性を有し，副作用が強く，安全域も狭いため，睡眠障害の専門家以外は睡眠薬として使用すべきでない．

(3) 抗うつ薬

抗うつ薬の睡眠に対する作用は，以下の 2 つが挙げられる．

表 9　睡眠障害で使用されるバルビツール酸系睡眠薬

医薬品	概要
ペントバルビタール	・バルビツール酸系の睡眠薬のなかでも，作用時間が短い薬物作用時間は 1 時間程度と考えてよい．
アモバルビタール	・作用持続は 3〜6 時間程度
フェノバルビタール	・作用時間が長く，効果の持続は 7〜9 時間程度 ・使用翌日の眠気，ふらつきなどの持ち越し効果が出現しやすい．

表 10　睡眠障害で使用される非バルビツール酸系睡眠薬

医薬品	概要
ブロムワレリル尿素	・作用時間は短く，1〜2 時間程度 ・依存性，耐性が出現する可能性があり，呼吸抑制作用を有する．
抱水クロラール	・主として脳波などの理学検査時に短時間の睡眠導入目的に使用されることが多く，不眠の臨床に使用されることはほとんどない． ・作用時間は 1 時間程度 ・依存性を有する．
トリクロホス	・抱水クロラールと同様，脳波などの理学検査時に短時間の睡眠導入目的に使用される． ・作用時間は 1 時間以内である． ・依存性を有する．

- 抗コリン作用によるレム睡眠の抑制
- ヒスタミン H_1 受容体，セロトニン $5\text{-}HT_{2A/2C}$ 受容体遮断作用を介した睡眠維持作用，睡眠深度維持作用

　これらの作用の強さは抗うつ薬の種類によって異なる．抗うつ薬は，大量服薬した場合の安全域が BZ 系受容体作動薬より狭いため，うつ症状や自殺企図の危険性についての精神科医による十分な評価なしには使用すべきでない．ここでは睡眠障害に使用される抗うつ薬についてのみ述べる.

① クロミプラミン，イミプラミン

　三環系抗うつ薬で強力なレム睡眠抑制作用を有し，ナルコレプシーなどレム睡眠が病的に増加した状態の治療に使用される．睡眠障害の臨床で使用されるのは，睡眠後半の中途覚醒増加や，夢に関連した夜尿など，レム睡眠の抑制が目的とされる場合である．レム睡眠抑制を目的に使用する場合の投与量は，眠前に $10 \sim 25\,mg$ 程度である．レム睡眠抑制作用は抗うつ作用とは異なり，投与初日から発現する.

② アミトリプチリン

　三環系抗うつ薬であるが，レム睡眠の抑制作用は強くない．アミトリプチリンは比較的強い鎮静催眠作用を有し，睡眠導入・維持，睡眠深度増強の目的で使用することが多い．適応となるのは，通常の BZ 系受容体作動薬のみでは睡眠維持が困難であったり，熟眠障害が残ったりする症例，あるいは睡眠前半に高頻度に中途覚醒が出現する症例である．アミトリプチリンはここに挙げた抗うつ薬のなかでは過量服薬に対する注意が最も必要な薬物である.

③ ミアンセリン

　四環系抗うつ薬であり，睡眠導入・維持，睡眠深度増強の効果を期待して投与できる薬物である．アミトリプチリンとほぼ同程度の比較的強い催眠鎮静作用が見られる．ミアンセリンは抗コリン作用が少ないため，高齢者にも安全に投与可能であり，特に高齢者の不眠で，BZ 系受容体作動薬を投与すると，せん妄や軽度意識障害が誘発されるような場合に使用される．眠前に $10 \sim 30\,mg$ 程度を投与するが，なかには $90\,mg$ 程度が必要となる場合もある．依存性，耐性は問題となる程度ではない.

④ トラゾドン

　単環系抗うつ薬であり，睡眠導入・維持，睡眠深度増強の効果を有するが，その作用はアミトリプチリンやミアンセリンほど強くはない．トラゾドンは 10% 程度の症例に脱力を引き起こすため，ふらつきやパーキンソン症状が出現している症例など歩行状況に問題のある症例には慎重に投与するほうがよい．眠前に $25 \sim 50\,mg$ 程度を投与する.

（4）抗精神病薬

　レボメプロマジン，クロルプロマジンなどは，精神疾患の不眠に対して使用される薬物である．精神疾患の症状としての脳の過活動状況を原因とする不眠に対して有効に作用する．また睡眠構築に対しては，いわゆる深睡眠を増加させる作用がある．このような作用は，抗ヒスタミン作用をもつ**フェノチアジン**

系の抗精神病薬で強く認められる.

(5) 抗ヒスタミン薬

抗ヒスタミン薬（ジフェンヒドラミン，ヒドロキシジン[注4]など）には種類により高率に眠気を誘発するものがある．この作用は脳内のヒスタミン神経系を介した作用ではないかともいわれているが，詳しい作用機序はよくわかっていない．抗ヒスタミン薬での催眠作用は個体差が大きく，時に全く眠気を生じない症例もある．ジフェンヒドラミンの市販薬に**ドリエル 25 mg 錠**と**ドリエルEX 50 mg カプセル**があり，1 日 50 mg を 1 回就寝前服用となっている．

注4：ヒドロキシジンは抗アレルギー作用も有する抗ヒスタミン薬であるが，催眠鎮静作用があり，剤形として注射剤もあることから，外科を中心とする一般診療科において広く使用されている.

薬物療法

不眠症の治療アルゴリズムを**図 3**に示す．

本治療アルゴリズムは，不眠症の薬物療法，認知行動療法，減薬・休薬トライアルから構成されており，薬物療法としては，非 BZ 系受容体作動薬，メラトニン受容体作動薬，オレキシン受容体拮抗薬，BZ 系受容体作動薬，催眠・鎮静系抗うつ薬が挙げられている．

（1）薬物の選択

各薬物は，消失半減期，抗不安作用の有無，リズム調整効果の有無など作用特性が異なるため，不眠症状の特徴（入眠障害，中途覚醒，早朝覚醒）に加え，過覚醒[注5]，リズム異常[注6]，恒常性異常[注7]など，患者の不眠症の病理を正確に評価したうえで，薬物を選択することが重要になる．また，睡眠薬の使用に対

注5：不安・抑うつによる緊張
注6：夜型や夜勤による不眠
注7：午睡（昼寝）による睡眠ニーズの減少

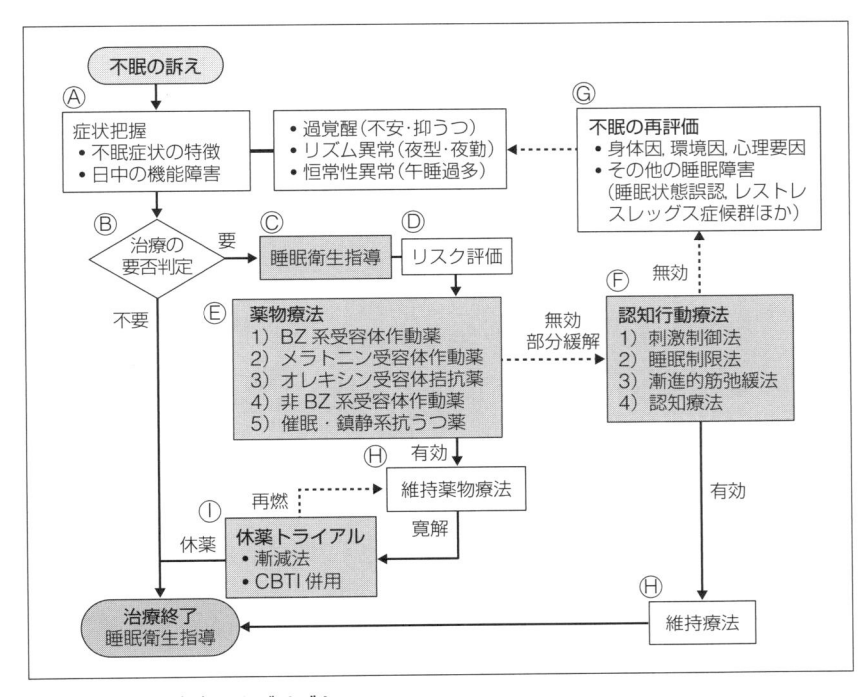

図3　不眠症の治療アルゴリズム
〈出典：三島和夫　編，睡眠薬の適正使用・休薬ガイドライン，p.37，じほう，2014 より改変〉

し，依存性や習慣性，副作用に強い不安を抱いている患者は多いため，用法・用量の服用指示をはじめ，副作用，注意事項などを十分に説明し，適正使用に努めていく必要がある．

　BZ系受容体作動薬のなかのBZ系睡眠薬および非BZ系睡眠薬の選択基準として，入眠障害型には超短時間作用型・短時間作用型，睡眠維持障害型（中途覚醒や早朝覚醒）には中間作用型・長時間作用型が推奨されている．また，治療初期は単剤で必要最小限の用量[注8]で調整することが推奨される．高齢者は翌日への持ち越し効果や健忘，脱力などの副作用が発現しやすく，転倒や骨折のリスクなどがあるため，特に非BZ系睡眠薬（ω_1選択性）が推奨されているが，不眠の重症度や基礎疾患の有無，身体的状況などを総合的に勘案して，処方の是非や薬物選択を決定する必要がある．リズム異常を有する不眠症に対しては，メラトニン受容体作動薬が第一選択薬となる．非BZ系睡眠薬およびメラトニン受容体作動薬は長期投与（6〜12か月）の試験データが集積しており，BZ系睡眠薬に比較して，効果の持続性（耐性不形成）と中断による反跳性不眠が少ないことが示されている．

注8：高齢者の初期投与量は成人の1/2〜2/3量

（2）十分な効果が得られない場合

　単剤かつ常用量で十分な効果が得られない場合は，診断や治療抵抗を生じる要因について再評価を行う必要がある．作用特性の異なる睡眠薬の使用または併用が代替療法の選択肢となりうることもあるが，個々の症例に応じた慎重な対応が必要となる．また，睡眠薬の高用量処方や多剤併用に関して，有効であるというエビデンスはなく，むしろ薬物依存や認知機能障害などの副作用リスクを高める可能性があるため，安易な併用は可能な限り避ける必要がある．

　不眠症状が改善した場合は，不眠症治療のゴールを見極め，適切な時期に適切な方法で睡眠薬の休薬・減薬を行い，不必要な長期服用を避ける必要がある．不眠症患者の一部では，重度の不眠，高齢，合併症，薬物依存の履歴，ストレスの存在，性格的要因などのために睡眠薬の長期服用が必要になる場合があるが，睡眠薬の継続服用の是非を常に判断し，状況に合わせて減薬や休薬を目指すなど，薬物療法の出口を見据えた治療が求められる．

処方例

70歳女性．不眠症（入眠障害）
①ゾルピデム錠5mg　1回1錠（1日1錠）1日1回　寝前

商品名
ゾルピデム：マイスリー

処方解説◆評価のポイント

■処方目的
　処方薬①：不眠症状の改善（統合失調症および躁うつ病に伴う不眠症は除く）

■主な禁忌症
　処方薬①：重篤な肝障害，重症筋無力症，急性狭隅角緑内障
　　　　　（原則禁忌）肺性心・肺気腫・気管支喘息および脳血管障害の急性期などで呼吸機能が高度に低下している場合

■効果のモニタリングポイント
　処方薬①：夜間の不眠症状および日中の精神・身体機能障害の改善

■副作用のモニタリングポイント
処方薬①：ふらつき，眠気，肝機能障害など
もうろう状態や睡眠随伴症状（夢遊症状など）※1

処方例

75歳男性．不眠症（睡眠維持障害型），急性狭隅角緑内障
①エスタゾラム錠1mg　1回1錠（1日1錠）1日1回　寝前

処方解説◆評価のポイント

■処方目的
処方薬①：不眠症状の改善
■主な禁忌症
処方薬①：重症筋無力症，リトナビル投与中※1
〈原則禁忌〉肺性心・肺気腫・気管支喘息および脳血管障害の急性期などで呼吸機能が高度に低下している場合
■効果のモニタリングポイント
処方薬①：夜間の不眠症状および日中の精神・身体機能障害の改善
■副作用のモニタリングポイント
処方薬①：ふらつき，眠気など

服薬指導

❶ 不眠症の治療

• 薬物療法と並行して，早期から非薬物療法（睡眠衛生教育，認知行動療法など）を行うことが重要であること．

❷ 医師の指示通りに用法用量を遵守し，正しい使用方法で服薬する

• 睡眠薬は正しく服薬すれば，安全で効果的な薬物であること．
• 急激に服薬を減量または中止することにより，反跳性不眠や退薬症候などの症状（不眠や不安の増大，悪心，動悸，振戦，痙攣）が出現する可能性があるため，自己判断で用量を調節したり，中止したりしないこと．
• 効果や副作用などで気になることや心配なことがある場合は，医師や薬剤師に相談すること．

❸ 睡眠薬服用時の注意点

• 適切な時刻に服用すること．また服用後にもうろう状態や睡眠随伴症状（夢遊症状など）が現れることがあるため，服用後は速やかに入床すること．
• ふらつくことがあるので，夜間のトイレ時などに転ばないように注意すること．
• 眠気，めまいなどが出現することがあるので，自動車の運転など危険を伴う作業を行わないこと．
• アルコールとの併用により，睡眠薬の作用が強くなり危険な症状が出現する可能性があるため，アルコールの摂取は避けること．

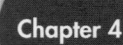

4.2 過眠症（ナルコレプシー）

　過眠症（hypersomnia）とは，夜間の睡眠時間の長短にかかわらず，日常の社会生活において，不都合な時間帯に耐え難い眠気が生じ，居眠りをするものである．

　代表的な疾患としては，**ナルコレプシー**や**睡眠時無呼吸症候群**がある．睡眠時無呼吸症候群は，睡眠中の換気停止による不眠の代償としての日中の眠気と居眠りを起こす（p.53 参照）．ここではナルコレプシーについて解説する．

　なお，ナルコレプシー以外の代表的な過眠症として，特発性過眠症と反復性過眠症（周期性傾眠症）がある．これらはナルコレプシーや睡眠時無呼吸症候群に比べてまれなものであり，また，その病態生理学的機序も不明な点が多い．

概要

　睡眠発作，情動性脱力発作，睡眠麻痺，入眠時幻覚を四主徴とする疾患であり，特に日中の耐え難い眠気（睡眠発作）のため，周囲に誤解されるケースが多い．病因としては，覚醒系神経ペプチドである**オレキシン**が関連している．

> ● 疫学 ●
> 　一般人口中の有病率は正確には不明であるが，わが国では 0.02〜0.04％との報告がある．性差は認められない．発症年齢は 10 歳代であることが一般的である．

臨床症状

　過眠症の主な症状は以下の通りである．

❶ 昼間の著しい眠気，居眠りと睡眠発作

　最も基本的な症状は，日中の耐え難い眠気（睡眠発作）と居眠りが繰り返し生じることである．居眠りの持続は，通常数分〜数十分であることが多い．ナルコレプシーの患者は，危険な作業中や，大切な会議，恋人とのデートの最中，食事の途中など，通常では居眠りするとは考えられない状況のもとでも耐え難

い眠気におそわれ，居眠りをしてしまう．重症の眠気で本人も気づかないうち
に眠り込んでしまう場合は，睡眠発作と呼ぶ．睡眠発作の際の睡眠はノンレム
睡眠からなる．

❷ 情動性脱力発作

　情動性脱力発作（カタプレキシー）とは，発作性に起こる全身または身体の
一部に限局する骨格筋の緊張低下あるいは消失である（脱力）．持続は2〜3秒
から数分以内であり，回復は速やかである．発作中の患者の意識は清明である．
発作の強さはさまざまである．脱力感を自覚するだけのものから，頭が垂れ下
がる，あごが落ちる，舌が回らなくなる，膝がガクンとなる，はなはだしい場
合には姿勢筋の緊張の完全な消失のために転倒し，けがを負う場合もある．情
動性脱力発作は，喜びや興奮の要素をもった情動，例えば，怒り，笑い，驚き，
喜びなどの感情の動きによって誘発されることが多い．

❸ 睡眠麻痺と入眠時幻覚

　睡眠麻痺とは入眠時に生じる一過性の全身脱力症状のことである．患者は体
を動かすことも声を上げて助けを求めることもできない，いわゆる「金縛り」
の状態である．このために強い恐怖を体験することが多い．持続は数分以内で
あり，患者はこの状態から自然に完全に回復する．

　入眠時幻覚とは，就寝後間もなく，自覚的には目覚めているときに，鮮明な
現実感のある幻覚を体験することである．怪しい人影や化け物などが寝室に侵
入してきて危害を加えるというような恐ろしい幻覚であることが多い．

　睡眠麻痺と入眠時幻覚は，入眠時レム睡眠時に生じ，それぞれ単独に体験さ
れることもあるが，同時に生じることが多い．また，これら2つの症状と情動
性脱力発作の発現にはレム睡眠の機序が関与することから，**レム睡眠関連症状**
という．

診断

　臨床症状の確認と睡眠ポリグラフ検査によって診断される．日中の過剰な眠
気を訴える患者のうちで，睡眠発作と情動性脱力発作の存在が確認されれば，
臨床的にナルコレプシーと診断してよい．睡眠麻痺と入眠時幻覚は，すべての
患者に見られるわけではない．

治療

　規則正しい日常生活を送ること，睡眠不足を避けることを指導する．ナルコ
レプシー患者の夜間睡眠は浅く，中途覚醒が多い．

治療薬

　不眠を自覚するものに対して超短時間作用型，短時間作用型の睡眠薬を投与することで夜間睡眠が改善し，この結果として，昼間の眠気が幾分減弱する場合もある．

　昼間の眠気と睡眠発作に対しては，中枢神経刺激薬（モダフィニル，メチルフェニデート[注1]，ペモリン）を使用する．

　レム睡眠関連症状（情動性脱力発作，睡眠麻痺，入眠時幻覚）に対しては，レム睡眠を抑制する作用のある三環系抗うつ薬（**クロミプラミン**）が有効である．

注1：メチルフェニデートのその他の適応として，放出制御型の徐放錠であるコンサータ（18 mg，27 mg）という商品が，小児期における注意欠如・多動症（注意欠如 / 多動性障害）に対して発売されている．徐放性で1日1回朝の服用で12時間効果が持続するので，昼間，学校で服用しないで済む．

薬物療法

　ナルコレプシーが比較的若年期に発症する慢性疾患であることに十分配慮し，必要最小限の薬物で効果を得て，かつ副作用と依存形成を最小限に抑制することが治療目標となる．特に情動脱力発作を有するナルコレプシーでは，治療後に眠気水準が正常範囲まで低減することはほとんど不可能なため，眠気による社会生活への不利益（仕事，学業の能率低下，運転などの危険性など）を最低限に留める水準を目指すことが必要となる．

　過眠症状に対して，モダフィニル，メチルフェニデート[注2]，ペモリンなどの中枢神経刺激薬が用いられる．**モダフィニルは，メチルフェニデートやペモリンの問題点である依存性を回避する点で第一選択薬となる**．半減期が長く，1日1回の投与でよいが，その覚醒作用は比較的穏やかである．メチルフェニデートは，長期連用期間中における依存・乱用などの不正使用の問題により「登録医」のみが処方可能である．

注2：メチルフェニデートの主な適応：①モダフィニルを保険適用の最大量まで投与しても十分な効果が得られず，社会生活上問題となる眠気・居眠りが残遺する場合，②すでに長期間メチルフェニデートを服用していて，他剤への置換が困難な場合，③副作用のために他剤使用が困難か，増量が不可能な場合

　メチルフェニデートを使用する場合は，反復睡眠潜時検査（MSLT）により，MSLT必ず診断・重症度を正確に把握しておく必要がある．ペモリンは重篤な肝障害が報告されており，定期的な血液検査が必須である．

Word▶ MSLT
multiple sleep latency test

　情動脱力発作を含めたレム睡眠関連症状に対して，レム睡眠を強力に抑制する抗うつ薬（少量の三環系抗うつ薬，SSRI，SNRIなど）が用いられる．三環SSRI系抗うつ薬であるクロミプラミンは「ナルコレプシーに伴う情動脱力発作」に適応を有するが，その他の抗うつ薬は保険適用が認められていない．三環系抗うつ薬は便秘や口渇などの抗コリン性副作用に注意する必要がある．薬物の選択にあたっての明確な基準はないため，患者の年齢や身体合併症などから判断していく必要がある．

　夜間の睡眠が安定せず中途覚醒が多く認められる場合は，短時間作用型や中間作用型のベンゾジアゼピン系受容体作動薬が用いられる．

Word▶ SSRI
selective serotonin reuptake inhibitor

Word▶ SNRI
serotonin & noradrenaline reuptake inhibitor

処方例

32 歳女性．ナルコレプシー
①②を併用処方する．
①モダフィニル錠 100 mg　1回2錠（1日2錠）1日1回　朝食後
②メチルフェニデート錠 10 mg　1回2錠（1日4錠）1日2回　朝昼食後

商品名
モダフィニル：モディオダール
メチルフェニデート：リタリン

処方解説◆評価のポイント

■処方目的
　処方薬①・②：過眠症状の改善
■主な禁忌症
　処方薬①：重篤な不整脈
　処方薬②：過度の不安・緊張・興奮，緑内障，甲状腺機能亢進，不整頻拍・狭心症，
　　　　　運動性チック・トゥーレット（Tourette）症候群，重度うつ病，褐色
　　　　　細胞腫，MAO 阻害薬投与中または投与中止後 14 日以内
■効果のモニタリングポイント
　処方薬①・②：過眠症状の改善・軽減
■副作用のモニタリングポイント
　処方薬①：頭痛，不眠，口渇，悪心，食欲低下，動悸など
　処方薬②：頭痛，不眠，口渇，消化器症状，食欲減退，動悸，発汗など※1

Word ▶ MAO
monoamine oxidase

▶▶▶ **留意事項**
※1 MAO 阻害薬と併用しない．

処方例

55 歳男性．ナルコレプシー
①②③を併用処方する．
①メチルフェニデート錠 10 mg　1回1錠（1日2錠）1日2回　朝昼食後
②クロミプラミン錠 25 mg　1回1錠（1日2錠）1日2回　朝夕食後
③ゾピクロン錠 7.5 mg　1回1錠（1日1錠）1日1回　寝前

商品名
メチルフェニデート：リタリン
クロミプラミン：アナフラニール
ゾピクロン：アモバン

処方解説◆評価のポイント

■処方目的
　処方薬①：過眠症状の改善
　処方薬②：情動脱力発作を含むレム睡眠関連症状の改善
　処方薬③：不眠症状の改善
■主な禁忌症
　処方薬①：過度の不安・緊張・興奮，緑内障，甲状腺機能亢進，不整頻拍・狭心症，
　　　　　運動性チック・トゥーレット症候群，重度うつ病，褐色細胞腫，MAO
　　　　　阻害薬投与中または投与中止後 14 日以内
　処方薬②：緑内障，心筋梗塞の回復初期，尿閉，MAO 阻害薬投与中または投与
　　　　　中止後 14 日以内，QT 延長症候群
　処方薬③：重症筋無力症，急性狭隅角緑内障
■効果のモニタリングポイント
　処方薬①：過眠症状の改善・軽減
　処方薬②：情動脱力発作やレム睡眠関連症状の改善・軽減
　処方薬③：夜間の不眠症状および日中の精神・身体機能障害の改善
■副作用のモニタリングポイント
　処方薬①：頭痛，不眠，口渇，消化器症状，食欲減退，動悸，発汗など※1
　処方薬②：口渇，緑内障，尿閉，眠気，起立性低血圧，心電図異常など※2
　処方薬③：ふらつき，眠気，口内の苦みなど，もうろう状態や睡眠随伴症状（夢
　　　　　遊症状など）※3

▶▶▶ **留意事項**
※1 MAO 阻害薬と併用しない．
※2 MAO 阻害薬と併用しない．
※3 用量依存的に現れるので，少量より投与を開始する．1日10mgを超えない．

服薬指導

❶ ナルコレプシーの治療

- 薬物療法だけでなく，生活習慣の見直し（十分な夜間睡眠をとり，規則的な生活を心がける）も必要であること．

❷ 医師の指示通りに用法用量を遵守し，正しい使用方法で服薬する

- 中枢神経刺激薬は覚醒作用があるため，不眠に注意し，夕刻以後の服薬は避けること．また，連用により薬物依存が生じる可能性があるため，医師の指示を遵守すること．
- 服薬を中断することにより，元の眠気水準に戻ってしまうため，自己判断で用量を調節したり，中止したりしないこと．

❸ 服用時の注意点

- 眠気，めまいなどが出現することがあるので，自動車の運転等危険を伴う作業を行わないこと．

神経症性障害

> **学習の ポイント**
>
> **主な臨床症状**
>
> 心因性に生じる漠然とした強い不安感. 多くは自律神経症状（心悸亢進，息苦しさ，めまい，冷汗など）を伴う.
>
> **主な治療薬**
>
> ① 抗うつ薬（主に SSRI）　　　　　　　　③ 5-HT$_{1A}$ 受容体作動薬〈ダンドスピロン〉
>
> ② ベンゾジアゼピン系抗不安薬　　　　　　④ 抗精神病薬

概要

　神経症性障害（neurotic disorders）は以前「神経症」と呼ばれていたものの一部で，心因性に生じる心身の機能性障害のことであり，DSM-5 では①不安症（不安障害），②強迫症および関連症（強迫性障害および関連障害），③心的外傷およびストレス因関連障害，④解離症（解離性障害），⑤身体症状症および関連症の 5 つが該当する.

　神経症性障害とは，心因による機能性精神疾患であり，その根底には**不安**が存在すると考えられる. 個体と環境の関係に何らかの不適合が生じ，神経症性障害の発症につながると考えられている. 典型的な症状・病像はあっても，すべての神経症性障害に共通の症状，あるいは神経症性障害のみに特有の症状といったものは存在しない. また，神経症性障害の身体的症状は，機能的なものであり，器質的なものではないのが特徴である. したがって，症状面のみから神経症性障害を定義することは困難で，「心因性の精神疾患である」という病因論が神経症性障害という概念に 1 つのまとまりをもたせている.

Word ▶ SSRI
選択的セロトニン再取り込み阻害薬（selective serotonin reuptake inhibitor）

> ● 疫学 ●
> 　日本での神経症全体の正確な報告はなく，米国では，生涯有病率は 25％ という報告もあり，うつ病とともに有病率の高い疾患であるとされている.

臨床症状

　本疾患群の臨床上の特徴は，①精神病症状を示さず，現実吟味能力が著しく障害されていないこと，②性格が関係していること，③さまざまな身体症状を示すことが多いこと，④うつ病や双極性障害などとの合併が多いことである.

　多くは自律神経症状（心悸亢進，息苦しさ，胸部苦悶，めまい，冷汗など）を伴い，この身体的症状によってさらに不安感が強まるという悪循環に陥る. また，いったん不安発作に襲われると，同様の状況を想像しただけで「また同じ症状が起こるのではないか」という不安（**予期不安**）が生じるようになるこ

表1　主な神経症性障害

分類	病気の概要
パニック症	予測困難な反復する重篤な不安（パニック）発作を生じ，動悸や呼吸困難などの身体症状や恐怖を引き起こす．
全般不安症	日常的な生活環境になどさまざまな事柄に対する過剰な不安と心配を症状とし，持続（6か月以上）する．
社交不安症	他人の注目を浴びるかもしれない社会的状況や行為に対する恐怖から不安を生じる．
強迫症	打ち消そうとしても反復的に思いつく不適切な考えである強迫観念とそれが引き起こす不安を回避しようとして繰り返し行われる強迫行為
心的外傷後ストレス障害（PTSD）	非常に衝撃的な体験後に生じた心の傷により，強い不安，恐怖感，身体異常を呈する．
適応障害	ストレス性の生活上の出来事に対して順応しようとして，主観的苦悩と情緒障害をきたす．
解離症	トラウマに対し絶望から自我を守る際に生じる．解離性同一障害（多重人格），解離性健忘（記憶喪失），離人感・現実感消失障害など
身体症状症および関連症	身体症状のため，苦痛を感じているか，または日常生活に影響を及ぼし，それに関連した過剰な感情や行動が持続（6か月以上）する．

とが特徴である．

　代表的な神経症性障害を表1に示す．

　なお，神経症性障害の経過は，各神経症性障害によって，また個人によってさまざまである．環境要因が大きい場合は，比較的改善されやすいが，人格要因が大きい場合には，環境要因によってすぐに再燃しやすい．

Word▶PTSD
post traumatic stress disorder

診断

　神経症性障害は，現時点では心因性とされ，客観的な検査はない．器質性，内因性，外因性の精神疾患の除外診断や人格特性の評価が重要となる．特徴的な臨床像が認められることなどの要件が満たされ，症状の出現と経過が環境要因と時間的，因果論的に関連している必要がある．また，不安を背景とした特徴的な臨床類型の病像を示していて，現実への検討能力が保たれていることが要件となる．

治療

　病歴聴取により，人格特性や環境要因を調べ，病態仮説を立て，それらに基づき，診断し，薬物療法，認知行動療法やカウンセリングなどの精神療法，環境調整などを行う．

治療薬

　抗うつ薬〔特に選択的セロトニン再取り込み阻害薬（SSRI）〕，抗不安薬を中心とし，抗精神病薬，睡眠薬が使用される．薬物療法は，患者の心的葛藤を

表2　SSRIの保険適応症（2019年2月現在）

医薬品	選択的セロトニン再取り込み阻害薬（SSRI）				
	パロキセチン		フルボキサミン	セルトラリン	エスシタロプラム
	普通錠	徐放錠			
うつ病，うつ状態	○	○	○	○	○
パニック障害	○			○	
強迫性障害	○		○		
社交不安障害	○		○		○
外傷後ストレス障害	○			○	

軽減することを目的として行われる．以前は神経症性障害の治療においては，精神療法を主とし，薬物療法の位置づけは補助的なものに留まるとの考え方が一般的であった．しかし，神経症性障害においても SSRI を中心とした薬物療法の効果が，実証的な成果をもって推奨されるようになってきている．

① 抗うつ薬（主に SSRI）[注1]

現在，米国をはじめわが国においても神経症性障害の第一選択薬は SSRI となっている．各 SSRI の保険適応症が異なるため，表2に適応症を示す．SSRI は三環形抗うつ薬に比較し忍容性が高く，ベンゾジアゼピン系薬物のような依存を生じないが，問題点としては，作用発現に時間を要する．急な服薬中止による離脱症状発現，CYP を介する相互作用，投与初期における消化器症状（悪心，食欲不振など），焦燥感，希死念慮出現などが挙げられる．また，定時的に服用することで薬効を示すため，症状発現時の頓用では用いない．

② ベンゾジアゼピン系抗不安薬

早い効果発現，抗不安作用，抗痙攣作用，筋弛緩作用，鎮静催眠作用，自律神経調整作用を有し，症状の軽減が期待できるため，ベンゾジアゼピン系の抗不安薬が用いられている．しかし問題点としては，眠気，筋弛緩，認知障害，依存性，離脱症状が起こりうるため注意が必要であり，長期連用しないことが求められる．速効性があるため，予期不安や発作などに対して，頓服で用いられる．図1にベンゾジアゼピン系抗不安薬の作用の力価と作用時間，表3に副作用を示す．

③ 5-HT_{1A} 受容体作動薬（アザピロン系）

大脳辺縁系シナプス後膜のセロトニン 5-HT_{1A} 受容体に選択的に作用し，亢進状態にあるセロトニン神経活動を抑制することで抗不安作用を示すと考えられている．ベンゾジアゼピン系抗不安薬に比べ，効果発現に時間を必要とするため，軽症例に使われることが多い．一方，眠気（鎮静作用）や筋弛緩などの副作用が少なく，依存性も認められないため，長期治療を必要とする患者に使

注1：効果が認められる場合，他の抗うつ薬を用いることもある．

抗不安作用	薬物名	作用時間
弱	トフィソパム（ベンゾジアゼピンではない）	短
	クロチアゼパム	短
	オキサゾラム	長
	メダゼパム	長
	クロルジアゼポキシド	長
	エチゾラム	短
	アルプラゾラム	中
	フルジアゼパム	長
	メキサゾラム	長
	ジアゼパム	長
	ロフラゼプ酸エチル	超長
	ロラゼパム	中
	ブロマゼパム	中
	クロキサゾラム	長
	クロナゼパム	長
強	フルトプラゼパム	超長

図 1　ベンゾジアゼピン系抗不安薬の作用の力価と作用時間

短：6 時間以内，中：12 ～ 24 時間以内，長：24 時間以上，超長：90 時間以上
〈出典：「浦部晶夫，島田和幸，川合眞一編，（渡邊衡一郎 執筆）：抗不安薬，睡眠薬，今日の治療薬 2019 年版，p.878，2019，南江堂」より許諾を得て改変し転載〉

表 3　ベンゾジアゼピン系抗不安薬の副作用

しばしば認められるもの	時に認められるもの	まれに見られるもの
眠気，ふらつき，歩行失調，めまい，脱力感，倦怠感，もうろう感	食欲不振，悪心・嘔吐，便秘その他の胃腸障害，口渇，排尿困難，頭痛，低血圧，興奮・錯乱などの奇異反応	黄疸，発疹・かゆみ，血液障害，振戦，手足のしびれ，発汗・熱感・のぼせ感，乏尿・蛋白尿，浮腫・月経異常

〈出典：三浦貞則　監修，精神治療薬大系（中），p.468，星和書店，2001〉

用しやすい．わが国では**タンドスピロン**のみがある．

④ その他

不安や恐怖感，焦燥感が著しい場合には，第二世代または第一世代抗精神病薬を併用することもある．またセロトニン・ノルアドレナリン再取り込み阻害薬（SNRI）も SSRI と同様の効果が期待でき，使用されている．三環系抗うつ薬（クロルプラミンなど）もパニック障害や強迫性障害に使用される．いずれも保険適用外である．

Word ▶ SNRI
serotonin & norepinephrine reuptake inhibitor

Chapter 5.1（p.79）以降に，神経症性障害のうち臨床実践上，比較的頻繁に遭遇する疾患に絞って，各疾患の大まかな病像および薬物療法について記述する．

5.1 パニック症（パニック障害）

概要

パニック症（panic disorder：PD）[注1] は，予測困難な反復する重篤な不安（パニック）発作を生じる．数分間持続する発作中は頻脈，動悸，呼吸困難，めまいなどの身体症状や，死の恐怖や発狂恐怖，何か制御不能なことをしてしまう恐怖に襲われる．脳内のセロトニンやノルアドレナリンの分泌異常に，ストレスなどの心理的要因が加わって起こると考えられている．

注1：従来，パニック障害と呼ばれていたが，DSM-5 ではパニック症となった．

● 疫学 ●
12 か月有病率[注2] は全体で 3.4%，男性 1.8%，女性 5.4% と，女性が多い．発症年齢の中央値は 20〜24 歳と若く，小児期や 45 歳以降の発症は少ない．

注2：過去 12 か月間に診断基準を満たした人の割合

臨床症状

診断基準となる DSM-5 に明記されている，パニック症の主な臨床症状は**表1**の通り．そのほか，耳鳴り，頭痛，抑制を失っての叫び・号泣などがある．

診断

パニック発作とは突然の激しい恐怖または強烈な不快感の高まりが現れた状態であり，数分以内でピークに達する．DSM-5 では，パニック症は繰り返される予期しないパニック発作，主な 13 の臨床症状（**表1**）のうち，4 つ以上起こる場合に診断される．また，パニック発作に対し「もっと発作が起こるのではないか」などの**予期不安**や，パニック発作を避けるため不慣れな状況を回

表1 パニック症の主な臨床症状

1. 動悸，心悸亢進，または心拍数の増加
2. 発汗
3. 身震いまたは震え
4. 息切れ感または息苦しさ
5. 窒息感
6. 胸痛または胸部の不快感
7. 悪心または腹部の不快感
8. めまい感，ふらつく感じ，頭が軽くなる感じ，または気が遠くなる感じ
9. 寒気または熱感
10. 異常感覚（感覚麻痺またはうずき感）
11. 現実感消失（現実ではない感じ）または離人感（自分自身から離脱している）
12. 抑制力を失うまたは "どうにかなってしまう" ことに対する恐怖
13. 死ぬことに対する恐怖

〈出典：日本精神神経学会（日本語版用語監修），髙橋三郎，大野　裕（監訳），DSM-5 精神疾患の診断・統計マニュアル，pp.206–207，医学書院，2014〉

避するなど，発作に関連した不適応な行動上の変化が認められる必要がある．

治療

　わが国における厚生労働省こころの健康科学研究事業「パニック障害の治療の最適化と治療ガイドラインの策定に関する研究班（平成 16〜18 年度）」の基本方針は，薬物療法によってパニック発作を消失することを第一目標とし，予期不安などパニック発作以外の二次性の不安症状も薬物療法で軽減させることを目指すとしている[注3]．SSRI，三環系抗うつ薬，ベンゾジアゼピン系薬物などで効果があるとされているが，わが国においては SSRI であるパロキセチン，セルトラリンがパニック障害（パニック症）に保険適用をもつ．

注3：諸外国の治療ガイドラインにおいては，薬物療法と認知行動療法の効果は同等であるため，どちらを選択してもよいとされている．

薬物療法

　パニック症治療における薬物療法の目的は，パニック発作の消失である．一般にうつ病に使用される場合よりも低用量でも有効であるとの報告もあり，パロキセチンはうつ病の最大投与量が 40 mg/日に対し，パニック症では 30 mg/日である．忍容性を評価，患者個々に用量を設定する．また，ベンゾジアゼピン系薬物は効果発現が比較的早いため，頓服薬として使用することで患者QOL の向上が期待できる．その一方，眠気，ふらつきなどの副作用や依存形成，認知機能障害などが発現する可能性があるため，長期間の使用は推奨されていない．

Word ▶ QOL
生活の質（quality of life）

処方例

24 歳女性．電車乗車中に突然の動悸，息苦しさ，ふらつきなどのパニック発作を発症．精神科を受診し，パニック症との診断にて薬物療法が開始となった．
①②を併用処方する．
①セルトラリン錠 25 mg　1 回 2 錠（1 日 2 錠）1 日 1 回　寝前
②アルプラゾラム錠 0.4 mg　1 回 1 錠　パニック発作時（1 日 3 回まで）

商品名
セルトラリン：ジェイゾロフト
アルプラゾラム：コンスタン

処方解説◆評価のポイント

■処方目的
　処方薬①：パニック症症状緩和・消失
　処方薬②：パニック発作症状緩和
■主な禁忌症
　処方薬①：MAO 阻害薬を投与中あるいは投与中止後 14 日間以内[※1]，ピモジド[※2]
　処方薬②：急性狭隅角緑内障[※3]，重症筋無力症[※4]，HIV プロテアーゼ阻害薬（インジナビル，クリキシバンなど）[※5]
■効果のモニタリングポイント
　処方薬①：パニック発作の消失，予期不安の軽減
　処方薬②：パニック発作，予期不安の軽減
■副作用のモニタリングポイント
　処方薬①：〈重大な副作用〉

▶▶▶留意事項
※1　セロトニン分解の阻害により，脳内セロトニン濃度上昇，発汗，不穏，全身痙攣，異常高熱，昏睡などの症状が現れることがある．
※2　機序不明．ピモジドの AUC，Cmax 増加．QT 延長を引き起こすことがある．
※3　抗コリン作用により眼圧が上昇するおそれがある．
※4　筋弛緩作用により症状が悪化するおそれがある．
※5　CYP450 に対する競合的阻害により血中濃度が上昇し，過度の鎮静や呼吸抑制などが起こるおそれがある．

セロトニン症候群，悪性症候群，痙攣，昏睡，肝機能障害，抗利尿ホルモン不適合分泌症候群（SIADH），中毒性表皮壊死融解症（TEN），皮膚粘膜眼症候群（SJS），アナフィラキシー，QT延長，心室頻拍（torsades de pointes を含む）
その他：悪心，傾眠，口内乾燥，頭痛，下痢，浮動性めまいなど
処方薬②：〈重大な副作用〉
依存性，刺激，興奮，呼吸抑制
〈その他〉
眠気，ふらつき，めまい，頭痛，悪心，胃部不快感，食欲不振，口渇など

Word▶SIADH
syndrome of inappropriate secretion of antidiuretic hormone

Word▶TEN
toxic epidermal necrolysis

Word▶SJS
スティーブンス-ジョンソン症候群（Stevens-Johnson syndrome）

精神 疾患編

服薬指導

❶ 投与開始時に副作用（消化器症状）が発現すること

SSRIは投与開始時，消化器症状（悪心・嘔吐）を生じることがある．継続的な服薬にて改善するため，症状発現時も自己判断で服薬を中止することなく，継続すること．投与開始時は制吐薬を併用することも有用である．

❷ 効果発現時期が遅いこと

SSRIなどの抗うつ薬の効果発現には，最低2〜6週間要するとされているため，患者が服薬開始後すぐに効果を実感することは難しい．また，効果発現の前に副作用が発現する可能性が高いため，患者が服薬を自己判断にて中止してしまう可能性がある．そのため，効果発現が遅いことを説明する[注4]．

また，効果発現後は急性期と同用量を維持投与（半年〜1年間）し，さらに半年〜1年かけて漸減中止することが望ましいため，継続的な服薬が必要であることを服薬開始時より説明する．

注4：SSRIの効果発現までは効果発現の早いベンゾジアゼピン系薬物を適切に使用し，症状コントロールをはかる．

❸ 自己判断による服薬中止は危険であること

SSRIは突然の服薬中止により，離脱症状（頭痛，嘔吐，発汗，インフルエンザ様症状，焦燥感，知覚異常など）が発現するため，症状コントロールのための継続服薬の重要性とととともに，急激な中止をしないよう説明する．

❹ 副作用について

パニック発作に使用する薬物は，眠気やふらつきを呈するものがほとんどである．発症年齢が若い疾患であることから，患者が学生であることも少なくない．勉学に支障をきたさないよう，各薬物の服用タイミングの調整（夕食後〜寝前に服用など）をしたり，効果持続時間があまり長くないものを使用する．

5.2 全般不安症（全般性不安障害）

概要

全般不安症（generalized anxiety disorder：GAD）[注1] は，多数の出来事または活動について過剰な不安と心配が6か月以上継続し，それらを制御することが困難な状態である．不安の対象はさまざまであり，仕事や経済状態，健康問題など，日常的な生活環境についてのことが多い．

注1：従来，**全般性不安障害**と呼ばれていたが，DSM-5では全般不安症となった．

● 疫学 ●
生涯有病率は米国で9.0%，わが国で1.8%．発症年齢の中央値は30歳であり，完全寛解率は大変低い．

臨床症状

緊張や全般的な不安状態が持続し，身体症状としては筋緊張性頭痛，振戦，発汗，動悸，呼吸促迫，めまい，ふらつきなどを訴えることが多い．

診断

DSM-5においては，制御不能で6か月以上継続する過剰な不安と心配があり，①落着きのなさ，緊張感，②易疲労感，③集中困難，④易怒性，⑤筋肉の緊張，⑥睡眠障害の6症状のうち，3症状以上を伴うとしている．

治療

精神・心理療法を主体とし，抗うつ薬やベンゾジアゼピン系薬物などの薬物療法を行う．わが国において，全般不安症に適応を取得している薬物はないが，国際的なガイドラインにおいては，SSRI，**セロトニン・ノルアドレナリン再取り込み阻害薬（SNRI）**が第一選択薬とされている．

ベンゾジアゼピン系薬物の使用は，長くとも4週間以内の短期間とする．

Word SSRI
選択的セロトニン再取り込み阻害薬（selective serotonin reuptake inhibitor）

Word SNRI
serotonin & noradrenaline reuptake inhibitor

5.3 社交不安症（社交不安障害）

概要

社交不安症（social anxiety disorder：SAD）注1 の患者は，他者の注目を浴びるかもしれない社会的状況や行為に対し，恐怖や不安症状を呈する状況であるため，その状況を避け，あるいは苦痛を感じながらも無理に耐えている．その状況に曝露されると必ず恐怖や不安が惹起される．DSM-5 において，その恐怖が公衆の面前で話したり動作をしたりすることに限局されている場合を「パフォーマンス限局型」と分類している．

注1：従来，社交不安障害と呼ばれていたが，DSM-5 では社交不安症となった．

● 疫学 ●
生涯有病率は欧米では 4～16％とばらつきがあり，わが国では 1.4％と，欧米に比較して少ない．発症年齢の中央値は 13 歳で，75％が 8～15 歳の間に発症する．患者のうち，約 30％が 1 年以内に，約 50％が 2～3 年以内に寛解状態となる．

臨床症状

他者から注視を浴びる可能性のある社交場面（人前で話をする，他人と会話する，人目での食事，パーティー，デートなど）に対する著しい恐怖または不安を呈し，動悸，震え，発汗，腹部不快感，下痢，悪心，尿意頻回，めまい，筋緊張，紅潮（赤面），混乱，窒息感，時にはパニック発作を生じる．

診断

DSM-5 においては，他者から注視を浴びる場面での恐怖，不安があり，その恐怖，不安が臨床的に意味のある苦痛をもたらし，社会的な機能障害を起こしており，典型的には 6 か月以上継続しているとしている．

治療

薬物療法に加え，認知行動療法を行う．それぞれ単独での治療に比較し，併用療法は治療効果が優れていたという報告がある．SSRI が第一選択薬であり，わが国においてもパロキセチン，フルボキサミン，エスシタロプラムが社交不安症に適応をもつ．その他，三環系抗うつ薬，ベンゾジアゼピン系抗不安薬，β受容体遮断薬などが使用されることがあるが，いずれも保険適用を取得していない．社交不安症の薬物療法は 1 年以上の長期服用が必要で，服薬を中断すると再燃，再発することが多い．

Word ▶ SSRI
選択的セロトニン再取り込み阻害薬（selective serotonin reuptake inhibitor）

5.4 強迫症（強迫性障害）

概要

強迫症（obsessive compulsive disorder：OCD）[注1] は，打ち消そうとしても反復して思いつく不適切な考えである強迫観念と，強迫観念が引き起こす不安や不快を回避しようとして繰り返し行われる強迫行為を特徴とする．強迫症状の対象は健常者でも時に体験するようなものから，かなり奇異なものまでさまざまである．強迫症状によって，日常生活は著しく制限され，非常な苦痛にさいなまれる．多くは悪化と軽快を繰り返す慢性の経過をたどり，ストレスに関連して症状の増悪が認められる．

注1：従来，**強迫性障害**と呼ばれていたが，DSM-5では強迫症となった．

● 疫学 ●
生涯有病率は2％前後．平均発症年齢は19.5歳．約25％が14歳まで発症し，35歳以上の発症はまれである．男性では女性より発症年齢が若い傾向にある．

臨床症状

手を洗う，確認する，順番に並べるなどの実際に体を動かして行う行為から，数を数える，声を出さずに言葉を繰り返す，祈るなどの心の行為までさまざまである．これらの観念や行為に費やす時間は1日1時間以上となる．

診断

DSM-5の診断基準では，強迫観念，強迫行為のどちらか，または両方が存在としている．また，強迫観念や強迫行為に対する認識の程度の違いから，「病識が十分または概ね十分」「病識が不十分」「病識が欠如した・妄想的な信念を伴う」の3つに分けている．**チック症状**[注2] が認められる場合や既往がある場合には「チック関連」と特定する．

注2：突発的，急速，反復性，非律動性の運動または発生とDSM-5では定義されている．

● DSM-5での言葉の定義 ●
強迫観念：反復的で持続的な思考，衝動，イメージで，侵入的で不適切なものとして体験され，ほとんどの患者に強い不安や苦痛を引き起こす．強迫観念による苦痛や不安を強迫行為にて中和しようと試みる．
強迫行為：繰り返しの行動または，心の中の行為であり，患者は強迫観念に反応して，あるいは厳密に適用しなければならない規則に従い，強迫行為を行うよう駆り立てられている．

治療

　認知行動療法と薬物療法が中心となり，SSRI が第一選択薬である．わが国においてもパロキセチン，フルボキサミンが強迫症に適応をもつ．SSRI に十分に反応しない場合には保険適用外ではあるが，三環形抗うつ薬であるクロミプラミンへ変更したり，リスペリドン，オランザピン，クエチアピンなどの抗精神病薬を付加投与したりする．

　強迫症に対して抗不安薬などベンゾジアゼピン系薬物の効果は認められていないが，不安焦燥が高度で SSRI の効果発現に至るまでに鎮静が必要な場合や他の不安障害を併発している場合などを対象に，一時的併用することもある．

薬物療法

　強迫症に使用する SSRI の投与量は一般に，うつ病に対して使用する用量に比較して，高用量を要するとの報告もあり，パロキセチンはうつ病での最大投与量が 40 mg/日であるのに対し，強迫症では 50 mg/日である．SSRI は投与初期に悪心などの消化器症状が発現するため，低用量から開始し，副作用発現の有無など忍容性を確認しながら，患者にとって必要最低限の投与量まで漸増する．

処方例

　22歳男性. 元来より完璧主義な性格である. 幼少期より忘れ物がないかと心配し，何度も確認していた. 近年，外出する際の自宅の施錠，ガスの元栓，忘れ物の有無などが不安になり，外出ができなくなった. 確認行為に時間を要するため，不眠がちとなっている.
①パロキセチン 20 mg　1回2錠（1日2錠）
　パロキセチン 10 mg　1回1錠（1日1錠）1日1回　夕食後（計50 mg　1日1回　夕食後）

商品名
パロキセチン：パキシル

処方解説◆評価のポイント

■処方目的
　処方薬①：強迫症の症状緩和
■主な禁忌症
　処方薬①：MAO 阻害薬を投与中あるいは投与中止後 14 日間以内※1，ピモジド※2
■効果のモニタリングポイント
　処方薬①：強迫症の症状の軽減・消失
■副作用のモニタリングポイント
　処方薬①：〈重大な副作用〉
　　　　　　セロトニン症候群，悪性症候群，錯乱，幻覚，せん妄，痙攣，中毒性表皮壊死融解症（TEN），皮膚粘膜眼症候群（SJS），多形紅斑
　　　　　　〈その他〉
　　　　　　悪心，傾眠，めまい，便秘，頭痛，肝機能検査値異常など

▶▶▶ 留意事項
※1 セロトニン分解の阻害により，脳内セロトニン濃度上昇，発汗，不穏，全身痙攣，異常高熱，昏睡などの症状が現れることがある．
※2 CYP2D6 阻害によりピモジドの代謝が阻害され，ピモジドの AUC，Cmax 増加．QT 延長を引き起こすことがある．

Word TEN
toxic epidermal necrolysis

Word SJS
スティーブンス-ジョンソン症候群（Stevens-Johnson syndrome）

服薬指導

❶ 投与開始時，副作用（消化器症状）が発現すること

❷ 効果発現時期が遅いこと

❸ 自己判断による服薬中止は危険であること

①～③の理由などについてはパニック症の項（p.81）参照.

❹ 相互作用のある薬の服用に注意すること

- パロキセチンは CYP2D6 を強力な阻害作用を有する.
- CYP2D6 で代謝される薬物（テオフィリンやワルファリンなど）：CYP2D6 の阻害により，血中濃度が上昇し，副作用が発現しやすくなるおそれがある.
- CYP2D6 の阻害により，乳がん治療薬タモキシフェンの活性代謝物の血中濃度が減少し，乳がんによる死亡リスクが増加するおそれがある.

5.5 心的外傷後ストレス障害

概要

心的外傷後ストレス障害は，PTSD（post traumatic stress disorder）と呼ばれる．非常に衝撃的な体験をした後に生じた心の傷（心的外傷）による強い不安，恐怖感，身体的な異常を呈する．心的外傷には戦闘，地震などの大災害，殺人，性的虐待などが含まれ，直接的な被害だけでなく，目撃することも心的外傷体験になる．心的外傷後，数週間から数か月の潜伏期間を経た後に発症する．動揺性の経過をたどるが，多くの例で回復が期待できる．

● 疫学 ●

ある体験が PTSD を引き起こすかどうかは，個人差も大きく，性格傾向や精神障害の家族歴などさまざまな要因が発症に影響することなどが示されている．戦争や大規模自然災害など重篤なトラウマに曝露されても，発症率は文化や社会習慣によって修飾されるため，人種や国によって大きく異なる．大規模災害などでの平均的な有病率は約 10% と考えられている．

臨床症状

感覚の鈍化と情動的鈍感さ，他の人たちからの孤立，周囲への無反応，心的外傷の想起へつながるような活動や状況の回避，フラッシュバック，悪夢，抑うつ，不安，不眠など．自殺念慮もまれではない．

診断

DSM-5 などの診断基準を用いて診断する．DSM-5 では発端となる外傷体験の内容が危うく死ぬ，重傷を負う，性的暴力を受ける出来事と明確にされており，直接体験するだけでなく，他人に起こった出来事を目撃する，近親者や親しい友人に起こった出来事を耳にすることも外傷体験としている．また，DSM-5 では 6 歳未満の小児のための診断基準が作成されている．

治療

SSRI が第一選択薬として推奨され，わが国においてはパロキセチン，セルトラリンが保険適用を取得している．

非薬物療法は認知行動療法のなかの持続曝露療法が推奨されている．

Word▶SSRI
選択的セロトニン再取り込み阻害薬（selective serotonin reuptake inhibitor）

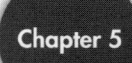
5.6　適応障害

概要

適応障害（adjustment disorder）は，ストレス性の生活上の出来事に対して順応しようとして，主観的苦悩と情緒障害をきたした状態の疾患である．そのストレスとなる出来事から3か月以内に情動面または行動面の症状が出現し（**表1**），ストレスとなる出来事の解消から6か月以内に症状が消退する．個人的素質や脆弱性が大きく作用するとされる．

表1　適応障害での情動面・行動面の症状

分類	症状
情動面	大うつ病の診断基準に該当しない抑うつ気分や不安症群の診断基準に該当しない不安症状
行動面	仕事ができないなどの社会的役割や家事ができないなどの家庭的役割の遂行困難

● 疫学 ●
適応障害の有病率に関する報告は少なく，DSM-Ⅲに準拠した大規模疫学調査では10％と報告されている．有病率が高くなる集団として，がんなどの身体疾患罹患患者，自然災害の被害者，従軍兵士が報告されている．男性より女性の有病率がやや高い．

臨床症状

明らかにストレスとなる要因に反応して，情動面や行動面の症状が出現する．ストレスとなる出来事はPTSDのような重篤な出来事ではないが，単一のみでなく複数の場合もある．

Word ▶ PTSD
心的外傷後ストレス障害（post traumatic stress disorder）

診断

DSM-5などの診断基準に基づいて診断を行う．特異的な検査はなく，診断基準があいまいなため，患者やその周囲の人たち（家族など）から患者のおかれた状況，ストレス因子，症状発現の直接の引き金となった出来事，性格などに関する詳細な情報を聴取する必要がある．

治療

適応障害の治療は心理-社会的治療が中心であり，薬物療法は病状に応じて行われる補助的な治療である．発現している不安や抑うつ症状，不眠などの症状にあわせて，抗うつ薬や抗不安薬，睡眠薬を使用する．ベンゾジアゼピン系薬物を使用する場合は依存形成などを考慮し，漫然と投与しない．また，要因となるストレス因子に対して患者が適切に対応できるよう，**認知行動療法**注1などの精神療法を行う．患者がストレス因子をよく理解できるよう促し，ストレス因子の除去につながる具体的な助言を行う．

注1：出来事-思考-感情-行動の相互関係に注目した精神療法．認知のあり方（ものの考え方や受け取り方）に働きかけ，認知の偏り修正し，情緒状態（感情）を変化させ，問題解決をはかることを目的とした，構造化された精神療法

5.7　解離症群（解離性障害群）

概要

　解離症群（dissociative disorders）[注1]は自己防衛機制の1つとして生じる症状であり，痛ましい記憶，恐怖，外傷的出来事が生じた際のトラウマに対し，圧倒されるような恐怖，痛み，絶望から自我を守る際に生じる．解離性同一障害（多重人格）[注2]，解離性健忘（記憶喪失），離人感・現実感消失障害に分類される．

注1：従来，解離性障害（群）と呼ばれていたが，DSM-5では解離症群となった．

注2：以前は多重人格障害とも呼ばれていた．文化によっては憑依体験とされる．

臨床症状（表1）

表1　解離症群の症状など

症状		概要	12か月有病率	発症の傾向
解離性同一性障害		2つ以上のはっきりと区別されるパーソナリティ状態によって特徴づけられる同一性の破綻で，感情，行動，意識，記憶，知覚，認知や，感覚運動機能の変化を伴う．	1.5%	小児期から晩年期までほとんどすべての年齢において，発症する可能性がある．
解離性健忘		重要な自伝的情報で，心的外傷的またはストレスの強い出来事の想起不能であり，通常の物忘れでは説明できない．解離性健忘のほとんどが，特定の出来事についての限局的または選択的健忘，あるいは同一性および生活史についての全般性健忘である．	1.8%	小児期，思春期，成人期に見られる．
離人感・現実感消失障害	離人感	知覚の変化や時間感覚のゆがみ，非現実的な自分などを体験し，自らの考え，感情，感覚，身体，行為について非現実感，離脱，または外部の傍観者であると感じる．	0.8〜2.8%	平均発症年齢は16歳で，40歳以上の発症はまれ
	現実感消失	人または物が非現実的で，夢のような，霧がかった，生命をもたない，視覚的にゆがんでると感じ，周囲に対して非現実または離脱の体験		

診断

　DSM-5などの診断基準を用いる．解離性同一障害，解離性健忘[注3]，離人感・現実感消失障害いずれも，臨床的に意味のある苦痛や社会的・職業的機能障害を引き起こし，物質（アルコール，薬物など）や他の医学的疾患でないことと定義されている．離人感・現実感消失障害は離人感・現実感消失，またはその両方の持続的または反復的な体験が存在する．

注3：解離性健忘のうち，目的のある旅行，あるいはあてのない放浪のように見え，同一性または他の重要な自伝的情報の健忘を伴うものを「解離性とん走」と特定する．

治療

　患者にとって有害となる刺激を取り除き，安全で安心できる環境に継続的に置き，治療者との間に信頼関係を築くことが，治療の1つとなる．精神療法が中心であり，抑うつ症状，睡眠障害などを伴う場合，補助的に薬物療法を行う．

5.8 身体症状症および関連症

概要

DSM-Ⅳ-TR にて「身体表現性障害」とされていた症候群が，DSM-5 では「身体症状症および関連症」（somatic symptom and related disorders）となった．

身体症状症は DSM-5 において，1 つ以上の身体症状のため，苦痛を感じている，または日常生活に影響を及ぼし，さらにその身体症状や健康不安に関連した過剰な考え，感情，行動が認められるとされている．典型的には症状が 6 か月以上持続している．

● 疫学 ●
有病率は 5〜7％ と報告されている．

臨床症状

繰り返し種々の身体症状を訴え，検査で身体的な異常が否定されても納得せず，本人は重症の病気であると思い込み，医学検索を執拗に要求する．

診断

DSM-5 などの診断基準を用いて診断する．身体症状が 1 つの場合を「軽度」，2 つ以上を「中等度」，2 つ以上に加え，複数の身体愁訴が存在する場合を「重度」としている．

治療

治療の中心は認知行動療法である．薬物療法の効果はあまり期待できないため，薬物療法は補助的に行う．わが国において，身体症状症に適応をもつ薬物はないが，三環系抗うつ薬，SNRI，ベンゾジアゼピン系薬物を使用する．

Word SNRI
セロトニン・ノルアドレナリン再取り込み阻害薬
（serotonin & noradrenaline reuptake inhibitor）

Chapter 6

心身症

> **学習の ポイント**
>
> **主な臨床症状**
> 身体症状：消化性潰瘍，過敏性腸症候群，気管支喘息，摂食障害，片頭痛，高血圧症などさまざま
> ※身体症状の発症，経過に心理社会的因子がかかわる病態であり，不安感，抑うつなどの弱い精神症状を呈する
> 　場合もある．
>
> **主な治療薬**
> 身体症状：身体症状に応じた治療薬（身体疾患と同じ治療薬）
> ※弱い精神症状に対し，抗不安薬，睡眠薬，抗うつ薬を必要に応じて用いる．

概要

　日本心身医学会の定義（1991 年）では「心身症（psychosomatic disease）とは，身体疾患の中で，その発症や経過に心理社会的因子が密接に関与し，器質的ないし機能的に障害が認められる病態をいう．ただし，神経症（神経性障害）やうつ病など，他の精神障害（神経疾患）に伴う身体症状は除外する」となっている．すなわち，心身症とは，他の精神疾患には該当しない病態において，心理社会的因子がかかわって発生する身体疾患である．過敏性腸症候群，機能性ディスペプシア，気管支喘息，高血圧，糖尿病，摂食障害，片頭痛などが代表例である．

　心身症発症にはアレキシサイミア[注1]やタイプ A[注2]といわれる行動パターンが関連している．

　心身症の発症に対しては，生物学的，心理的，社会的，経済的，遺伝的など，数多くの要因がかかわっていて，その最終共通路として心身症が発症すると考えられる．

> ● **疫学** ●
> 　心身症の代表例である過敏性腸症候群，機能性ディスペプシア，片頭痛のわが国における有病率を以下に示す．
> • **過敏性腸症候群**：6.1 ～ 14.2％，女性が 1.6 倍高く，加齢とともに低下する傾向
> • **機能性ディスペプシア**：健診受診者の 11 ～ 17％であり，上腹部症状を訴え病院受診した患者の 45 ～ 53％
> • **片頭痛**：8.4％，20 ～ 40 歳代の女性で高い．

注1：**アレキシサイミア**（alexithymia）は「失感情言語症」と訳され，「自分の感情を感じ取ったり，それを言葉にして述べることに制約があり，情動がもっぱら行動や身体症状という形で現れる」という特徴を有している．

注2：**タイプ A**は「いつも時間に追いかけられ，歩行や食事も速く，強い競争心，自分を前向きにどんどん駆り立てていく」という行動特性をもつ．この行動特性をもつ人は狭心症や心筋梗塞になりやすいといわれている．

臨床症状

　心身症は経過や発症に心理社会的要因がかかわっているが，**身体疾患，身体症状が中心である**．その身体疾患は内科疾患に限らず各科領域に分布してお

表1　心身症における代表的な身体疾患

1.	循環器系	本能性高血圧症，低血圧症症候群，冠動脈疾患，一部の不整脈
2.	呼吸器系	気管支喘息，通換気症候群，神経性咳嗽
3.	消化器系	消化性潰瘍，潰瘍性大腸炎，過敏性腸症候群，摂食障害，空気嚥下症，腹部緊満症
4.	内分泌代謝系	糖尿病，肥満症，高脂血症，甲状腺機能抗進症，心因性多飲症
5.	神経系	片頭痛，筋緊張性頭痛，自律神経失調症
6.	泌尿器系	夜尿症，インポテンツ，過敏性膀胱
7.	骨・筋肉系	関節リウマチ，線維筋痛症，書痙，痙性斜頸，頸肩腕症候群，チック
8.	皮膚科領域	皮膚瘙痒症，円形脱毛症，多汗症，慢性蕁麻疹，アトピー性皮膚炎，湿疹，疣腎
9.	耳鼻咽喉科領域	メニエール症候群，咽喉頭異物感症，難聴，耳鳴り，嗄声，吃音，乗物酔い
10.	眼科領域	原発性緑内障，眼瞼痙攣，眼精疲労
11.	産婦人科領域	月経困難症，無月経，月経異常，機能性子宮出血，更年期障害，不妊症，不感症
12.	小児科領域	起立性調節障害，再発性臍疝痛，夜驚症，心因性発熱
13.	外科手術前後の状態	腸管癒着症，ダンピング症候群，頻回手術症（ポリサージャリー），形成手術後神経症
14.	口腔外科領域	突発性舌痛症，口臭症，唾液分泌異常症，咬筋チック，顎関節症，ある種の口内，差歯神経症

〈出典：久津見律子，日本病院薬剤師会　監修：精神科薬物療法の管理，p.204，南山堂，2011〉

表2　心身症における身体疾患の特徴的な経過，予後

	身体疾患	心身症の予後
機能的障害	• 過敏性腸症候群 • 過換気症候群 • 片頭痛など	• 予後は良好で生命に異常はない. • 過敏性腸症候群や片頭痛は生涯にわたって慢性化する場合もある.
器質的障害	• 循環器疾患（冠動脈疾患など） • 呼吸器疾患（慢性気管支喘息など） • 代謝疾患（糖尿病など）	• 心身症的アプローチの有無が治療経過に大きく影響し，生命予後に影響する場合もある.
	• 潰瘍性大腸炎 • 摂食障害 など	• 若年期に完全治癒する場合もあるが，栄養状態悪化による急性に死に至る場合もある. • 中年期まで遷延する摂食障害例もある.

り，過換気症候群や過敏性腸症候群のような機能的疾患，高血圧や糖尿病のような器質的疾患，神経性咳嗽のような表現も含め心身症的背景のわかりやすい疾患など，さまざまである．**表1**に心身症の代表的な身体疾患を示す．心身症の予後は各疾患の自然経過に従うが，内科疾患のなかで特徴的経過を示すものを**表2**に示す．

診断

❶ 診断基準

患者の主訴，現病歴，既往歴，家族歴，生活習慣などの問診，診察，臨床検査などに加え，問診，面接による患者の生活史の調査と心身相関の把握，心理テストによる性格や心理状態の把握が必要となる．心身症は身体疾患のうち，その発症や経過に心理社会的因子が密接に関与し，器質的ないし機能的に障害が認められる病態と定義されているため，身体症状と心理社会的因子の関連性を明確にする必要がある．

　身体疾患のうち，診療ガイドラインが公刊されている疾患の場合には，各診療ガイドラインの診断基準を用いる．

❷ 鑑別

　身体疾患としての鑑別はそれぞれの身体疾患と同様であるが，精神疾患のなかで，心身症と同じく身体症状を示す神経症性障害やうつ病などの疾患との鑑別が必要となる．

治療

　心身症に対する治療は，身体疾患そのものに対する治療と精神疾患に対する治療の2つの組み合わせからなる．身体疾患には現在各種のガイドラインが公刊されており，エビデンスに基づく治療を実施する．まず，身体疾患そのものに対する治療を十分に行い，改善が得られない場合には，発症背景にある不安などを和らげるため，向精神薬の使用を考慮する．**心身症に有用な向精神薬の代表は抗うつ薬と抗不安薬である**．

　向精神薬による治療と同時に，**自律訓練法，森田療法，ゲシュタルト療法，**バイオフィードバック，交流分析，カウンセリングなどの精神療法も組み合わせて治療が行われる．

> ● 精神療法 ●
> 精神療法は精神症状だけでなく，身体症状の改善目的にも実施される．
> • 自律訓練法：一種の自己催眠法．全身の緊張を緩和し，心身の状態を自分でコントロールし，ストレスに対する心理生理的な調節機能の回復を目標とした治療技法．
> • 森田療法：森田正馬が1920年頃に創始した治療技法．症状を「あるがまま」に受け入れる方法として，絶対臥褥（患者を隔離し，すべての活動を禁じ，心身の疲弊をとる）と作業療法を組み合わせた独特の治療技法．
> • ゲシュタルト療法：よりよい適応（対応）のため，心理的および感覚的運動体験を通して欲求を意識化し，自己の生理的心理的欲求を十分に理解する．

治療薬

　心身症治療には身体疾患の治療薬，精神面に対する治療薬が用いられるが，本稿では精神面に対する治療薬を中心に述べる．

　心身症の病態にはストレス，不安，緊張が高率に関与する．ストレスによって生じた不安，緊張などの症状には，抗不安薬が有効である．これは，身体症状とそれに対する不安との悪循環を断ち切る意味でも使用される[注3]．

　また，疾患の経過中に見られる二次的うつ状態には，抗うつ薬（SSRI，SNRI）が効果を示す．

❶ 抗不安薬

　心身症の治療において，抗不安薬は不安によるストレス反応の増大を減弱さ

注3：耳鳴り，筋緊張性頭痛，過敏性腸症候群，過換気症候群，月経困難症などで効果が得られやすい．

Word SSRI
選択的セロトニン再取り込み阻害薬（selective serotonin reuptake inhibitor）

Word SNRI
セロトニン・ノルアドレナリン再取り込み阻害薬（serotonin & noradrenaline reuptake inhibitor）

表3　心身症で使用される主な抗不安薬

分類		医薬品
ベンゾジアゼピン系抗不安薬	短時間型	クロチアゼパム，エチゾラム，フルタゾラム
	中間型	ロラゼパム，アルプラゾラム，ブロマゼパム，ジアゼパム
	長時間型	フルジアゼパム，クロルジアゼポキシド，オキサゾラム，メダゼパム，メキサゾラム
	超長時間型	ロフラゼプ酸エチル，フルトプラゼパム
5-HT$_{1A}$受容体作動薬		タンドスピロン

せる目的で使用される．抗不安薬にはベンゾジアゼピン系薬と非ベンゾジアゼピン系薬物である 5-HT$_{1A}$ 受容体作動薬がある．わが国において上市されている抗不安薬のほとんどが心身症に適応をもつが，クロラゼプ酸二カリウムは心身症への適応がない．

　表3に，心身症に使用される主な抗不安薬の一覧を示す．半減期により，短時間型から超長時間型の4段階に分類される．以下にそれぞれの特徴を述べる．

（1）ベンゾジアゼピン系抗不安薬

　ベンゾジアゼピン系抗不安薬は γ-amino butylic acid$_A$（GABA$_A$）受容体と複合体を形成しているベンゾジアゼピン受容体に結合し，抑制性神経伝達物質である GABA の受容体親和性を高め，Cl$^-$ チャネルを介して Cl$^-$ を細胞内に流入させ，神経細胞の興奮を抑制することで抗不安作用を示す．

　ベンゾジアゼピン系抗不安薬は抗不安作用が強い一方，依存性があることから，使用は間欠的に，かつ短期間とすべきである．

　患者が長期にわたり使用している場合，中止する際には退薬症候の発現防止のため，徐々に減量する．また，ベンゾジアゼピン系抗不安薬は眠気や注意力低下を惹起するので，あらかじめ副作用について患者に説明し，運転や危険な作業を回避させる．特に高齢者は生理機能が低下し，薬物の代謝障害が生じることから，眠気，ふらつき，脱力感を引き起こしやすい．投与量や薬物の作用時間を考慮して，薬物選択を行う．

（2）5-HT$_{1A}$受容体作動薬

　タンドスピロンはベンゾジアゼピン系抗不安薬とは作用機序が全く異なり，5-HT$_{1A}$ 受容体刺激作用により抗不安作用を示す．その抗不安作用はより穏和である．鎮静作用，筋弛緩作用はほとんどなく，依存性も認められない．効果発現がベンゾジアゼピン系薬物に比較し遅く，2週間以上要することがある．ベンゾジアゼピン系抗不安薬と交差耐性がないため，ベンゾジアゼピン系抗不安薬からの切り替えは，ベンゾジアゼピン系抗不安薬を徐々に減量するなどし，退薬症候に注意しながら，徐々に行う．

❷ 抗うつ薬

背景にうつ状態があり，慢性的なストレスの持続から心身症状がなかなか改善されない場合には，抗うつ薬が使用される．心身症に用いられる抗うつ薬は比較的副作用が少なく，安全性の高い SSRI，SNRI が中心となる．SSRI，SNRI は効果発現までに数週間要し，効果発現よりも先に副作用が発現する可能性がある〔作用機序は Chapter 2（p.29～32）参照〕．

そのため，患者に対してあらかじめ，効果発現に時間を要すること，予想される副作用とその対処方法について，説明しておく必要がある．

❸ 睡眠薬

心身症患者のうち，不眠を訴える症例に対し使用するが，睡眠時無呼吸症候群などの睡眠障害の原因疾患が潜在していないかを鑑別する必要がある．

ベンゾジアゼピン系睡眠薬を使用の際は，ベンゾジアゼピン系抗不安薬と同様に副作用や日常生活についての注意喚起を行う．

❹ 抗精神病薬・気分安定薬

心身症に対する抗精神病薬，気分安定薬は保険適用外である．他剤では症状のコントロールが困難な重症患者に対する増強療法の 1 つとして考えられている．いずれも副作用発現の可能性があるため，使用時には副作用発現の有無についてモニタリングが必須となる．

薬物療法

心身症では，精神症状改善のため，ベンゾジアゼピン系抗不安薬が使用されるが，その際，短期間に限り必要最低限の用量で用いることが推奨される．

わが国におけるベンゾジアゼピン系薬の使用量は，諸外国と比較し多く，社会問題となっている．また，依存形成を生じるため，開始時より中止することを見据え，患者の状態を注意深く確認し，漫然と投与しないよう注意する．

処方例

68 歳女性．過敏性腸症候群の既往あり．緊張感が高まると腹部症状が発現する．そのため，腹部症状の発現を懸念し，「外出できない」など，強い不安感，焦燥感の訴えが継続している．うつ病などの他の精神疾患はない．
①ロラゼパム錠 0.5 mg　1 回 1 錠（1 日 3 錠）1 日 3 回　毎食後　14 日間

商品名
ロラゼパム：ワイパックス

処方解説◆評価のポイント

■処方目的
処方薬①：過敏性腸症候群の腹部症状（心身症症状）に伴う，緊張感，強い不安感，焦燥感の軽減
■主な禁忌症
処方薬①：急性狭隅角緑内障[※1]，重症筋無力症[※2]

▶▶▶留意事項
※1 抗コリン作用により眼圧が上昇するおそれがある．
※2 筋弛緩作用により症状が悪化するおそれがある．

■効果のモニタリングポイント
　処方薬①：精神症状（不安感，焦燥感）などの自覚症状改善の有無
■副作用のモニタリングポイント
　処方薬①：〈重大な副作用〉
　　　　　　依存性，刺激，興奮，呼吸抑制
　　　　　　〈その他〉
　　　　　　眠気，ふらつき，めまい，頭痛，悪心，胃部不快感，食欲不振，口渇
　　　　　　など

服薬指導

① 向精神薬の副作用

　眠気，注意力・集中力・反射運動能力などの低下が発現することがあるため，自動車の運転など危険を伴う機会の操作に従事しないよう注意喚起を行う．高齢者の場合，生理機能の低下から薬物の代謝障害を生じ，眠気，ふらつきなどの副作用が発現しやすく，転倒のリスクが高まるため，あらかじめ危険性について説明する．

② 自己判断での服薬中止の危険性

　服薬の突然の中止は，せん妄，振戦，不眠，不安，幻覚，妄想などの退薬症候を発現する可能性があるため，自己判断で中止せず，中止の場合は医師と相談し，徐々に減量，中止する．

　近年，特にベンゾジアゼピン系薬の適正使用に関し，各種報道もされていることから，依存形成の危険性を認識している患者も多くいる．依存形成を懸念し，自己判断で服薬を中止する患者がいる可能について考慮する必要がある．

③ 用法用量の遵守

　自殺目的または症状改善を目的として，大量に服用する可能がある．ベンゾジアゼピン系抗不安薬は毒性が低く，かなり大量に投与しても安全であるとされているが，用法用量を遵守するよう説明を行う．過量投与時には，中枢神経系の抑制，傾眠，錯乱，昏睡，反射性の成果，低血圧を生じる．

7.1　薬物依存症

> **学習の
ポイント**
>
> **主な臨床症状**
>
> 1　依存症状：精神作用物質の反復使用により，精神依存および身体依存が生じる.
>   1）精神依存：精神作用物質の摂取によりもたらされる快楽のために，それを使用したいという強い欲求，時に抵抗できない欲求をもつようになった精神状態
>   2）身体依存：精神作用物質の使用により生理的平衡が保たれていたが，その中止により急速に精神作用物質が体内から失われると身体機能のバランスが失われ，強い不快な症状である離脱症状が出現するようになった状態
>   3）耐性：物質がもたらす生体への影響が減弱し，用量反応曲線の右方シフトが生じた状態になる薬理効果
> 2　離脱症状（退薬症状）
>   1）耐性が生じた状態での物質使用の急激な減量や中止で出現する症状
>   2）物質特異的なきわめて不快な症状であり，それを避けるために物質の欲求が高まる.
>
> **主な精神作用物質**
>
> アルコール，アヘン類，大麻類，鎮静薬，催眠薬，コカイン，覚醒剤，幻覚薬，タバコ（ニコチン），揮発性溶剤など

概要

　薬物依存（症）とは，薬物の作用による快楽を得るために，あるいは離脱による不快を避けるために，有害であることを知りながらも，その薬物を続けて使用せずにはいられなくなった状態である. また，薬物以外のアルコール，タバコなどの物質においても依存は生じる.

　依存は，ICD-10（国際疾病分類第 10 版，WHO）では「精神作用物質使用による精神および行動の障害」に，DSM-5（精神障害の診断と統計マニュアル，米国精神医学会）では「物質関連と嗜癖性障害」に分類されている（表1）.

　すなわち依存とは，精神作用物質あるいは物質と生体の間の直接的な相互作用により生じる行動的，認知的，生理的（身体的）な病態の 1 つの集まりである. 精神作用物質は，摂取すると認知や情動などの精神機能に影響を与える物質であり，中枢神経系に作用して快感や酩酊，知覚の変容などを引き起こす. 臨床上問題となる精神作用物質としては，アルコール，アヘン類，大麻類，鎮静薬，催眠薬，コカイン，覚醒剤，幻覚薬，タバコ（ニコチン），揮発性溶剤などがある（表2）.

　これらの精神作用物質による依存やそれに至る過程には，「乱用」と呼ばれる不適切な使用が認められ，使用者の家族や周囲の人たちを巻き込むような問題を引き起こす. また，それらの物質の多くは法的に規制され，所持や使用，密売などの犯罪に関係して地域の治安を悪化させたり，不正資金の温床になるなど，さまざまな社会的問題も引き起こす. なお，薬物の乱用とは，医薬品を医療目的以外に使用すること，または医療目的にない薬物を不正に使用することである.

表1　乱用・依存物質における診断基準による相違

	ICD-10	DSM-5
分類名	精神作用物質使用による精神および行動の障害	物質関連と嗜癖性障害
物質の種類	アルコール〈飲酒〉	アルコール
	アヘン類	オピオイド
	大麻類	大麻
	鎮静薬または催眠薬	鎮静薬，催眠薬または抗不安薬
	コカイン	コカイン
	カフェインを含むその他の精神刺激薬（アンフェタミンも含む）	覚醒剤
		カフェイン
	幻覚剤	幻覚薬（フェンシクリジン他の幻覚薬）
	タバコ（喫煙）	タバコ
	揮発性溶剤	吸入剤
	多剤使用およびその他の精神作用物質	多剤使用およびその他の精神作用物質
		他の（または不明の）特定の物質
物質に関連しない障害		ギャンブル障害

表2　精神作用物質の特徴

中枢作用	分類	精神作用物質	依存性 精神系	依存性 身体系	急性中毒	耐性形成	離脱症状	主な物質
興奮	違法薬物	コカイン	○	×	○	×	△	コカイン
		幻覚薬	○	×	○	○	×	LSD，MDMA，フェンシクリジン（PCP）
	医薬品	カフェインを含むその他の精神刺激薬	○	×	○	×	△	アンフェタミン，メタンフェタミン
	嗜好品							カフェイン（緑茶，コーヒーなど）
		ニコチン	○	○	○	○	○	葉巻，タバコ
抑制	違法薬物	大麻類	○	×	○	○	×	マリファナ，ハシッシュ
		アヘン類	○	○	○	○	○	ヘロイン
	医薬品							モルヒネ，コデイン
		鎮静・催眠作用物質	○	○	○	○	○	睡眠薬，抗不安薬など
	嗜好品							アルコール
	その他	揮発性溶剤	○	△	○	×	△	シンナー，ボンドなど

○：生じる　△：生じることもある　×：生じない

臨床症状

　物質（薬物）がもたらす依存には，精神依存と身体依存がある．

❶ 精神依存

精神作用物質の多くは大脳辺縁系の中脳辺縁系ドパミン神経を中心とする

「報酬系」に作用して，快感などの報酬効果を引き起こす．そのために，その物質を使用したいという強い，さらなる欲求が生じ（正の強化効果），繰り返して使用することになる．この物質使用への欲求は，時にきわめて強力な渇望となり，使用により社会的または身体的な問題が生じても使用を続け，自分の意思では制御できなくなる．このような状態を「精神依存」と呼ぶ．精神依存が生ずると，断薬時にはさまざまな手段を講じて，強迫的に物質を入手しようとする薬物探索行動が出現する．

すなわち，**精神依存**とは，「精神作用物質の摂取によりもたらされる快楽のために，それを使用したいという強い欲求，時に抵抗できない欲求をもつようになった精神状態」である．

② 身体依存

常時体内に，精神作用物質が一定量以上存在すると，生体内ではその物質に適応するために，代謝機能が増加したり，作用部位における作用強度の下方調節が生じ，物質がもたらす生体への影響が減弱する．すなわち，用量反応曲線の右方シフトが生ずる．このことを薬理効果の「耐性」という（図1）．

このように生体が物質への適応状態にあるときに，物質使用量を急激に減量したり，使用を中止するなどにより，生体の物質量が急激に減少すると不均衡状態となる．この状態により生じる症状は，物質が体内から消退（消失）するときに生じることから「離脱症状

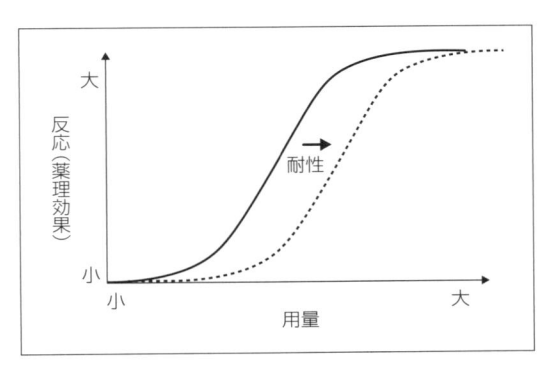

図1　長期使用に伴う用量（耐性）反応曲線

（退薬症状）」という．離脱症状は物質特異的であり，きわめて不快な症状であるため，それを避けるために物質（精神作用物質）の欲求が高まる．この状態を「身体依存」という．

すなわち，**身体依存**とは，「精神作用物質の使用により生理的平衡が保たれていたが，その中止により急速に精神作用物質が体内から失われると身体機能のバランスが失われ，強い不快な症状である離脱症状が出現するようになるため，その物質を欲求する状態」である．

診断

ICD-10による依存症候群（物質依存）の診断ガイドラインを示す．診断項目は6項目あるが，過去1年間に1か月間以上，もしくは1か月間未満であれば繰り返して，3項目以上が同時に該当した場合に依存症と診断する．

「依存症候群」の診断ガイドライン（概要：ICD-10より）

（a）物質を摂取したいという強い欲望あるいは強迫感
（b）物質使用の開始，終了，あるいは使用量に関して，その物質摂取行動を統

制することが困難

（c）物質使用を中止もしくは減量したときの生理学的離脱状態．その物質に特徴的な離脱症候群の出現や，離脱症状を軽減するか避ける意図で同じ物質（もしくは近縁の物質）を使用することが証拠となる．

（d）はじめはより少量で得られたその精神作用物質の効果を得るために，使用量を増やさなければならないような耐性の証拠

（e）精神作用物質使用のために，それに代わる楽しみや興味を次第に無視するようになり，その物質を摂取せざるをえない時間や，その効果からの回復に要する時間が延長する．

（f）明らかに有害な結果が起きているにもかかわらず，依然として物質を使用する．たとえば，過度の飲酒による肝臓障害，ある期間物質を大量使用した結果としての抑うつ気分状態，薬物に関連した認知機能の障害などの害．使用者がその害の性質と大きさに実際に気づいていることを（予測にしろ）確定することが望ましい．

治療

　原則として依存を生じた薬物は中止とするが，離脱症状が強い場合（モルヒネなど）は漸減あるいは別の薬物で置換する．精神症状に対しては対症的に，抗不安薬，抗精神病薬，抗うつ薬や炭酸リチウムなどの薬物療法を行う．また，集団精神療法や**自助グループ（AA，NA など）**注1への参加は断薬の継続に有効である．物質（薬物）依存症の一般的な治療は，①**導入期**，②**解毒期**，③**リハビリテーション前期**，④**リハビリテーション後期**の4つのステージに分けることができる（**表3**）．治療は本人の主体的な取り組みが必須であるが，依存問題を否認し治療を拒否する場合が多い．

●導入期

　まず病気としての理解，治療に対する動機づけが不可欠である．そのためには，本人のみならず，家族の協力や教育，さらには職場の協力も必要となる場合もある．

●解毒期

　導入期と併行して行うが，依存物質による急性中毒および離脱症状に対する治療（解毒）が行われる．さらに，それと併行あるいは引き続いて行われる治療として，合併する精神症状および身体症状の治療が行われる．

●リハビリテーション前期・後期

　その前後を通して，依存に対する治療・リハビリテーションが必要となる．そこでは，本人や家族への依存についての教育，再摂取時の対処法と予防，さらに家族自身の回復など，広範で長期的な治療が必要となる．

　精神病性障害については症状に応じて，抗精神病薬，抗不安薬，抗うつ薬などの薬物療法が行われるが，依存の治療は，心理・社会的アプローチを含む包

注1：Alcoholics Anonymous：アルコール依存症の本人（家族）のための自助ミーティングを行っている団体．
Narcotics Anonymous：薬物依存者本人の自助グループで，世界70か国でミーティングを行っている団体．

表3 物質依存症の治療ステージ

治療ステージ	①導入期	②解毒期	③リハビリテーション前期	④リハビリテーション後期
対処点	・関連問題・関連障害（肝障害，家庭内不和，警察沙汰，精神症状など）	・急性中毒・離脱症状への対処	・精神依存への対処 ・物質関連障害の治療	・再摂取の危機への対処 ・家庭内問題への対処 ・就職
目標	・病気としての理解 ・治療への動機づけ	・断薬 ・身体・精神症状の改善	・依存の洞察 ・精神の安定化 ・社会生活技能の向上	・断薬の継続 ・ストレス対処行動の獲得 ・家族の回復 ・生活の安定化
方法	・家族の協力 ・家族教育 ・職場・内科医の協力	・薬物療法 ・補液 ・入院治療	・集団精神療法 ・断酒会，AA，NA ・内観療法，行動療法 ・抗酒薬 ・家族療法	・断酒会，AA，NA ・外来治療 ・抗酒薬 ・家族療法

注）入院治療の場合には，解毒期とリハビリテーション前期が適応となり，リハビリテーション後期は退院後のアフターケアに相当する．

〈出典：洲脇　寛，小沼杏坪（アルコール薬物関連障害の診断治療研究会　編）：アルコール・薬物関連障害の診療・治療ガイドライン，p.29，じほう，2010より引用〉

括的な医療が重要である．物質依存からの回復には，集団精神療法や自助グループへの参加が特に重要である．自助グループにおいては，回復者は自らの回復原理を回復途上の依存症者に示すことができるので，治療の支援者として大切な役割を受け持つことになる．

各種薬物の特徴

❶ アヘン類（オピオイド）

モルヒネやコデイン，ヘロイン，アヘン，そして合成鎮痛薬であるペンタゾシンなど，中枢のオピオイド受容体に作用する薬物が含まれる．特に強力な鎮痛作用を示すモルヒネやモルヒネに化学的修飾を加えたヘロインは強い依存性をもつ．モルヒネやペンタゾシンなどの医療用麻薬は，医療従事者により乱用・依存されることがあるため，医療機関では管理や乱用に厳重な注意を払う必要がある．

（1）薬理作用と中毒症状

中枢においてオピオイド受容体を介してノルアドレナリン神経系への抑制作用により，鎮痛作用に加え多幸感，陶酔感が生じる．摂取初期には悪心・嘔吐が出現する人もいる．呼吸抑制，胃腸運動減弱，血圧低下，徐脈，縮瞳，痙攣などを引き起こす作用もある．大量摂取により急性中毒となり，呼吸抑制，著明な縮瞳などから，死に至ることもある．

(2) 依存形成

精神依存を形成しやすく，反復摂取により代償的にノルアドレナリン神経系が亢進され，容易に耐性が生じる．同じ多幸感，陶酔感を得るため，また，離脱症候を避けるために使用量が増加し，著しい身体的依存が形成される．なお，**疼痛患者では依存が比較的形成されにくい**．精神依存はきわめて強く，薬物を得るためには手段を選ばなくなり，慢性的な摂取者では反社会的行為も見られるようになる．

(3) 離脱症状

主に自律神経系の症状が離脱症候（退薬症候）として出現する．離脱症状は激しく，その症状は，胃腸症状や疼痛に加え，不安，落ち着きのなさから始まり，発汗，発熱，頻脈，散瞳，くしゃみ，あくび，悪心・嘔吐，下痢，高血圧，痙攣などが認められる．これらの症状は7〜10日で消失する．**離脱症状の軽減には長時間作用型の医療用麻薬であるメサドン**が，麻薬及び向精神薬取締法における麻薬中毒者の治療として行われる．

② コカイン

コカインはコカ葉の成分であり，かつては局所麻酔薬として使用されていた．乱用方法は結晶性粉末を鼻からの吸引や吸煙が主である．

(1) 薬理作用と中毒症状

中脳辺縁系のドパミン神経終末のドパミン再取り込み部位への阻害作用により，ドパミン神経系を亢進することから，疲労感の消失，活力増大，気分高揚（多幸感，陶酔感，興奮，多動・多弁，その他）などの中枢興奮症状と，血圧上昇，頻脈などの交感神経の亢進が生じる．症状の持続は短時間である．中毒症状として，せん妄，痙攣発作が出現し交感神経刺激作用により頻脈，高血圧，心不全や脳出血などの血管障害が起こり，ショック死に至ることもある．急性中毒の治療では，身体管理に加えベンゾジアゼピン系薬物や抗精神病薬により鎮静する．

(2) 依存形成

覚醒剤の効果に類似しており，前述のようにドパミン神経系を亢進し，多幸感，陶酔感などの強い報酬効果が出現するため，**精神的依存は強力であり，再発率が高い**．一方，**耐性および身体依存はほとんどない**．

(3) 離脱症状

ドパミン神経系の過剰な抑制から，離脱時に不快気分や不安，疲労感，イライラ，過眠を呈し，強力な渇望や抑うつ気分が生じる．

(4) 精神病性障害

連用により，被害関係妄想や幻聴，幻視，体感幻覚（皮膚寄生虫妄想）などの幻覚が出現する**コカイン精神病**が知られている．

③ 大麻類

大麻やマリファナ，ハシッシュなどが含まれる．世界中に広く野生している

大麻草に含有するデルタ-9-テトラヒドロカンナビノール（Δ⁹-THC）が主活性物質である．主に吸煙によって乱用される．

（1）薬理作用と中毒症状

中枢の**カンナビノイド受容体**を介して作用が発現する．アルコールに類似した酩酊状態から，初期には多幸感，多弁が見られ，同時に，視覚（物がゆがんで見える），聴覚，時間感覚（時間がゆっくりに感じる）が変容し，やがて入眠する．身体的症状としては，結膜充血，食欲亢進，口腔乾燥，頻脈などが出現する．大量で急性錯乱状態が生じ，幻覚妄想や離人感など，さまざまな症状を呈する．

（2）依存形成

精神依存は，アヘン類やコカインと比較して生じにくいとされている．少量から中等量では耐性および身体依存も生じにくい．高用量では離脱症状としてイライラや悪心，不眠，食欲低下が生じる．

（3）精神病性障害

大麻（マリファナ）精神病：長期間大麻を吸引すると幻覚，妄想を主とする統合失調症類似の大麻精神病となる．遅発性に無気力，感情の平板化を主とする無動機症候群を生じることもある．

❹ 睡眠薬類

ベンゾジアゼピン系睡眠薬や抗不安薬，バルビツール酸の麻酔薬や睡眠薬が含まれる．若年者が高揚感，酩酊感を求めてアルコールと一緒に摂取するなどの乱用が社会的問題になっている．一方，不眠や不安の治療を目的とした使用がきっかけとなる医原性の乱用も多く，これらは中高年者に多く認められる．DSM-5 における睡眠薬類の中毒と離脱の診断基準では，アルコールの診断基準と同様である．

（1）薬理作用と中毒症状

脳のベンゾジアゼピン受容体や GABA 受容体を介して，抗不安作用，催眠作用，抗痙攣作用，筋弛緩作用を発現する．治療効果以外に，ふらつきや転倒のリスクが高まる．大量で昏睡，呼吸麻痺に至る．高齢者ではクリアランスが低下し，作用が増強するため，注意が必要である．治療用量でも，超短時間または短時間型高力価ベンゾジアゼピン系睡眠薬では前向性健忘を生じることがあり，特に高齢者では認知症と誤診されることもある．ベンゾジアゼピン系薬中毒で緊急な場合はベンゾジアゼピン受容体拮抗薬のフルマゼニルを用いる．

（2）依存形成

治療用量でも長期使用により耐性，精神依存，身体依存が形成される．超短時間作用型と中時間作用型の睡眠薬・抗不安薬など，力価が高く，半減期が短い短時間作用型薬物で依存が生じやすい．また，短時間作用型の抗不安薬では服用と服用の間に反跳性の不安が生じ，服薬回数や服薬量が増加して依存が形成されることがある．

(3) 離脱症状

　GABA 神経系の過剰な抑制から，不眠，不安，焦操感，発汗などが認められ，てんかん様発作やせん妄状態も認められることがある．中止時には，徐々に減量することが重要である．短時間作用型薬物では，長時間作用型のベンゾジアゼピン系薬物に切り替えて離脱症状の出現を抑制しながら徐々に減量する．

5 精神刺激薬（主に覚醒剤）

　精神刺激薬には覚醒剤（メタンフェタミンやアンフェタミン），メチルフェニデート，カフェインなどが含まれる．覚醒剤のうち，わが国で使用が多いのはメタンフェタミンである．

　乱用者は，かつては暴力団員とその周辺であったが，現在は一般市民まで広がっており，やせ薬として誘われることもある．覚醒剤事犯の再犯者率は 40 ～ 50％と高く，初犯者率や初犯者数も増加している．使用方法は静脈内注射が多かったが，最近は吸煙により使用されることも多い．

　メチルフェニデートは医療用として，注意欠如・多動症（注意欠陥多動性障害）とナルコレプシーの治療に適応がある．2007 年までは，うつ病も適応症であったが，不正流用や乱用が広がり適応症から外れるとともに，処方医師も登録制になり規制が強化された．

(1) 薬理作用と中毒症状

　ドパミン神経系の亢進による多幸感や精神運動興奮，集中力亢進，疲労感・食欲の低下，常同行動出現などの中枢作用と，高血圧，頻脈，呼吸数増加などの交感神経系刺激作用がある．大量で，振戦や錯乱，強い焦燥感が生じ，急性精神病状態となり，循環虚脱から死に至ることもある．

(2) 依存形成

　覚醒剤による多幸感は，脳の報酬系のドパミン神経終末のドパミン再取り込み部位への直接的阻害作用によるドパミン系神経の亢進と考えられ，**精神依存の形成が強い**．長期の継続的な使用により**耐性が形成**され，高用量を使用するようになる．**身体依存は明らかではない**．

(3) 離脱症状

　離脱期には「つぶれ」と呼ばれる倦怠感，疲労感，気分不快などが生じる．長期使用により，大脳皮質の脳血流欠損や脳内のドパミン再取り込み部位の減少が生じることが知られている．

(4) 精神病性障害

　長期使用により統合失調症の陽性症状に類似した症状が出現し，**覚醒剤精神病**が生じる．幻聴，被害妄想などに加え，傷害行為に及ぶこともある．使用中止により多くは回復するが，再使用や身体的・心理的ストレスなどにより容易に再燃する（フラッシュバック）．また，病気不安症や不安，不眠などの不安障害の症状が長期に持続することもある．

⑥ 幻覚薬

幻覚薬には，合成化合物の LSD-25，MDMA（通称エクスタシー），フェンシクリジン（通称エンジェルダスト），メキシコ産キノコ（マジックマッシュルーム）に含まれるプシロシピン，サボテンに含まれるメスカリンなどがある．

（1）薬理作用と中毒症状

覚醒剤に類似しており，ドパミンを放出させるとともにセロトニンも放出し，多幸感や幻覚を誘発していると考えられる．LSD-25 の作用は最も強力であり，少量で知覚異常，特に視覚異常が生じる．周囲が色彩豊かに，ゆがんで見え，幻想的な幻視も認められる．フェンシクリジンは興奮が強いが幻覚は弱い．MDMA は時間の感覚の喪失，音感が冴えるなどの知覚の歪みや幻覚が生じる．気分としては多幸感から社交性や親密感を高める．身体的には，食欲低下，頻脈，歯ぎしり，発汗を認める高熱，ショック，脳出血により突然死に至ることもある．

（2）依存形成

精神依存と耐性は形成されるが身体依存はない．精神依存の程度は比較的軽いが，フラッシュバックが生じることがある．耐性は生じやすく，覚醒剤やコカインの離脱症候と同様に，離脱期には「つぶれ」が生じ，抑うつや不安が生じる．

（3）精神病性障害

使用に関連して急性および慢性の妄想型精神病が生じる．使用時に出現した精神症状が使用していないときに生じるフラッシュバックも報告されている．MDMA にはセロトニン神経に対する毒性があり，これに基づくセロトニン神経終末の萎縮により，これらの症状が発現している可能性がある．

⑦ 揮発性溶剤

有機溶剤であるシンナー，ラッカー，ボンドなどが含まれ，吸引により使用される．1960 年代以降に主に青少年により乱用され問題となっている．シンナーはトルエン，キシレン，酢酸エチルなど，数種の有機溶剤の混合液であるが，中毒症状の多くはトルエンによるものと考えられる．

（1）薬理作用と中毒症状

揮発性溶剤の中枢神経系に対する作用機序は，アルコールと同様に，神経細胞の膜の流動性を増加させ GABA 神経機能を増強すると考えられている．吸入により，酩酊感などの中枢抑制作用や知覚異常を示す．気分高揚から言動を自己規制できずに，易怒的，暴力的となり，感情も不安定になる．高濃度になると昏睡，延髄麻痺を生ずるが，酩酊状態と濃度差が少なく，突然死に至ることもよくある．

知覚異常は視覚異常が多く（周囲が鮮やか，ゆがんで見えるなど），体が浮く・沈むような感覚異常もある．

（2）依存形成

反復使用により精神的依存が生じるが，身体的依存や耐性は生じにくい．慢

性的に有機溶剤を吸入すると，無気力，無関心となって社会的能力が低下する．身体症状として，視力障害，多発神経炎，脳萎縮，肝・造血器障害を生じる．

　反復使用により，視神経障害や小脳機能障害，末梢神経炎などを引き起こし，大脳皮質の萎縮や脳室の拡大が認められる．

(3) 精神病性障害

　長期乱用により，幻覚，妄想や統合失調症様症状を呈する有機溶剤精神病や，意欲低下，集中力低下などを中心とした無動機症候群が生じる．

⑧ タバコ（ニコチン）

　タバコの成分であるニコチンが依存を引き起こす．喫煙により肺がんや肺気腫などの健康被害を引き起こす．近年，受動喫煙による健康リスクにも関心が高まり，禁煙活動が活発になった．

(1) 薬理作用と中毒症状

　ニコチンには眠気のある場合には覚醒効果があり，緊張している場合には静穏効果をもたらす作用があるとされている．

(2) 依存形成

　長期使用により**精神依存が形成される**．

(3) 離脱症状

　離脱症候として不快または抑うつ気分，不眠，不安などが生じる．ニコチン依存の治療（**禁煙療法**）には，**ニコチンパッチ**や**ニコチンガム**を用いて低濃度のニコチンを補充することにより離脱を和らげる**アゴニスト代替療法**や，喫煙と結びついた生活行動パターンを変えたり，喫煙のきっかけとなる環境を変えたり，水やお茶を飲むなど喫煙に代わる行動を行ったりする**行動療法**などが用いられる．

7.2　アルコール依存症

学習のポイント

主な臨床症状

長期間のアルコール摂取は，精神依存とともに耐性を形成し，さらに離脱（退薬）症状が出現する身体依存が形成される．

1 精神依存：精神依存が形成されると飲酒や酩酊への強い欲求により，飲酒量や飲酒時刻，飲酒機会の自己コントロールが困難になる．

2 耐性：肝臓のアルコール代謝酵素の誘導と脳のアルコール反応性が低下し「耐性」が獲得され，同じ酩酊を得るには以前と比較して，より多くの飲酒量が必要となる．

3 身体依存：耐性が生じた状態で，飲酒量の急激な減量や断酒した場合に離脱症状が出現する．離脱症状は，早期離脱症候群（小離脱）と後期離脱症候群（大離脱）に分類される．

主な治療薬

1 離脱症状の治療
　1）ベンゾジアゼピン系薬物

2 再飲酒の予防
　1）抗酒薬〈シアナミド，ジスルフィラム〉
　2）断酒補助薬〈アカンプロサート〉

概要

　アルコール依存症（アルコール依存症候群）は，アルコール[注1]を飲用したいという強い欲求により，以前は大きな価値を有していた行動よりも飲酒を最優先するようになった状態，すなわち，「大切にしていた家族，仕事，趣味などよりも飲酒をはるかに優先させる状態」である．

● 疫学 ●

　2003年の世界保健機関（WHO）の報告では，世界でアルコール依存症者は1億4千万人と推定されており，わが国でも2003年に実施された全国成人に対する実態調査では，飲酒日に（純アルコール量として）60g以上飲酒していた多量飲酒の人は860万人，アルコール依存症の疑いのある人は440万人，治療の必要なアルコール依存症の患者は80万人いると推計されている．

　アルコール（エタノール）は，体内の肝臓における代謝により，まずはアルコール脱水素酵素（ADH）によりアセトアルデヒドになる．アセトアルデヒドは顔を赤くしたり，吐き気や頭痛などの悪酔いの症状を引き起こす．アセトアルデヒドは次にアルデヒド脱水素酵素2型（ALDH2）によって酢酸に代謝され，酢酸は全身循環をしているうちに水と二酸化炭素に分解される（図1）．これらの酵素には遺伝子多型があり，アルコールに強い人や弱い人，アルコール依存症になりやすい人などの型もわかるようになっている．ADH1Bの活性が低く（アルデヒドへの生成が遅い），ALDH2の活性が高い（アルデヒドの分解が速い）人は依存症になるリスクが高い．まずは普段から自身のアルコー

注1：アルコールは依存物質として，ICD-10（国際疾病分類第10版，WHO）では「精神作用物質使用による精神および行動の障害」に，DSM-5（精神障害の診断と統計マニュアル，米国精神医学会）では「物質関連と嗜癖性障害」に分類されている〔Chapter 7.1「薬物依存」の表1（p.97）参照〕．

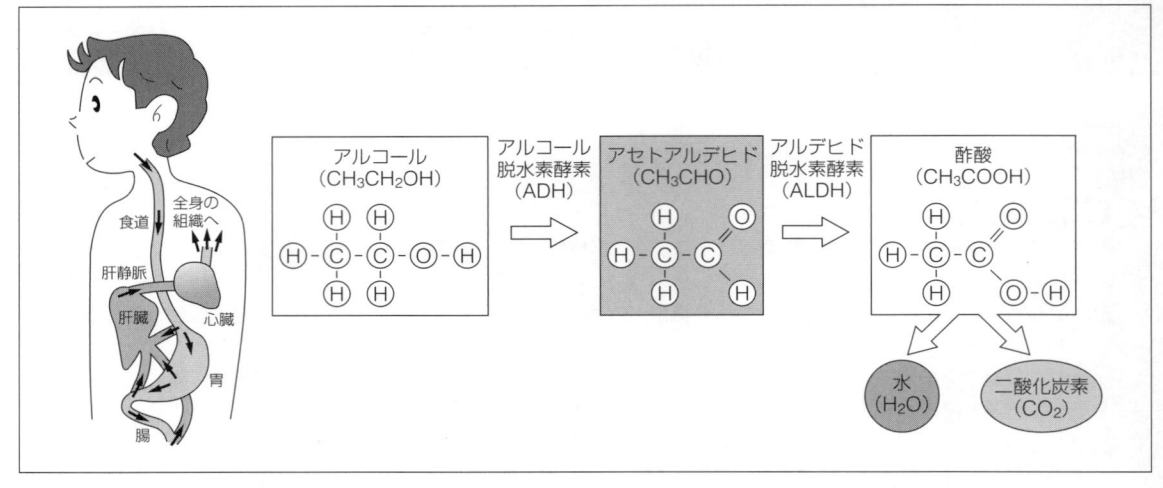

図1　アルコール代謝の仕組み

表1　アルコール分解遺伝子によるタイプ分類

タイプ		アルデヒド分解遺伝子 ALDH2		
		活性型	低活性型	不活性型
アルコール分解遺伝子 ADH1B	低活性型	Aタイプ 3.0% 酒に強いが，アルコールが抜けにくい．最もアルコール依存症になりやすい体質	Cタイプ 1.6% 酒が弱いなかでは，顔に出にくい．飲酒による食道がんのリスクが最も高い体質	Eタイプ 6.2% 酒をまったく飲めない．ごく少量の酒でも，顔がすぐに赤くなり気持ち悪くなったりする
	活性型	Bタイプ 53.1% 酒に強いので酒好きになりやすい．アルコールを速く分解するので，肝臓の病気に注意が必要	Dタイプ 36.1% 酒に弱く，すぐに顔が赤くなる．大球性貧血に特になりやすく，また食道がんのリスクも高い体質	
	高活性型			

ルの処理能力を知ったり，飲酒のルールを守り，依存症にならないように予防していくことが重要である（表1）．

臨床症状

　長期間のアルコール摂取は，精神依存とともに耐性を形成し，さらに離脱（退薬）症状が出現する身体依存が形成される．

❶ 精神依存

　精神依存が形成されると飲酒や酩酊への強い欲求により，飲酒量や飲酒時刻，飲酒機会の自己コントロールが困難になる．日中も飲酒したり，泥酔に至るまで多量に飲酒したり，飲酒すべきでない社会状況においても飲酒するなどの問題行動が繰り返される．飲酒が日常の中心となり，それ以外の仕事や趣味に対する関心が失われる．本人はこれらの社会的に不適切な飲酒行動を自覚していることが多いが，断酒，節酒ができない．また，家族や知人から注意されることから，隠れて飲酒するようになる．

❷ 耐性

　長期間のアルコール摂取により，肝臓のアルコール代謝酵素の誘導と脳のアルコール反応性が低下し「耐性」が獲得され，同じ酩酊を得るには以前と比較して，より多くの飲酒量が必要となる〔Chapter 7.1「薬物依存」の図1（p.98）参照〕．

❸ 身体依存

　長期間のアルコール摂取により耐性が生じた状態で，飲酒量の急激な減量や断酒した場合に離脱症状が出現する．離脱症状注2は，従来より早期離脱症候群（小離脱）と後期離脱症候群（大離脱）に分類されている（表2）．

（1）早期離脱症候群（小離脱）

　断酒後，数時間から48時間ころまでに発症するイライラ感や不安，抑うつ気分などの精神症状，また心悸亢進，発汗，体温変化などの自律神経症状，手指や眼瞼・体幹の振戦，時にてんかん様の大発作，一過性の幻視や幻聴，軽い見当識障害などが認められる．

（2）後期離脱症候群（大離脱）

　「振戦せん妄」と呼ばれていたもので，断酒後48時間ころから発症し72〜96時間で多く発症する．3〜4日持続するもので，四肢の粗大な振戦，自律神経機能亢進，精神運動興奮，幻覚，意識変容が主症状の振戦せん妄が出現する．幻覚は小動物や"こびと"などが見える幻視，虫が体を這い回る幻触が多く，壁のしみが顔に見えるなどの錯視もある．通常は4〜7日で回復するが，**コルサコフ症候群**（後述）に移行することもある．

❹ その他の精神障害

　長期間のアルコール摂取によるアルコールまたは代謝物のアセトアルデヒドによる脳および脳機能の障害や，アルコール中心の食生活からの栄養不足による障害から脳萎縮が認められるようになり，**表3**の精神症状を呈することもある．

注2：ICD-10 および DSM-5 では，せん妄を伴わないものを「アルコール離脱」，せん妄を伴うものを「アルコール離脱せん妄」と分類している．

表2　アルコール離脱症状

	早期離脱症候群（小離脱）	後期離脱症候群（大離脱）
主な症状	軽い焦燥（イライラ感），不安，抑うつ気分，心悸亢進，発汗，体温変化，振戦，悪心・嘔吐など	四肢の振戦，自律神経系機能亢進，精神運動興奮，幻覚，失見当識，意識障害，感覚・知識障害など
飲酒停止後発現までの時間	0〜48 時間後に発現	24〜150 時間後に発現
症状のピーク	24〜36 時間後に発症	72〜96 時間後に発症
重症度	軽度	生命の危険
痙攣発作	あり．6〜48 時間後に発現	なし

〈出典：Naranjo, C.A., et al.：Clinical assessment and pharmacotherapy of the alcohol withdrawal syndrome, Recent DevAJcohol 4：265-281, 1986 より改変〉

表3　その他の主な精神症状

アルコール幻覚症	・意識障害を伴わず意識清明な状態において出現する幻覚で，被害的な内容の幻聴が主である． ・この幻覚は，急激な断酒状態時の離脱症状ではなく，断酒後も持続する． ・通常は断酒後，数週間以内に消失するが，数か月間持続することもある． ・アルコールによる器質性精神障害と考えられており，長期の断酒継続により消失が期待される．
コルサコフ (Korsakoff) 症候 群（健忘症候群）	・記銘障害（最近の記憶の障害），見当識障害，作話症などの症状からなる健忘症候群． ・多発神経炎（知覚異常，腱反射消失，筋萎縮など）を伴うことが多い． ・偏食によるビタミン B_1 欠乏により発症する．
ウェルニッケ (Wernicke) 脳症	・急性のせん妄，発熱，悪心・嘔吐，眼球麻痺，痙攣発作などで始まり，傾眠，昏睡から死亡する危険性がある． ・ニコチン酸，ビタミン B_1 の持続的欠乏によって発症し，回復後，Korsakoff 症候群が残ることが多い． ・ニコチン酸，ビタミン B_1，副腎皮質ステロイド薬の投与により死亡例は減少している．

診断

　アルコール依存症は薬物依存と同様に，依存症候群に含まれる．ICD-10 による依存症候群（物質依存）の診断ガイドラインを示す．診断項目は 6 項目あるが，過去 1 年間に 1 か月間以上，もしくは 1 か月間未満であれば繰り返して，3 項目以上がともに該当した場合に依存症と診断する．

「アルコール依存症」の診断ガイドライン（概要：ICD-10 による）

（a）アルコール（物質）を摂取したいという強い欲望あるいは強迫感

（b）アルコール摂取（物質使用）の開始，終了，あるいは使用量に関して，その物質摂取行動を統制することが困難

（c）禁酒（物質使用を中止）もしくは減酒（減量）したときの生理学的離脱状態．アルコール（その物質）に特徴的な離脱症候群の出現や，離脱症状を軽減するか避ける意図でアルコール（同じ物質もしくは近縁の物質）を摂取（使用）することが証拠となる．

（d）はじめはより少量で得られたアルコール（その精神作用物質）の効果を得るために，使用量を増やさなければならないような耐性の証拠

（e）アルコール摂取（物質使用）のために，それに代わる楽しみや興味を次第に無視するようになり，アルコール（その物質）を摂取せざるをえない時間や，その効果からの回復に要する時間が延長する．

（f）明らかに有害な結果が起きているにもかかわらず，依然としてアルコール（物質）を摂取（使用）する[注3] 使用者がその害の性質と大きさに実際気づいていることを（予測にしろ）確定することが望ましい．

注3：たとえば，過度の飲酒による肝臓障害，ある期間に物質を大量使用した結果としての抑うつ気分状態，薬物に関連した認知機能の障害などの害．

治療

① 治療への導入

　アルコール依存症の治療目標は断酒を継続し，社会性を再獲得することである．アルコール依存症者は問題を否認し，精神科医や専門家の受診が困難であ

り，家族が悩むことが多い．保健所や精神保健福祉センターでは，家族が相談できる酒害相談を行っている．一方，家族はアルコール依存症者の暴力を避けるために，アルコールの入手を手伝ったり，起こした社会的問題を代わりに処理してしまうことなどがある．また，泥酔状態での失禁や嘔吐は家族が処理し，本人は覚えていないため問題に直面できないこともある．すなわち，本人がとるべき責任を家族が背負い，結果的にアルコール依存症者の治療の障害となること（**イネイブリング**）注4がある．アルコール依存症治療には家族の理解と協力が重要である．

注4：enabling：過剰な世話のこと

② 離脱症状の治療

離脱症状は，長期間の飲酒による GABA 神経系の機能低下に起因するため，ベンゾジアゼピン系薬の投与により軽減する．また脱水や偏食による栄養障害の可能性も高く，脱水の管理と**コルサコフ症候群**や**ウェルニッケ脳症**の予防や治療を目的に輸液による水分補給とビタミン B_1 の補給を行う．

③ 再飲酒の予防
（1）精神療法，集団療法

離脱症状から回復した後，再飲酒の予防を目的に動機づけ面接を中心とした個人精神療法，集団認知行動療法，酒害教育などの心理社会的治療を行う．アルコール依存症者は飲酒に伴う問題を否認していることが多く，身体的問題や家族との問題，社会的な問題，アルコール依存と断酒継続の重要性などの心理教育を行う．再飲酒となる要因を患者とともに同定して再飲酒の予防策を検討することも重要である．

集団療法は，自身の問題をほかの依存症者の問題のなかに見出すことができる，断酒仲間を得られるなど，治療に有用である．自助グループとして**断酒会**や **AA** があり，導入するよう努める．

Word▶ AA
Alcoholics Anonymous

（2）薬物療法

断酒が困難な場合は，**抗酒薬（シアナミド，ジスルフィラム）**を用いることがある．抗酒薬はアルコールの代謝物であるアルデヒドの代謝（アルデヒド脱水素酵素）を阻害し，血中のアルデヒド濃度を上昇させ，アルデヒドの不快な症状である有害反応（**フラッシング反応**：顔面紅潮，心悸亢進，頭痛，ショック状態など）を引き起こす．依存症者には作用をよく説明して，飲酒を自分の意思で抑制させるものである．

一方，断酒補助薬のアカンプロサートはグルタミン酸受容体のなかの NMDA 受容体を阻害するとともに，$GABA_A$ 受容体を刺激することにより飲酒欲求を抑制する．抗酒薬と断酒補助薬は作用が異なるため，使い分けや併用が可能である．

④ 飲酒量の低減

ナルメフェンが減酒薬として 2019 年発売予定である（2019 年 2 月現在，未

商品名
ナルメフェン：セリンクロ

111

発売）．飲酒量を低減させる治療薬は国内で初である．飲酒の1〜2時間前に服用すると，飲酒の欲求が満たされた時に活性化する神経に作用し，過度な飲酒を抑える．アルコール依存症の治療目標は，原則的に断酒の達成とその継続であるが，飲酒量低減を治療目標とする明確な合併症を有しないケースや患者本人が断酒を希望しないケースの治療薬となる．治療目標を断酒とする場合，患者によっては治療からドロップアウトしてしまうことが課題となっていたため，飲酒量低減を促すナルメフェンはアルコール依存症の新たな治療の選択肢となりうる．

適度な飲酒ではまずμとδオピオイド受容体が適度に刺激され，ドパミン放出促進による多幸感が得られるが，飲酒から少し経過すると，κオピオイド受容体刺激によってドパミン放出が抑制され，嫌悪感を生じる．μとδオピオイド受容体によって得られる多幸感は，繰り返しの飲酒によって徐々に弱まっていくため，飲酒をしてもわずかにしか多幸感が得られず，すぐにκオピオイド受容体刺激による嫌悪感を生じる．アルコール依存症は，嫌悪感を解消するために繰り返し何度も飲酒を行うようになってしまう状態である．ナルメフェンは①μとδオピオイド受容体の遮断作用によって，飲酒による過度な多幸感（飲酒欲求）を抑え，②κオピオイド受容体のパーシャルアゴニスト（部分作動）作用により，受容体の適度な刺激と遮断作用をもたらし，κオピオイド受容体を正常な状態に近づけ（κオピオイド受容体を完全遮断してしまうと依存症が増強する），飲酒による嫌悪感を弱めることで飲酒欲求を抑制し，飲酒量を減らす．

薬物療法

① 離脱症状の治療

離脱症状治療の原則は，アルコールと交差耐性のある BZ 系薬物でアルコールの肩代わりをさせ，投与量を漸減することである．ただし，ジアゼパムの注射剤のみ保険適用がある．この治療をせずに，輸液などでアルコールの排泄を促進すると，離脱症状を悪化させることがある．最終飲酒から3日以上経過して，わずかな手指の振戦程度の軽度の離脱症状であれば，薬物治療は不要である．

（1）軽度の離脱

処方例

> ジアゼパム錠 2mg 1回 1〜2錠（1日 3〜6錠）1日 3回保険外
> ※症状が軽減したら漸減して 2〜3日で終了する．

商品名
ジアゼパム：セルシン

処方解説◆評価のポイント

■処方目的
　離脱症状の軽減
■主な禁忌症
　急性狭隅角緑内障，重症筋無力症，ショック・昏睡・バイタルサインの悪い急性アルコール中毒の患者，リトナビル（HIV プロテアーゼ阻害剤）を投与中の患者

■効果のモニタリングポイント
　離脱症状の改善
■副作用のモニタリングポイント
　眠気，ふらつき，過鎮静

（2）中等度以上の離脱

　振戦せん妄や離脱痙攣の既往のある場合や強い悪心・嘔吐，上肢を挙上しなくてもわかる振戦や明らかな発汗，落ち着かず不安な様子が見られるなどの中等度以上の場合，処方解析は軽度の離脱の処方例と同様である．

❷ 再飲酒の予防

　抗酒薬は患者の理解を得たうえで使用することを原則とし，家族などの協力でコンプライアンスを守ると，より効果が期待できる．

処方例

①または②を処方する．
①ジスルフィラム原末 1回0.2 g（1日0.2 g）1日1回
　※本剤を1週間投与した後に通常実施する飲酒試験の場合には，患者の平常の飲酒量の 1/10 以下の酒量を飲ませる．飲酒試験の結果，発現する症状の程度により本剤の用量を調整し，維持量を決める．
②アカンプロサートカルシウム錠 333 mg　1回2錠（1日6錠）1日3回　朝昼夕食後

商品名
ジスルフィラム：ノックビン　アカンプロサート：レグテクト

処方解説◆評価のポイント

■処方目的
　処方薬①：慢性アルコール中毒に対する抗酒療法
　処方薬②：アルコール依存症患者における断酒維持の補助
■主な禁忌症
　処方薬①：重篤な心障害患者，重篤な肝・腎障害患者，重篤な呼吸器疾患患者，アルコールを含む医薬品（エリキシル剤，薬用酒など）・食品（奈良漬など）・化粧品（アフターシェーブローションなど）を使用または摂取中の患者，妊婦または妊娠している可能性のある婦人
　処方薬②：高度の腎障害のある患者
■効果のモニタリングポイント
　処方薬①②：飲酒量の確認処方薬
■副作用のモニタリングポイント
　処方薬①：食欲不振，下痢，腹痛，腹部緊張感，便秘，倦怠感など
　処方薬②：下痢，傾眠，腹部膨満，嘔吐など

服薬指導の要点

　再飲酒の予防として，以下のような服薬指導を行う．

- アルコール依存症治療は本人のみならず，家族の理解と協力が重要であることを説明し，家族とともに服薬指導するように努める．
- 断酒の必要性について理解しているか確認する．

- 回復には断酒が必要であることを伝え，医師の指示によらないアルコール摂取はしないよう説明，確認する．
- 抗酒薬の処方患者および家族へは，飲酒やアルコールを含む食品（奈良漬など）摂取や化粧品使用により，急性アルコール中毒症状（顔面潮紅，血圧下降，悪心，頻脈，めまい，呼吸困難，視力低下）が現れることを，十分に説明する．
- 抗酒薬の処方患者および家族へは，「注意力・集中力・反射運動能力が低下するので，使用中は自動車の運転など危険を伴う機械の操作は避けること」を説明する．
- 断酒に向けての不安や問題点などを聞き出して共感を示し，アドヒアランスが向上するようにする．
- 抗酒薬やアカンプロサートの服用継続の重要性を繰り返し説明する．
- 家族にもアルコール依存症に関する医学的知識を提供して，イネイブリングや共依存[注5]などは，依存症者の問題意識を低下　ともあるので，修正するように指導する．

注5：依存症者のことにとらわれて，自分に注意を向けなくなる状態

神経・筋疾患 編

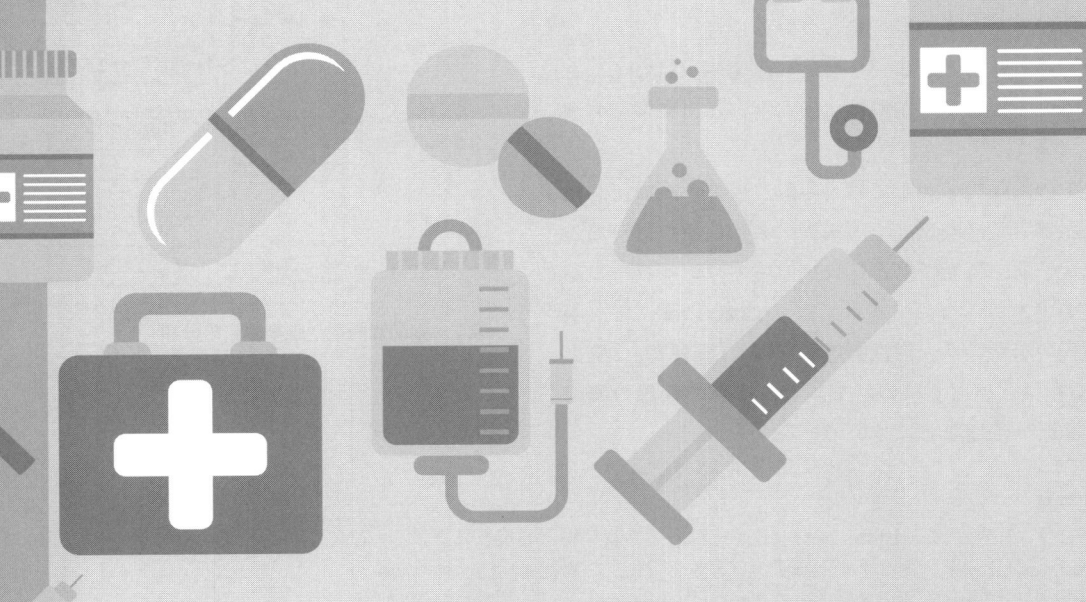

Chapter 1

脳血管障害

主な臨床症状

脳血管障害は，脳に一過性ないし持続性の虚血または出血が生じる疾患の総称である．脳梗塞と脳出血に大別され，脳梗塞は脳血栓および脳塞栓，脳出血はくも膜下出血と脳内出血に分類される．

主な治療薬

1 血栓溶解薬

組織プラスミノゲンアクチベーター（rt-PA）〈アルテプラーゼ〉

2 抗凝固薬

1）選択的トロンビン阻害薬〈アルガトロバン〉

2）クマリン系抗凝固薬〈ワルファリン〉

3）直接トロンビン阻害薬〈ダビガトラン〉

4）選択的直接作用型第 Xa 因子阻害薬
〈リバーロキサバン，エドキサバンなど〉

3 抗血小板薬

1）シクロオキシゲナーゼ（COX）阻害薬〈アスピリン，チクロピジン，シロスタゾール〉

2）トロンボキサン A_2（TXA_2）合成酵素阻害薬〈オザグレル〉

4 抗浮腫薬

浸透圧利尿薬〈濃グリセリン〉

5 脳保護薬（抗酸化薬）
〈エダラボン〉

概要

脳血管障害（cerebral vascular disorder：CVD）は「脳血管の病理学的変化，灌流圧の変化あるいは血漿，血球成分の変化などにより脳に一過性ないし持続性の虚血または出血が生じたもの」と定義される．

脳血管障害は，これまで一般的に脳卒中（stroke）と呼ばれている疾患で，閉塞性（虚血性）と出血性に大別される（図1）．

脳卒中の危険因子としては，年齢，男性，高血圧，糖尿病，脂質異常，喫煙，心房細動，大量飲酒などがあるが，発症予防，再発予防ともに高血圧のコントロールが最も重要である．なお，本章では，p.120 以降にて，脳血管障害のなかの「一過性脳虚血発作」「脳梗塞」「脳出血」「くも膜下出血」について，それぞれの疾患の臨床症状・診断・治療などについて解説する．

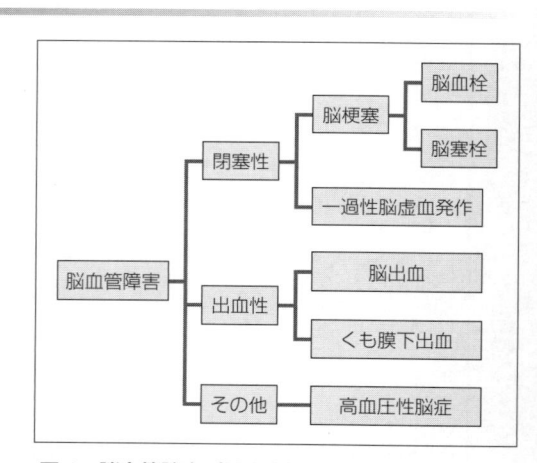

図1　脳血管障害（脳卒中）の分類

● 疫学 ●

現在，わが国の死亡原因として脳血管障害は，悪性新生物，心疾患に次ぎ第3位である．脳血管障害は寝たきりとなる疾患の第1位で，心筋梗塞に比べて脳卒中の発症率は 3〜10 倍で，その予防と治療は非常に重要である．

危険因子の管理

脳血管障害の危険因子として「高血圧」「糖尿病」「脂質異常症」「心房細動」「飲酒・喫煙」があり，発症予防・再発予防のために次のような管理が推奨される.

❶ 高血圧

高血圧は脳出血と脳梗塞に共通の最大の危険因子であり，降圧目標として**表1**が推奨される．降圧薬の選択としては，Ca拮抗薬，利尿薬，アンジオテンシン変換酵素（ACE）阻害薬，アンジオテンシンⅡ受容体拮抗薬（ARB）などが推奨される．特に，糖尿病，慢性腎臓病，および発作性心房細動や心不全合併症例，左室肥大や左房拡大が明らかな症例などでは，ACE阻害薬，ARBが推奨される．

表1　脳血管障害における降圧目標

患者	降圧目標
高齢者	140/90 mmHg 未満
若年・中年者	130/85 mmHg 未満
糖尿病や腎障害合併例	130/80 mmHg 未満

❷ 糖尿病

糖尿病は脳梗塞の確立された危険因子である．糖尿病患者では血糖のコントロールが必要である．2型糖尿病患者では血圧の厳格なコントロールとHMG-CoA還元酵素阻害薬（スタチン）による脂質管理が推奨される．

❸ 脂質異常症

脂質異常症は，脳梗塞の危険因子である．脂質異常症患者にはLDL-コレステロールをターゲットとした，HMG-CoA還元酵素阻害薬の投与が推奨される．

❹ 心房細動

心房細動を伴う弁膜症は，特に脳塞栓症の原因となるが，NVAFも脳梗塞の危険因子である．脳卒中またはTIAの既往があるか，うっ血性心不全，高血圧，75歳以上，糖尿病のいずれかの危険因子を2つ以上合併したNVAFにはワルファリンなどの抗凝固薬が強く推奨される．ワルファリン療法の強度は，一般的にはPT-INR 2.0～3.0が推奨されるが，高齢（70歳以上）のNVAF患者では，1.6～2.6に留めることが推奨される（図2）.

Word ▶ NVAF
非弁膜症性心房細動（non-valvular atrial fibrillation）

Word ▶ TIA
一過性脳虚血発作（transient ischemic attack）

Word ▶ PT-INR
プロトロンビン時間国際標準比（international normalized ratio of prothrombin time）

❺ 飲酒，喫煙

大量の飲酒は，脳出血やくも膜下出血の危険因子である．また，喫煙は脳梗塞・くも膜下出血の危険因子であることが知られている．

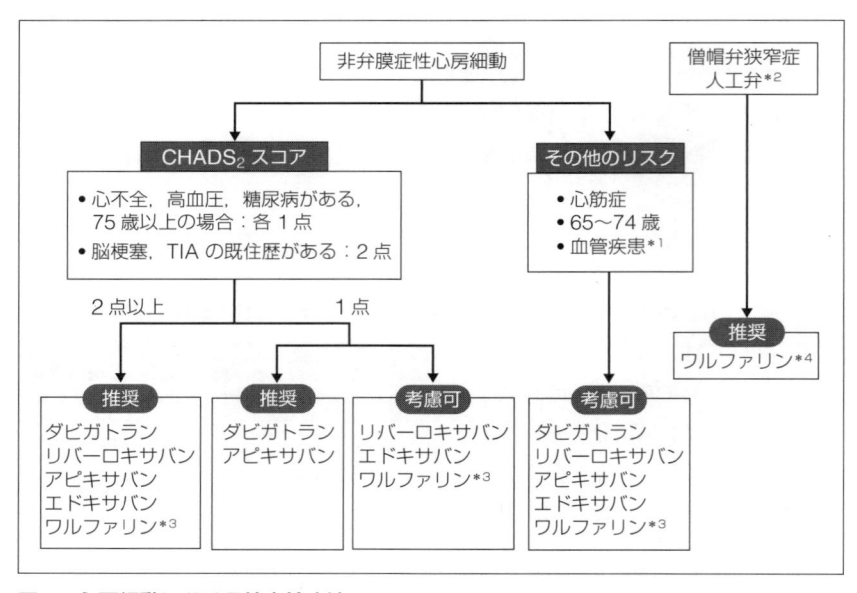

図2　心房細動における抗血栓療法

同等レベルの適応がある場合，新規経口抗凝固薬がワルファリンよりも望ましい.

*1：血管疾患とは心筋梗塞の既往，大動脈プラーク，および末梢動脈疾患などを指す.

*2：人工弁は機械弁，生体弁をともに含む.

*3：INR は 70 歳未満で 2.0〜3.0，70 歳以上で 1.6〜2.6

*4：INR は 2.0〜3.0

治療薬

❶ 血栓溶解薬

　組織プラスミノゲンアクチベータ（**rt-PA**）のアルテプラーゼは，プラスミノゲンアクチベータ（**PA**）として作用し，プラスミンを生成し，フィブリン分解を促進することで既存の血栓を溶解する.

❷ 抗凝固薬

（1）選択的トロンビン阻害薬

　アルガトロバンは，トロンビンの活性部位に結合し，トロンビンの作用（フィブリンの生成，ファクターⅩⅢの活性化によるフィブリンの安定化，および血小板凝集）を阻害し，抗凝血作用を現す.

（2）クマリン系抗凝固薬

　ワルファリンは，肝臓でビタミン K と拮抗してビタミン K 依存性凝固因子（Ⅱ，Ⅶ，Ⅸ，Ⅹ）の産生を阻害し，血栓形成を抑制する.

（3）直接トロンビン阻害薬

　ダビガトランは，トロンビンの活性を直接かつ選択的に阻害し，抗凝固作用・抗血栓作用を現す.

（4）選択的直接作用型第 Xa 因子阻害薬

　第 Xa 因子を阻害することで，血栓形成を抑制する. リバーロキサバン，アピキサバン，エドキサバンなどがある.

❸ 抗血小板薬

　抗血小板薬として，シクロオキシゲナーゼ（**COX**）阻害薬（**アスピリン**[注1]，

注1：血小板シクロオキシゲナーゼ1（COX-1）の阻害により，トロンボキサン A$_2$（TXA$_2$）の産生が抑制され，血小板凝集，血栓形成を抑制する.

チクロピジン，シロスタゾールなど）やトロンボキサン A_2（TXA_2）合成酵素阻害薬（オザグレル），クロピドグレル[注2]などがある．

注2：血小板活性化作用のあるアデノシン二リン酸（ADP）と結合するADP受容体に選択的かつ不可逆的に結合し，血小板活性を阻害する．

④ その他

抗浮腫薬として浸透圧利尿薬（濃グリセリン）の**グリセオール**は，血管内の浸透圧を脳組織内よりも高くすることで，脳組織に貯留した水分を血中へ移行させ，脳を保護する．脳保護薬（抗酸化薬）の**エダラボン**は，フリーラジカルを消去し，脳の血管内皮細胞および神経細胞を過酸化傷害から保護する．

そのほかに，ヘパリンは，抗凝固因子のアンチトロンビンⅢと結合し，トロンビンと第 Xa 因子を阻害する．

服薬指導

脳血管障害の発症・再発予防には，運動・食事による禁煙・減塩・適正体重の維持・節酒などの生活習慣の改善とともに，危険因子の管理が重要である．高血圧，脂質異常症は特に脳血管障害のリスクが高いことを十分に説明し，厳格なコントロールが必要であることを理解させる．経口抗凝固薬については，正しい服用方法，留意すべき点について以下のように指導する．

① 自己判断で服用を中止したり，服用回数を減らさないよう指導する

自己判断で服用方法を変えると脳梗塞を招くおそれがあるので，発症・再発予防のために，継続的に，かつ，指示通りに飲み続ける重要性を説明する．

② 出血症状，その対応を十分に説明する

通常よりも，血が止まりにくくなったり，出血しやすくなることを十分に説明し，異常な出血が起こったり出血が長引く場合には，医師に連絡するよう指導する．けがをしないよう注意するよう指導する．

③ その他の注意事項

- 歯の治療・手術・内視鏡検査を受ける予定があるときは，休薬の必要がある可能性があるため，事前に主治医に相談するよう指導する．
- 他院や他科に受診するときや薬局などで他の薬を購入するときは，薬の効果に影響することがあるので，服用の旨を医師や薬剤師に伝えるよう指導する．
- 飲忘れ時の対応を説明し，絶対に2回分を一度に服用しないようにする．
- ワルファリン服用患者に以下について説明する．
  定期的な血液凝固能検査が必要であるため，必ず医師が指示した受診日を守ること．納豆，市販のクロレラ食品，青汁の摂取は，作用を減弱するため避けること．また，ビタミンKを多く含む緑黄色野菜を大量に食べると，作用を減弱することがあるので大量に食べることは控えること．

神経・筋 疾患編

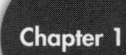

1.1　一過性脳虚血発作

**学習の
ポイント**

主な臨床症状

脳虚血による局所神経症状を呈し，24 時間以内に消失する．

主な治療薬

※「脳血管障害」（p.116）の「学習のポイント」の「主な治療薬」のすべての薬を参照

概要

　一過性脳虚血発作（transient ischemic attack：TIA）[注1] とは，脳虚血による局所神経症状を呈し，24 時間以内に消失する病態を指す．発症機序として動脈の粥腫斑（atheromatous plaque）に形成された血小板の血栓に由来する微小塞栓が原因となることが多い．また，血行動態異常，心原性塞栓症，血液凝固異常によることもある．

注1：TIA の患者は，数年以内にその 25 〜 40% が脳梗塞を発症することが知られており，脳梗塞の警告症状として重要である．

臨床症状

　症状は局所神経症状を呈し，内頸動脈系の片側性の運動麻痺，感覚障害が多く，失語症，失認などの皮質症状も起こることがある[注2]．その症状は，通常数分以内である．症状として有名な一過性黒内障は，単眼の一過性の視力消失で，内頸動脈起始部のアテローム硬化巣からの微小塞栓が原因となる．

注2：椎骨脳底動脈系の TIA としては，顔面を含む運動障害が片側性，両側性あるいは交代性に起こることがある．

診断

　スクリーニング検査および凝固線溶系検査を行う．心原性塞栓が疑われるときは心エコー，心電図検査などを行う．画像検査として，CT や MRI 検査を行う．頸動脈エコー法は，TIA のスクリーニング検査として必須である．特に頸動脈分岐部のアテロームの検出に優れる．血管造影は，アテローム硬化性病変の確認，頭蓋内血管病変の検査に重要である．鑑別疾患として，片頭痛，てんかん発作，一過性全健忘，過換気症候群，失神発作，低血圧，低血糖発作，周期性四肢麻痺，ナルコレプシー，カタレプシーなどがある．

治療

　TIA を疑えば，可及的速やかに発症機序を確定し，脳梗塞発症予防のための治療をただちに開始する．

薬物療法

　急性期（発症48時間以内）の再発防止には，抗血小板薬のアスピリンの投与が推奨される．主幹動脈病変を伴う急性期に限定した抗血小板薬2剤（アスピリンとクロピドグレル）併用療法も推奨される．NVAF を合併した TIA に対する再発防止には，ワルファリンによる抗凝固療法（PT-INR：2.0～3.0目標）を選択する．また，経口抗凝固薬（DOAC）も推奨される．急性期以後の TIA に対する治療は，脳梗塞の再発予防に準じて行う．

❶ 急性期非心原性 TIA の場合

処方例

原則②を処方する（最初の数日間は①との併用を考慮する）．
①アスピリン錠 100 mg　1錠（1日1錠）1日1回　朝食後
②クロピドグレル錠 75 mg　1錠（1日1錠）1日1回　朝食後

処方解説◆評価のポイント

■**処方目的**
　処方薬①②：TIA における血栓・塞栓形成の抑制
■**主な禁忌症**
　処方薬①：出血傾向，出産予定日12週以内の妊婦，消化性潰瘍，アスピリン喘息，低出生体重児，新生児または乳児
　処方薬②：出血
■**効果のモニタリングポイント**
　処方薬①②：虚血性脳血管障害（局所神経症状）が再発しない．
■**副作用のモニタリングポイント**
　処方薬①：出血[※1]，消化性潰瘍[※2]，喘息発作の誘発
　処方薬②：出血[※1]，血栓性血小板減少性紫斑病(TTP)，無顆粒球症，肝機能障害[※3]

❷ 心原性 TIA の場合

処方例

①ワルファリン錠　1mg　2錠（1日2錠）1日1回　夕食後商品名

処方解説◆評価のポイント

■**処方目的**
　心原性脳塞栓症の治療および発症予防
■**主な禁忌症**
　出血，出血の可能性，重篤な腎・肝障害，中枢神経系の手術後または外傷後日の浅い患者，妊婦または妊娠の可能性，骨粗鬆症用ビタミン K2（メナテトレノン）製剤を投与中，イグラチモド投与中
■**効果のモニタリングポイント**
　虚血性脳血管障害が再発しない．PT-INR が治療域[※4]を維持する．
■**副作用のモニタリングポイント**
　出血，皮膚壊死，肝機能障害

神経・筋 疾患編

Word NVAF
非弁膜症性心房細動（non-valvular atrial fibrillation）

Word PT-INR
プロトロンビン時間国際標準比（international normalized ratio of prothrombin time）

Word DOAC
direct oral anticoagulant

商品名
アスピリン：アスピリン
クロピドグレル：プラビックス

▶▶▶**留意事項**
※1 アスピリンとクロピドグレルを併用したとき，クロピドグレル単独に比べ出血の発現率が増加するので，併用する場合は十分注意する．
※2 潰瘍の既往や他の抗凝固薬併用時は PPI（プロトンポンプ阻害薬）の予防投与が推奨される．
※3 投与開始2か月間は，2週間に1回程度の血液検査などを実施すること．

Word TTP
血栓性血小板減少性紫斑病（thrombotic thrombocytopenic purpura）

商品名
ワルファリン：ワーファリン

▶▶▶**留意事項**
※4 PT-INR の目標値は，
70歳未満：2.0～3.0
70歳以上：1.6～2.6

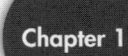

1.2　脳梗塞

主な臨床症状

1 ラクナ梗塞：2/3 の患者は無症状（いわゆる無症候性脳梗塞）といわれる.

2 アテローム血栓性脳梗塞：睡眠中あるいは安静時に起こりやすい. 症状は階段状に進行する場合が多く, 数時間, まれには数日の経過で進行する.

3 心原性脳塞栓症：症状の発現は急速で, 数秒ないし数分以内に完成し, ゆっくり進行することはほとんどない. 発作は昼夜を問わず起こる. 原因は主に心疾患（心房細動）である.

主な治療薬

※「脳血管障害」（p.116）の「学習のポイント」の「主な治療薬」のすべての薬を参照

脳梗塞の発症 4.5 時間以内であれば, 病型にかかわらず血栓溶解薬の組織プラスミノゲンアクチベーター（rt-PA）静注による血栓溶解療法を考慮する.

概要

　脳血管障害の 60%が, 脳梗塞（cerebral infarction）によるものである. 脳のエネルギー代謝は, 血液によって運ばれてくるブドウ糖と酸素によって行われる. 脳血流量が正常の 30%以下になると, その部位の機能は障害され, 10～20%以下になると組織学的に不可逆性の変化（梗塞）が生じる.

　脳梗塞は臨床上, 脳血栓症と脳塞栓症に分けられる. 脳血栓症は動脈硬化巣を基盤として血栓が生じ, その末梢部組織が壊死に至る. 一方, 脳塞栓症はほかの部位に生じた血栓が剥離し, 末梢部の動脈閉塞をきたし脳に虚血性変化が生じたものである. 脳塞栓症の原因は, 大部分が心臓由来（弁膜疾患, 心内膜疾患, 心房細動）である.

　脳梗塞は, 脳内小動脈病変が原因のラクナ梗塞（lacunar infarction）, 頸部～頭蓋内の比較的大きな動脈のアテローム硬化が原因のアテローム血栓性脳梗塞（atherothrombotic infarction）, 心疾患による心原性脳塞栓症（cardiogenic embolism）, およびその他に大別される（図1）.

① ラクナ梗塞

　ラクナはラテン語の lacuna（小さな穴, 水がたまった穴などの意味）を語源としている. 脳の深部に生じる小さな（直径 15 mm 以下）穿通枝梗塞である. ラクナ梗塞の 2/3 は無症状（いわゆる無症候性脳梗塞）といわれる.

② アテローム血栓性脳梗塞

　脳動脈の主幹部または分枝のアテローム（粥腫）血栓は, その領域に広範な梗塞を起こす場合と, その末梢に血栓塞栓症（動脈原性塞栓症）を起こす場合

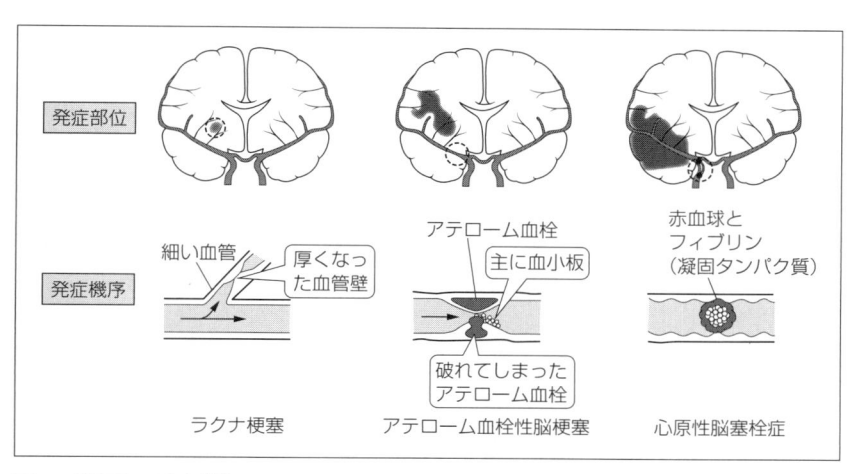

図1　脳梗塞の発症分類

がある．臨床的特徴として，睡眠中あるいは安静時に起こりやすい．症状は階段状に進行する場合が多く，数時間，まれには数日の経過で進行する．

❸ 心原性脳塞栓症

心臓内，頸部動脈，大動脈弓の血栓が剥離したものが血栓を生じる．症状の発現は急速で，数秒ないし数分以内に完成し，ゆっくり進行することはほとんどない．発作は昼夜を問わず起こる．

臨床症状

脳塞栓症は突発的，脳血栓症では階段状に増悪することが多い．

脳血栓症は発症以前に TIA を認めることが多く，症状は階段状に徐々に進行する．就眠時は変わりなく，朝起きようとして片麻痺に気づくことも多い．

脳塞栓症は脳血栓症と異なり全く突然に発症し，短時間に症状が完成する．比較的若年者で心疾患，特に弁膜疾患を有する患者に多い．脳血栓症の症状は片麻痺，半身の感覚障害，構音障害，失語，半側空間無視などであるが，閉塞する血管の部位に依存した症状を呈する．脳塞栓では心原性の塞栓で大梗塞が多く，大脳皮質症状を呈する頻度が高く，意識障害をきたすことも多い．

Word ▶ TIA
一過性脳虚血発作（transient ischemic attack）

診断

検査は，CT，MRI，頸動脈超音波検査，MRA，脳血管撮影などを行う．臨床症状と CT・MRI 検査で診断はほぼ可能である．ただし，脳梗塞の発症後しばらくは CT 検査において異常所見を認めず，半日〜1日経過して梗塞巣が抽出される．一方，対照的に脳出血では発症直後から出血巣を確認できる．脳出血，脳腫瘍などの鑑別を行う．

治療

　発症から3日以内なら重症度にかかわらず入院治療を行う．急性期脳梗塞に対しては，遺伝子組み換え組織プラスミノゲンアクチベーター静注療法を含む内科治療に追加して，ステントリトリーバーを用いた血管内治療（機械的血栓回収療法）を開始することが勧められる．

薬物療法

　急性期の治療では全身管理・合併症対策とともに，梗塞巣に対する治療を行う．輸液による体液管理，抗浮腫薬（高張グリセロール10%）や脳保護薬（エダラボン）などを使用する．病型を問わず，発症から4.5時間以内であれば，遺伝子組み換え組織プラスミノゲンアクチベーター（rt-PA）静脈内投与による血栓溶解療法が推奨される．わが国では，アルテプラーゼ0.6 mg/kgの静注療法が保険適用されており，アルテプラーゼの治療適応基準，適応外項目，慎重投与項目などが「rt-PA（アルテプラーゼ）静注療法適正使用指針第2版」に定められている．

❶ 非心原性脳梗塞の薬物治療

　非心原性脳梗塞（アテローム血栓性脳梗塞，ラクナ梗塞）の薬物治療は，急性期や慢性期など発症からの経過時間によって異なる．

　急性期（発症5日以内）の抗血小板療法として，TXA_2合成酵素阻害薬のオザグレル160 mg/日の点滴投与や発症早期（48時間以内）のアスピリン160〜300 mg/日の経口投与を行う．また，発症48時間以内で病変最大径が1.5 cmを超すような脳梗塞には，選択的トロンビン阻害薬のアルガトロバンによる抗凝固療法が推奨される．慢性期は，再発予防として抗血小板薬のアスピリン75〜150 mg/日，シロスタゾール，クロピドグレルなどが投与される．

❷ 心原性脳梗塞の薬物治療

　急性期は，再発予防のためヘパリンの持続静注とワルファリンを開始する．ワルファリンは，プロトロンビン時間国際標準比（PT-INR）をモニタリングしながら治療域（70歳未満：2.0〜3.0，70歳以上：1.6〜2.6）を維持する．ワルファリンが治療域に達したら，ヘパリンを中止する．慢性期においても再発予防は，抗凝固薬（ワルファリンや非ビタミンK阻害DOAC）が第一選択である．抗凝固薬の禁忌症例の場合のみ，アスピリンなどの抗血小板薬を投与する．

Word ▶ DOAC
経口抗凝固薬（direct oral anti-coagulant）

　表1に脳梗塞治療薬のガイドラインにおける推奨度を，表2に抗凝固薬の種類と特徴を示す．

表 1　脳梗塞治療とその治療薬の推奨度

療法			医薬品		非心原性 (アテローム・ラクナ)		心原性	
					急性期	慢性期	急性期	慢性期
抗血栓療法	血栓溶解療法		アルテプラーゼ（rt-PA）		強く勧める (4.5 hr 以内)		強く勧める (4.5 hr 以内)	
			選択的トロンビン阻害薬	アルガトロバン（注射）	勧める (48 hr 以内)			
	抗凝固療法		ヘパリン（注射）		考慮可		考慮可	
			クマリン系薬	ワルファリン（経口）				強く勧める
		DOAC	直接トロンビン阻害薬	ダビガトラン（経口）				強く勧める
			第 Xa 因子阻害薬	リバーロキサバン，アピキサバン，エドキサバン（経口）				強く勧める
	抗血小板療法		TXA$_2$ 合成酵素阻害薬	オザグレル（注射）	勧める (5 日以内)			
			COX 阻害薬	アスピリン（経口）	強く勧める (48 hr 以内)	強く勧める	強く勧める (48 hr 以内)	勧める
			ADP 受容体遮断薬	クロピドグレル（経口）		強く勧める		
			PDE 阻害薬	シロスタゾール（経口）		強く勧める		
脳浮腫管理			浸透圧利尿薬	濃グリセリン（注射）	考慮可 ＊アテロームのみ		考慮可	
脳保護法			脳保護薬	エダラボン（注射）	勧める (24 hr 以内)		勧める (24 hr 以内)	

（1）超急性期脳梗塞

処方例

①アルテプラーゼ注
0.6mg/kg の 10%量を 1 ～ 2 分で急速静注，残りを 1 時間で点滴静注

商品名
アルテプラーゼ：グルトパ

処方解説◆評価のポイント

■処方目的
虚血性脳血管障害急性期に伴う機能障害の改善（発症後 4.5 時間以内）

■主な禁忌症
出血，くも膜下出血の疑い，脳出血を起こすおそれが高い※1，出血するおそれが高い※2，抗凝固薬やヘパリン投与中で PT-INR が 1.7 を超えるか APTT が延長している，重篤な肝障害，急性膵炎，投与前の血糖値が 50 mg/dL 未満，虚血性脳血管障害の発症時に痙攣発作

■効果のモニタリングポイント
発症 3 か月後の機能予後 mRS が 0 または 1 と転機が良好（関連情報を参照）

■副作用のモニタリングポイント
出血，心破裂

▶▶▶留意事項
※1 ①重篤な高血圧．②投与前の血糖値が 400 mg/dL を超える．③投与前 CT で早期虚血性変化が広範にある．④投与前 CT（または MRI）で正中線偏位などの圧排所見．⑤頭蓋内出血の既往または頭蓋内腫瘍，動静脈奇形，動脈瘤などの出血性素因がある．⑥脳梗塞の既往（3 か月以内）

※2 ①消化管出血または尿路出血の既往（21 日以内）．②大手術後，血小板数が 100,000 mm^3 以下

神経・筋 疾患編

表2　抗凝固薬の種類と特徴

分類	クマリン系類	直接トロンビン阻害薬	第 Xa 因子阻害薬	第 Xa 因子阻害薬	第 Xa 因子阻害薬
医薬品	ワルファリン	ダビガトラン	リバーロキサバン	アピキサバン	エドキサバン
$T_{1/2}$ (hr)	55〜133	10.7〜11.8	5〜13	6〜8	6.8〜9.0
Tmax (hr)	0.5	4.0	0.5〜4	3〜3.5	3〜3.5
代謝	S 体：主に CYP2C9	グルクロン酸抱合 P-糖タンパク質の基質	CYP3A4/2J2 P-糖タンパク質の基質	主に CYP3A4/5 P-糖タンパク質の基質	CYP3A4 ＜10% P-糖タンパク質の基質
排泄経路 (Ae)	肝代謝	腎排泄	肝代謝：腎排泄＝2：1（36%）	肝代謝，腎排泄，胆汁排泄（27%）	主に腎排泄
禁忌の抜粋	重篤な肝・腎障害妊婦または妊娠 ビタミン K_2 製剤投与中の患者	透析患者腎障害（C_{cr}＜30 mL/min）経口イトラコナゾール投与中の患者	腎障害（C_{cr}＜15 mL/min）中等度以上肝障害，妊婦または妊娠	腎障害（C_{cr}＜15 mL/min）	腎障害（C_{cr}＜30 mL/min）
相互作用	多数 ビタミン K 含有食品（納豆，クロレラ）	P-gp 阻害薬	P-gp 阻害薬 CYP3A4 阻害薬	P-gp 阻害薬 CYP3A4 阻害薬	P-gp 阻害薬
投与回数	1 日 1 回	1 日 2 回	1 日 1 回	1 日 2 回	1 日 1 回

● 〈関連情報〉mRS とは（脳卒中治療ガイドライン 2015 より）●
　脳卒中予後を示す日常生活指標（mRS）は，効果の評価として臨床試験などでよく用いられているが，機能障害の程度に応じ，全く症状なし（Grade 0）から高度障害（Grade 5）までと死亡（Grade 6）の 7 段階に分類され，数値が大きいほど重度障害であることを示す.
Grade 0：全く症候がない.
Grade 1：症候があっても明らかな障害はない（日常の勤めや活動は行える）.
Grade 2：軽度の障害（以前の活動がすべて行えるわけではないが，自分の身の周りのことは介助なしに行える）
Grade 3：中等度の障害（何らかの介助を必要とするが，歩行は介助なしに行える）
Grade 4：中等度から重度の障害（歩行や身体的要求には介助が必要である）
Grade 5：重度の障害（寝たきり，失禁状態，常に介護と見守りを必要とする）
Grade 6：死亡

Word ▶ mRS
日常生活指標（modified Rankin Scale）

（2）急性期アテローム血栓性脳梗塞

処方例

80 歳男性. 既往：高血圧，糖尿病
①〜③を併用処方する.
①ヘパリン注　10,000 単位
　生理食塩液　14 mL　点滴静注
②濃グリセリン注　100 mg/mL　1 回 200 mL　1 日 3 回　点滴静注
③エダラボン　30 mg/A 1 回 30 mg
　生理食塩液 1 回 50 mL　1 日 2 回　点滴静注

商品名
ヘパリン：ヘパリンナトリウム
濃グリセリン：グリセオール
エダラボン：ラジカット

処方解説◆評価のポイント

■**処方目的**

処方薬①：脳塞栓症の治療および予防

処方薬②：頭蓋内圧亢進，頭蓋内浮腫の改善

処方薬③：脳梗塞急性期に伴う神経症候，日常生活動作障害，機能障害の改善（24
　　　　　時間以内に開始，投与期間は14日以内）

■**主な禁忌症**

処方薬①：出血，出血の可能性，重篤な腎・肝障害，中枢神経系の手術後または
　　　　　外傷後日の浅い患者，ヘパリン起因性血小板減少症（HIT）の既往

処方薬②：先天性のグリセリン，果糖代謝異常症，成人発症Ⅱ型シトルリン血症

処方薬③：重篤な腎障害

■**効果のモニタリングポイント**

処方薬①：虚血性脳血管障害が再発しない．

処方薬②：速やかな頭蓋内圧下降，脳浮腫軽減，脳血流改善

処方薬③：発症3か月後の機能予後（mRS）が良好

■**副作用のモニタリングポイント**

処方薬①：出血，HIT

処方薬②：アシドーシス

処方薬③：急性腎不全，肝機能障害，血小板減少，顆粒球減少

Word ▶ HIT
heparin-induced thrombocy-
topenia

神経・筋 疾患編

（3）慢性期心原性脳梗塞

処方例

87歳女性．既往：慢性心不全，高血圧，脂質異常症
アピキサバン錠　2.5 mg　1日1錠（1日2錠）　1日2回　朝夕食後

商品名
アピキサバン：エリキュース

処方解説◆評価のポイント

■**処方目的**

非弁膜症性心房細動患者における虚血性脳卒中および全身性塞栓症の発症抑制

■**主な禁忌症**

出血，肝機能障害，腎機能障害（C_{cr} 15 mL/min 未満）

■**効果のモニタリングポイント**

非弁膜症性心房細動患者における虚血性脳卒中を再発しない．

■**副作用のモニタリングポイント**

出血，肝機能障害

1.3　脳出血，くも膜下出血

概要

1 脳出血

　脳出血（cerebral hemorrhage）とは脳実質内の出血のことで，種々の原因で起こるが最も頻度の高いのは，**高血圧性脳出血**である．その他，囊状動脈瘤破裂，脳動静脈奇形の破綻，もやもや病，外傷，血液疾患（白血病，再生不良性貧血，血小板減少性紫斑病など），動脈炎，老人ではアミロイド血管症などが原因となる．

　高血圧性脳出血の好発部位は，被殻あるいはレンズ核（45〜55％），視床（30〜35％），皮質下（5〜10％），小脳（2〜5％），橋（3〜6％）である．

2 くも膜下出血

　くも膜下出血（subarachnoid hemorrhage）とは，くも膜下腔（くも膜と軟膜の間の腔）に出血するすべての状態を指す．くも膜下出血の75〜90％が脳動脈瘤の破綻，5〜10％が脳動静脈奇形からの出血が原因である．くも膜下出血は，脳血管障害の約10％を占める．脳動脈瘤破綻は40〜60歳に多いが，脳動静脈奇形からの出血は20〜40歳に多い．

　動脈瘤の90％を占める囊状動脈瘤は，先天的に脳動脈壁の内弾性板の欠損，中膜筋層の欠損があり，そこに高血圧などの影響が加わって脳動脈の一部が囊状にふくらんだものである．動脈瘤は脳血管の中でもウィリス（Willis）動脈輪の前部の血管分岐部に好発する．

臨床症状

1 脳出血

　特徴として，症状が突発的に起こり，神経症候が数分から数時間の経過で進行する．発作は日中活動時に起こりやすい．排便，排尿時に脳出血が起こることもあるが，発作による中枢神経症状として尿意または便意を催すこともある．

発作時には発症前よりさらに血圧が上昇し，頭痛，嘔吐などを伴う．神経症候は出血の部位と大きさによって異なる．典型例では急速に意識障害に陥り片麻痺を伴う．

② くも膜下出血

発症時は突発性の頭痛，特に後頭部の激痛で始まることが多く悪心・嘔吐を伴う．頭痛の程度は，今まで経験したことがないほど激しく，「かなづちで叩かれたような」とか「頭の中で何かが爆発したような」などと表現される．重症では5分以内に急死することもある．意識障害は約半数近くに見られ，多くは一過性で数分ないし1時間以内で回復する．しかし錯乱や健忘が1～2日持続することもある．

診断

① 脳出血

臨床症候のみで，脳内出血と脳梗塞など他の脳卒中疾患を鑑別することは難しい．脳出血の局在は，CTにより確定される．

② くも膜下出血

CTスキャンまたは髄液検査でくも膜下出血か否かを判定し，脳血管撮影でその原因を明らかにする（図1）．

治療

① 脳出血

高血圧性脳出血の場合，初期治療として血圧管理，呼吸管理，頭蓋内圧管理，消化管出血の予防などが重要である．

② くも膜下出血

初期治療として，発症直後は再出血を予防するため，安静を保ち，侵襲的な検査や処置は避ける．基本的な治療は，手術により動脈瘤の頸部をクリップする方法であるが，手術適応は重症度で判断される．重症例においては，脳循環の改善が重要であり，高浸透圧利尿薬の投与，心肺合併症に注意した全身循環の管理が必要である．また，脳内血腫，急性水頭症合併例では外科的処置を必要とする場合がある．

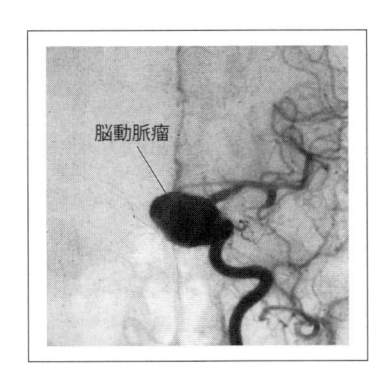

脳動脈瘤

図1　脳動脈瘤の脳血管撮影

薬物療法

① 脳出血

通常の高血圧性脳出血急性期で血液凝固系に異常がない場合，血液凝固因子

神経・筋 疾患編

を含めた血液製剤の投与は推奨できない．しかし，血小板や血液凝固系の異常を合併し出血傾向が認められる症例では，病態に応じて血小板，プロトロンビン複合体，新鮮凍結血漿などの血液製剤の投与を考慮する．

　脳出血急性期の血圧は，できるだけ早期に収縮期血圧 140 mmHg 未満に降下させ，7 日間維持することを考慮する．降圧薬としては，カルシウム拮抗薬あるいは硝酸薬の微量点滴静注が推奨される．

　頭蓋内圧亢進を伴う大きな脳出血急性期には，濃グリセリン静脈内投与が推奨される．マンニトール投与が脳出血急性期に有効とする明確な根拠はないが，進行性に頭蓋内圧が更新した場合や圧迫所見に随伴して臨床所見が増悪した場合には，考慮してもよい．副腎皮質ステロイド薬が脳出血急性期に有効とする十分な根拠はない．

　高齢，重症度などの危険因子をもつ例では消化管出血の合併に注意し，抗潰瘍薬の予防的投与を考慮する．脳出血の遅発性痙攣（発症 2 週間以降）の出現では，抗てんかん薬の投与を考慮する．再発予防のためには，血圧管理が重要で血圧を 140/90 mmHg 未満に，可能であれば 130/80 mmHg 未満にコントロールする．

❷ くも膜下出血

　くも膜下出血と診断された場合，発症直後は再出血を予防するため，十分な鎮痛，鎮静が必要であり，積極的に降圧薬のカルシウム拮抗薬を投与する．

　重症例においては，脳循環の改善が重要であり，高浸透圧利尿薬の投与を考慮してもよい．

　発症第 4～14 病日に好発する遅発性脳血管攣縮に対しては，ファスジルやオザグレルが推奨される．

Chapter 2

パーキンソン病

学習の ポイント

主な臨床症状

1 運動症状（四大症候）：安静時振戦，筋強剛（筋固縮），無動，姿勢調節障害
2 非運動症状
 1）自律神経症状：便秘，起立性低血圧，多汗異常，排尿障害など
 2）精神神経症状：自発性低下，抑うつ，不眠など

主な治療薬

パーキンソン病では中枢のドパミンの欠乏により，アセチルコリンが相対的に増加している状態であることから，主としてドパミン補充薬，ドパミン作動薬（アゴニスト），代謝阻害薬，抗コリン薬などを用いた対症療法となる.

1 ドパミン製剤〈L-ドパ（レボドパ）〉
2 ドパミン作動薬
 1）麦角系〈ブロモクリプチン，ペルゴリド，カベルゴリン〉
 2）非麦角系〈タリペキソール，プラミペキソール，ロピニロール，ロチゴチン〉
3 MAO-B 阻害薬〈セレギリン，ラサギリン〉
4 COMT 阻害薬〈エンタカポン〉
5 その他
 1）ドパミン遊離促進薬〈アマンタジン〉
 2）抗コリン薬〈トリヘキシフェニジル，ビペリデン〉
 3）ノルアドレナリン前駆体〈ドロキシドパ〉
 4）抗てんかん薬〈ゾニサミド〉
 5）アデノシン A2A 受容体拮抗薬〈イストラデフィリン〉

概要

　パーキンソン病（Parkinson disease）は主として中年以降に発症し，緩徐に進行する神経変性疾患の1つである[注1]．神経病理学的には，中脳黒質のドパミン含有細胞と青斑核のノルアドレナリン含有細胞の変性・脱落，**黒質神経細胞内にレビー（Lewy）小体**と呼ばれる細胞内封入体が見られる．ドパミン神経細胞の変性は，投射する線条体でのドパミンの欠乏をきたし（図1），パーキンソン症候群（パーキンソニズム）[注2]と呼ばれる特有の運動障害を発症する．

　発症原因は未解明であるが，危険因子として，加齢，几帳面・内向的性格，家族性，環境毒などが指摘されている．環境毒としてはヒトにパーキンソン症状を引き起こす神経毒である MPTP（1-メチル-4-フェニル-1, 2, 3, 6-テトラヒドロピリジン）が発見され注目されている．遺伝的素因，環境要因，加齢などが複合的に関連して発症すると考えられている．

注1：1817 年に James Parkinson が発表した論文「An Essay on the Shaking Palsy」のなかで初めて記載された疾患である．

注2：「パーキンソニズム」は，パーキンソン病でよく見られる特徴的な運動症状を指す．「パーキンソン症候群」は，パーキンソン病以外のパーキンソニズムが現れる病気の総称である．

● 疫学 ●

　わが国における有病率は 100～150 人/10 万人である．年代別では 50 歳代よりしだいに増加し，65 歳以上では約 200 人/10 万人になるといわれている．現在，神経変性疾患としては，アルツハイマー病に次いで多い疾患である．

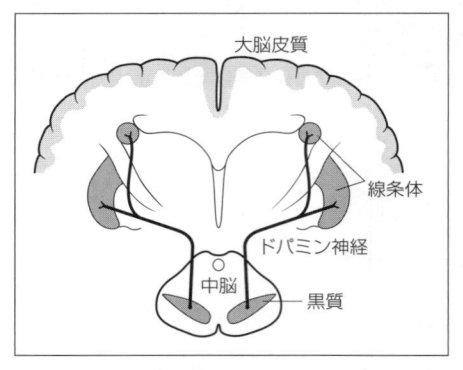

図1　ドパミン神経細胞の中脳の黒質から線条体への投射

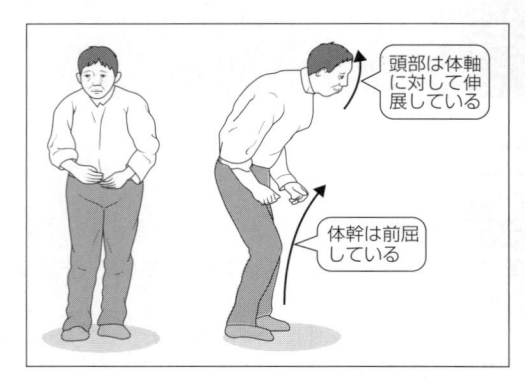

図2　パーキンソン患者に見られる前傾姿勢

臨床症状（表1）

1 運動症状

　主症候は安静時振戦，筋強剛（筋固縮），無動，姿勢調節障害（図2）の四大症候である．このうち2つの症状を認めればパーキンソン症候群と呼ばれる．安静時の振戦は，最も目立つ症候である．初期には姿勢調節障害は，ほとんど認められない．一方，筋強剛と無動は，病期を問わず必須症候である．通常，左右どちらか一側の振戦，筋強剛，動作緩慢から始まり，小刻み歩行や前傾姿勢など両側性障害に移行する．振戦の特徴は，頻度が4〜5Hzの安静時振戦である．動作時には減少・消失するが，一定の姿勢をとり続けると再び出現する．筋強剛は，頸部や四肢の筋に見られる．他動的に関節を屈伸するときに連続的な抵抗を感じる鉛管様の筋強剛と，規則的な抵抗の変化を感じる歯車様の筋強剛がある．無動では仮面様顔貌を認め，姿勢調節障害時には前屈姿勢となり，小刻み歩行となる．さらに進行すると，第一歩を出すことが難しくなるすくみ現象（すくみ足）が見られる．

表1　パーキンソン病の主な臨床症状

分類	症状
運動系症状（四大症候）	安静時振戦，筋強剛（筋固縮），無動，姿勢調節障害
自立神経系症状	便秘，起立性低血圧，発汗異常，排尿障害
精神系症状	抑うつ
その他	脱力感，手足の変形

2 非運動症状

　パーキンソン病では上記の運動症状に加えて，多彩な非運動症状が認められる．便秘，起立性低血圧，多汗，排尿障害などの自律神経症状や自発性低下，抑うつ気分，不眠などの精神症状を伴うこともある．

診断

1 診断基準

　パーキンソン病では，信頼できるバイオマーカーがないため，臨床診断は病

歴と臨床症状が最も重要な情報となる．パーキンソン症候群の原因疾患として大きく分けると，パーキンソン病，進行性核上性麻痺，大脳皮質基底核変性症，線条体黒質変性症など変性性パーキンソン症候群と，薬剤性，脳炎後，マンガン中毒，一酸化炭素中毒後遺症などの原因がある二次性パーキンソン症候群に大別される（表2）．

なお，厚生労働省特定疾患認定のためのパーキンソン病診断基準を表3に示す．形態画像（MRI，CT）や脳機能画像（SPECT，PET）での特徴のある所見，MIBG（iodine-131-meta-iodobenzylguanidine）心筋シンチグラフィという心臓の自律神経機能を表す検査が鑑別診断に有効なことがある．最近，SPECT放射性医薬品として開発された^{123}I-イオフルパンは，線条体におけるドパミントランスポーター（DAT）分布密度を反映するSPECT画像を提供することで，パーキンソン症候群およびレビー小体型認知症の診断に役立っている．また，ほかの疾患との鑑別が困難な場合は抗パーキンソン病薬のL-ドパ

Word▶ DAT
dopamine transporter

表2 パーキンソン症候群の原因疾患

変形性パーキンソン症候群	二次性パーキンソン症候群
1. パーキンソン病＝特発性パーキンソン症候群 　1）弧発性パーキンソン病 　2）家族性パーキンソン症候群 2. レビー小体型認知症（DLB） 3. 線条体黒質変性症（SND） 　＊現在は，多系統委縮症（MSA）の一病型（MSA-P） 4. 進行性核上性麻痺（PSP） 5. 大脳皮質基底核変性症（CBD） 6. その他（パーキンソン認知症複合（PDC）など：グアム島，紀伊半島のPDC）	1. 薬剤性パーキンソン症候群 2. 脳血管性パーキンソン症候群 3. 脳炎後パーキンソン症候群 4. 中毒後遺症：一酸化炭素（CO）中毒，マンガン中毒 5. 脳外傷後パーキンソン症候群 　（ボクサー認知症・パーキンソン症候群など）

DLB：dementia with Lewy bodies，SND：striatonigral degeneration，MSA：multiple system atrophy，PSP：progressive supranuclear palsy，CBD：corticobasal degeneration
〈出典：下濱　俊，パーキンソン症候群の臨床，日老医誌，44:564-567, 2007より引用改変〉

表3 パーキンソン病診断基準

自覚症状	①安静時のふるえ（四肢または顎に目立つ）②動作がのろく拙劣 ③歩行がのろく拙劣
神経所見	①毎秒4～6回の安静時振戦 ②無動・寡動：仮面様顔貌，低く単調な話し声，動作の緩徐，拙劣臥位からの立ち上がり動作など姿勢変換の拙劣 ③歯車現象を伴う筋固縮 ④姿勢・歩行障害：前傾姿勢，歩行時に手のふりが欠如，突進歩行，小刻み歩行立ち直り反射障害
臨床検査所見	①一般検査に得意的な異常はない．②脳画像（CT，MRI）に明らかな異常はない．
鑑別診断	①脳血管障害性のもの ②薬物性のもの ③その他の脳変性疾患

【診断の判定】次の①〜⑤のすべてを満たすものを，パーキンソン病と診断する． ①経過は進行性である． ②上記の自覚症状のいずれか1つ以上が見られる． ③上記の神経所見のいずれか1つ以上が見られる． ④抗パーキンソン病薬による治療で，自覚症状，神経所見の明らかな改善が見られる． ⑤上記の鑑別所見のいずれかでもない．

〈出典：厚生省特定疾患神経変性疾患調査研究班 1995年度研究報告書〉

表4　薬剤性パーキンソニズムの原因となる薬剤

分類			医薬品
ドパミン受容体遮断薬	抗精神病薬	ブチロフェノン誘導体	ハロペリドール，スピペロン，チミペロン
		フェノチアジン誘導体	クロルプロマジン，フルフェナジン
		ベンズアミド誘導体	スルピリド，チアプリド
		非定型抗精神病薬	リスペリドン，オランザピン
	制吐薬，胃腸機能調整薬	ベンズアミド誘導体	メトクロプラミド，ドンペリドン
	抗めまい薬	フェノチアジン誘導体	ペルフェナジン，プロクロルペラジン
線条体神経終末ドパミン枯渇薬			レセルピン
抗うつ薬		ドパミン受容体遮断薬	スルピリド
		三環系抗うつ薬	アミトリプチリン，クロミプラミン，イミプラミン
		四環系抗うつ薬	マプロチリン，ミアンセリン

が有効かどうかで判断する．

❷ 薬剤性パーキンソニズムの鑑別

　高齢者では基礎疾患による薬物の服用も多く，薬剤性パーキンソニズムとの鑑別（**表4**，**表5**）が重要である．

　薬剤性パーキンソニズムは，原因薬物を服用開始後早いと1週間程度，多くは数週～数か月で症状が出現し，比較的急速に進行することが多い．なかには服用開始1～2年後に出現することもある．通常，両側性に症状の発現が認められる．日常臨床において見られる原因薬物は，ほとんどがスルピリドやメトクロプラミドによるものである．

表5　パーキンソン病と薬剤性パーキンソニズムの鑑別

	パーキンソン病	薬剤性パーキンソニズム
病気の進行	非常に緩徐	比較的速い．
初発症状	振戦が多い．	歩行・運動障害が多い．
振戦の性質	規則的で静止時に目立つ．	姿勢，動作で誘発・増強
筋固縮	歯車様	鉛管様または歯車様
運動障害	無動，寡動，小歩，突進，すくみ	動作の遅さと少なさが目立つ．
症状の左右差	初期には片側性	通常は両側性

❸ 重症度分類

　重症度の評価には，Hoehn & Yahr の重症度分類が使われる（**表6**）．また，わが国では厚労省研究班による生活機能障害度も用いられる（**表6**）．Hoehn & Yahr の重症度分類3度，生活機能障害度で2度以上は，厚労省特定疾患対策の治療対象疾患として認定される．

治療

　パーキンソン病の主な治療方法には，薬物治療，手術治療，遺伝子治療がある．根本的な治療法は解明されていないが，線条体のドパミン量が減少しているため，ドパミンを補う薬物治療が中心である．薬物治療ではコントロール不十分な wearing-off 現象やジスキネジアなどが手術治療の適応となる．手術治

表6　パーキンソン病の重症度分類

Hoehn & Yahr の重症度分類		生活機能障害度（異常運動疾患調査研究班）	
1度	一側性障害で体の片側だけの振戦，筋強剛を示す．軽症例である．	1度	日常生活，通院にほとんど解除を要さない．
2度	両側性の障害で，姿勢の変化がかなり明確となり，振戦，筋強剛，寡動〜無動とも両側にあるため日常生活がやや不便である．		
3度	明らかな歩行障害が見られ，方向転換の不安定など体のバランスの障害がある．日常生活動作障害もかなり進み，突進現象もはっきりと見られる．	2度	日常生活，通院に介助を要する．
4度	規律や方向など日常生活動作の低下が著しく，労働能力は失われる．		
5度	完全な廃疾状態で，介助による車椅子移動または寝たきりとなる．	3度	日常生活に全面的な介助を要し，歩行，起立不能

療には運動に携わる脳の神経細胞を一部破壊する破壊術と電極を埋めて刺激する電気刺激療法などがあるが，いずれも完治させるものではなく，薬物治療と併用し，症状を改善させるのが目的である．治療薬として，多くの患者が服用するL-ドパは脳内でドパミンに代謝され作用を発揮するが，症状が進むと著香族アミノ酸脱炭酸（AADC）量が減少し，代謝が遅延し効果が減弱する．遺伝子治療は AADC 遺伝子を組み込んだ細胞を患者の脳に注入し，代謝を正常化することにより症状改善する[注3]．

Word ▶ AADC
aromatic L-amino acid decarboxylase

注3：米国ではすでに遺伝子治療が行われ，高い評価を受けている．国内ではまだ研究段階であるが，パーキンソン病の新たな治療法として期待されている．

治療薬

現在，わが国で使用されている抗パーキンソン病薬を**表7**に示す．

パーキンソン病では中枢のドパミンの欠乏により，アセチルコリンが相対的に増加している状態であることから，主としてドパミンの補充薬，ドパミン作動薬，代謝阻害薬，または抗コリン薬の対症療法となる（**図3**）．

表7　主な抗パーキンソン病薬

分類		医薬品
ドパミン製剤*		L-ドパ
		L-ドパ/カルビドパ，L-ドパ/ベンセラジド，空腸投与用レボドパ・カルビドパ
ドパミン作動薬	麦角系	ブロモクリプチン，ペルゴリド，カベルゴリン
	非麦角系	プラミペキソール，ロピニロール，タリペキソール，ロチゴチン（経皮吸収型）
ドパミン遊離促進薬		アマンタジン
抗コリン薬		トリヘキシフェニジル，ビペリデン
MAO-B 阻害薬		セレギリン，ラサギリン
COMT 阻害薬		エンタカポン
ノルアドレナリン前駆体		ドロキシドパ
抗てんかん薬		ゾニサミド
アデノシン A$_{2A}$ 受容体拮抗薬		イストラデフィリン

* ドパミン製剤は，ドパミン補充薬ともいう．

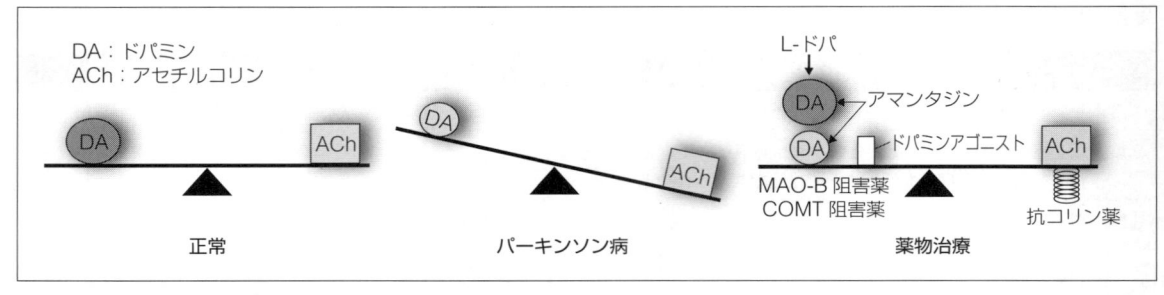

図3　パーキンソン病の薬物治療

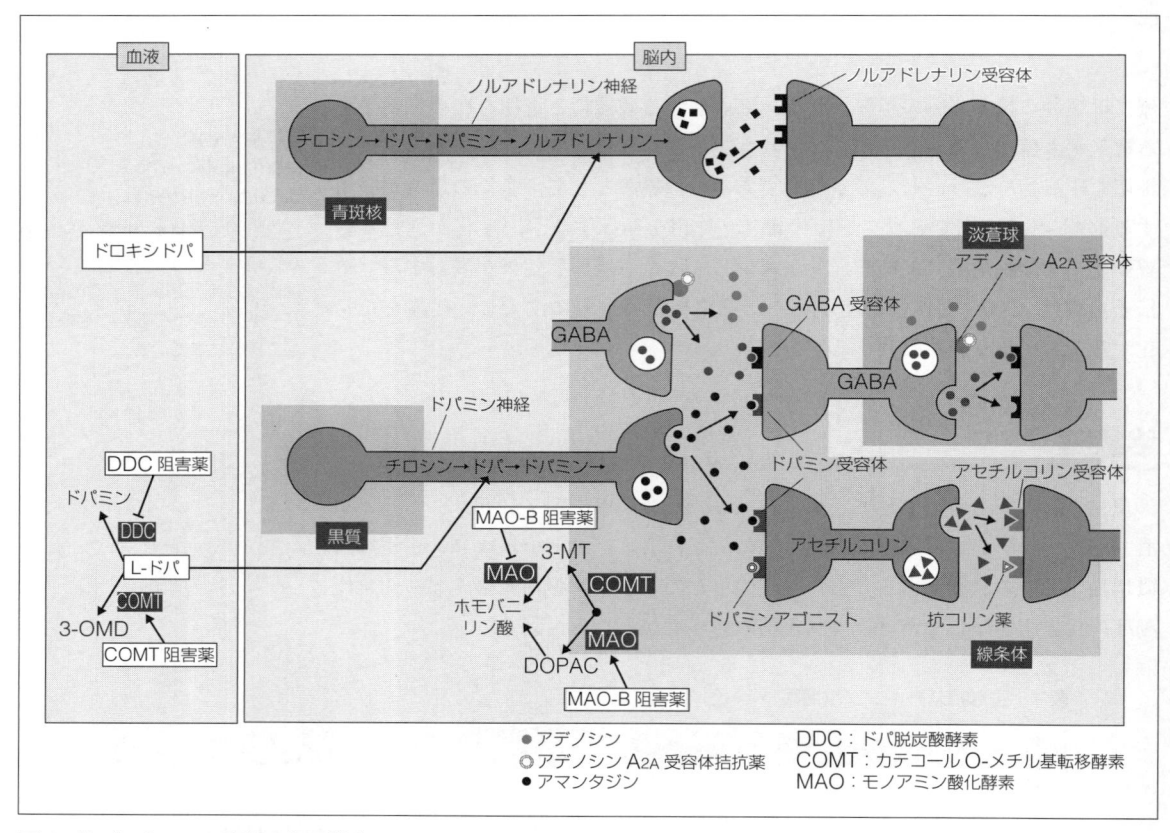

図4　抗パーキンソン病薬の作用機序

　各薬物の作用機序を図4に示す．最も基本的で治療効果が強力なL-ドパに勝るものはないが，長期にL-ドパを使用すると種々の問題症状（運動合併症）を発現することが知られている．一方，ドパミン作動薬では，ランダム化比較試験でジスキネジアなどの運動合併症の発症が低いと報告されている．そこで，日本神経学会の「パーキンソン病診療ガイドライン2018」では，比較的若年で薬物治療が長期にわたる場合は，可能な限りドパミン作動薬から開始することが推奨されている．

表8 L-ドパの特徴

利点	欠点
①ほとんどのパーキンソン病患者に有効（80〜90%） ②運動症状を改善 ③安価 ④速効性（血中半減期：30〜90分）	①長期使用により運動合併症，精神症状を起こしやすい． ②姿勢調節障害，自律神経症状，精神症状は改善しない． ③進行の抑制作用はない．

❶ L-ドパ（レボドパ）製剤

ドパミン（図5）は血液脳関門を通過できないので，前駆体であるL-ドパを投与する．L-ドパは末梢でドパ脱炭酸酵素（dopa decarboxylase：DC）によって分解されるため，DC阻害薬のカルビドパ，ベンセラジドの合剤が用いられる．

いずれも100 mg/日を分1〜2で開始し，1〜2週ごとに漸増し300〜400 mgで維持することが多い．初期投与時の副作用は比較的少ないが，悪心が強い場合はドンペリドンを食前に併用するとよい．**表8**にL-ドパの特徴をまとめた．副作用として，投与初期の悪心・嘔吐などの消化器症状が多く発現するが，数週間で慣れ現象が見られる．このため初期からドンペリドンを併用することも多い．また，ドパミン作用の血管拡張により起立性低血圧も多く見られるが，同様に慣れ現象により軽減する．

L-ドパで長期間治療を受けている患者では，wearing-off現象，on-off現象，ジスキネジアなどの運動合併症（motor complication）を発現することが大きな課題となっている（**表9**）．

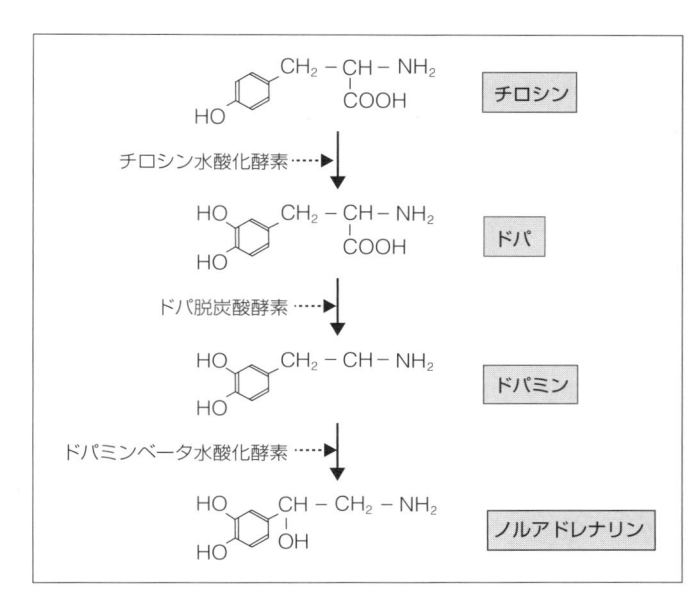

図5 ドパミンの合成経路

表9 L-ドパ長期使用時の問題症状

症状の変動	wearing-off 現象，on-off 現象，ジストニア
神経症状	ジスキネジア（不随意運動），ジストニア
薬効不安定	no-on 現象，delayed on 現象，効果減退
精神症状	認知障害，幻覚・妄想，せん妄
その他	悪性症候群，突然死

スキネジアはドパミン作用が過剰になるために起こる不随意運動で，口・舌・顔面・四肢・体幹に見られる．L-ドパの血中濃度ピーク値が高すぎる場合に見られる peakdose dyskinesia と血中濃度が上昇する途中と下降する途中で起こる diphasic dyskinesia がある．wearing-off現象は薬物の有効時間が1〜3時間に短縮され，症状が悪化することをいう．

原因は，ドパミン神経が変性により減少し，脳内のL-ドパがドパミン神経細胞に保持されることなく，短時間にほかの細胞（グリア細胞やセロトニン細胞）のDCでドパミンに代謝されるためと考えられている．L-ドパが短時間に大量のドパミンになりドパミン受容体に作用するためジスキネジアが出現

表10　ドパミン作動薬の特徴

利点	欠点
①中等症度のパーキンソン症状に有効 ② L-ドパ関連の随伴症状の頻度を下げる. ③ L-ドパの容量を節減できる. ④ドパミン受容体サブタイプの選択的刺激ができる. ⑤神経保護の可能性あり（活性酸素種を発生させない）.	①抗パーキンソニズム作用が弱い. ②特有の副作用がある. ③パーキンソン病のすべての症状に効果があるわけではない. ④高価

し，その後ドパミンが減少するため無動となる．on-off 現象は服用時間や血中濃度に関係なく急激な症状の軽快（on）と増悪（off）が繰り返される現象をいう[注4]．ジストニア（dystonia）は中枢神経系の障害による不随意で持続的な筋収縮にかかわる運動障害の総称で，姿勢異常や全身あるいは身体の一部が捻れたり，硬直，痙攣といった症状が起こる.

注4：L-ドパの吸収・代謝過程やドパミン受容体の感受性の変化によると考えられているが，発症機序は不明である.

❷ ドパミン作動薬

　ドパミン受容体を直接刺激することで，症状を軽減する．表10 に特徴をまとめた.

　化学構造式から麦角系と非麦角系に分類され，薬物動態などにそれぞれ特徴がある（図6，表11）．麦角系ドパミン作動薬は主に肝臓で代謝される肝代謝型薬物であり，未変化体尿中排泄率はきわめて少ない．非麦角系ドパミン作動薬のタリペキソール，プラミペキソール，ロピニロールの経口投与時の総尿中排泄率は，85％，87.6％，86％であるが，未変化体尿中排泄率はそれぞれ31％，72〜75％，10％未満である．また，ロチゴチンの未変化体は尿中からほとんど検出されない．これらから，プラミペキソールのみ腎排泄型薬物であることがわかる.

　2002年に麦角系ドパミン作動薬による副作用として，心臓弁膜症が報告され注目された．原因としては，セロトニン 5-HT2B レセプターに対する作用が，線維細胞を活性化し，弁膜症に至ると考えられている．わが国では，2007

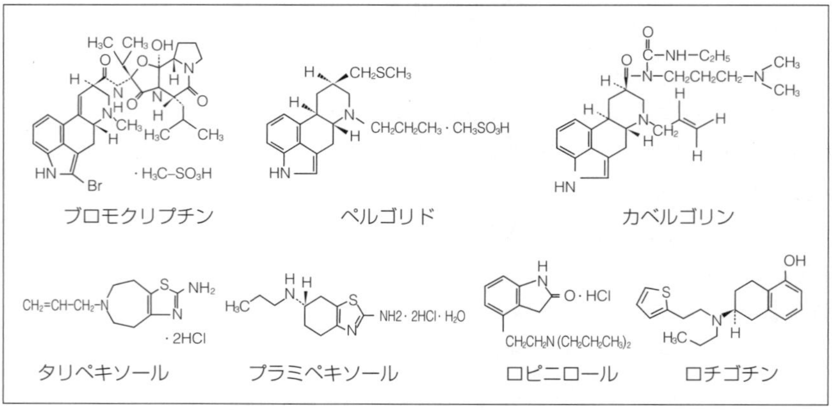

図6　ドパミン作動薬の構造式

表11 ドパミン作動薬の体内動態

分類	医薬品	最高血圧濃度到達時間〔hr〕	血中濃度半減期〔hr〕	代謝	経口投与時排泄経路〔%〕		
					糞便中	尿中	
						総	未変化体
麦角系	ブロモクリプチン	2.7	2.86	CYP3A4	84.6	2.4	—
	ペルゴリド	1〜3	15〜42	CYP2D6 CYP3A4	40	55	検出なし
	カベルゴリン	1.9	43	CYP3A4 CYP2D (CYP2C18)	57	22	1.3
非麦角系	タリペキソール	1.5〜1.7	5	CYP 関与低い	6	85	31
	プラミペキソール	1.4〜2.3	7〜11	—	1.6	87.6	72〜75
	ロピニロール	1.7	5	CYP1A2	0.6	86	3〜10
	ロチゴチン（経皮吸収型製剤）	16	5.3	CYP2C19 CYP1A2	23.4*	71.3*	検出なし*

* 静脈内投与時

年7月の添付文書の大幅改訂により，ドパミン作動薬の使用は，非麦角系の治療効果が不十分または忍容性に問題があると考えられる患者のみに投与することとなっている．

ドパミン作動薬には，麦角系と非麦角系に特徴的な副作用がある（表12）．麦角系ドパミン作動薬を投与中の心臓弁膜症，線維症の報告が多いため，定期的（6〜12か月ごと）に心エコー検査を行う必要がある．非麦角系ドパミン作動薬は他の抗パーキンソン病薬と比較して突発的睡眠の発現が多く，プラミペキソール，ロピニロール，ロチゴチンには警告が出されている[注5]．2013年に発売されたロチゴチンは唯一の経皮吸収型製剤であり血中濃度が持続するため，効果が安定しない症例や経口投与が困難な症例に適している．

表12 ドパミン作動薬の主な副作用

種類	主な副作用
麦角系	麦角アルカロイド過敏症，心臓弁膜症，心肺後腹膜線維症，奨膜繊維症，下腿浮腫
非麦角系	突発的睡眠

❸ MAO-B 阻害薬

MAO（monoamine oxidase）は全身に分布する酵素で，MAO-A と MAO-B のサブタイプが存在し，脳内では MAO-B が大部分である．セレギリン，ラサギリンは，ドパミン作用時間の延長，脳内濃度維持による症状の改善，神経保護効果，wearing-off，off ジストニアの改善が報告されている．L-ドパ製剤と併用する．副作用としては，幻覚や消化器症状などのドパミン関連症状が見られる．また，三環系抗うつ薬，選択的セロトニン再取り込み阻害薬（SSRI）との併用でセロトニン症候群を発症するので禁忌とされている．

❹ COMT 阻害薬

COMT（cathecol-*O*-methyl transferase）阻害薬は，末梢で L-ドパの 3-O-

注5：非麦角系ドパミン作動薬の警告として「前兆のない突発的睡眠および傾眠等がみられることがあり，また突発的睡眠等による自動車事故を起こした例が報告されているので，患者に本剤の突発的睡眠および傾眠等についてよく説明し，本剤服用中には，自動車の運転，機械の操作，高所作業等危険を伴う作業に従事させないよう注意すること．」となっている．〔［重要な基本的注意］，［副作用］の項参照〕

Word SSRI
selective serotonin reuptake inhibitor

神経・筋 疾患編

メチルドパへの代謝を阻害し，中枢への移行を増加させる．エンタカポンは，wearing-off や on-off 現象などの症状を軽減する．

❺ その他

アマンタジンは，症状初期やジスキネジアに使用される．脳梗塞後遺症の適応もあるため，血管性パーキンソニズムで投与されることが多い．高齢者では，幻覚に注意する必要がある．抗コリン薬は，振戦，無動，固縮に有効である．しかし，口渇や便秘の頻度が高く，長期投与により認知症や精神症状を生じやすい．特に高齢者では注意が必要で，前立腺肥大，緑内障には禁忌である．トリヘキシフェニジルは，薬剤性パーキンソニズムの第一選択薬である．ドロキシドパは，ノルアドレナリンの前駆体ですくみ足，姿勢調節障害に有効である．アデノシン A2A 受容体拮抗薬のイストラデフィリンは，非ドパミン系製剤であり，アデノシンを抑制することにより wearing-off 現象を改善する．

薬物療法

❶ 初期から中期患者

パーキンソン病は，進行性で不可逆性の高い慢性疾患である．根治治療が難しい現在では，薬物治療を中心に運動障害などの各種症状を改善することで日常生活動作（ADL）や QOL を向上，維持させることが治療の目的となる．また，薬物治療が開始されればほぼ一生涯継続されるため，薬物の長期投与による副作用や問題症状の発現に注意を払い，ADL や QOL を低下させない治療法を適切に選択していくことが重要となる．

Word▶ ADL
activities of daily living

Word▶ QOL
生活の質（quality of life）

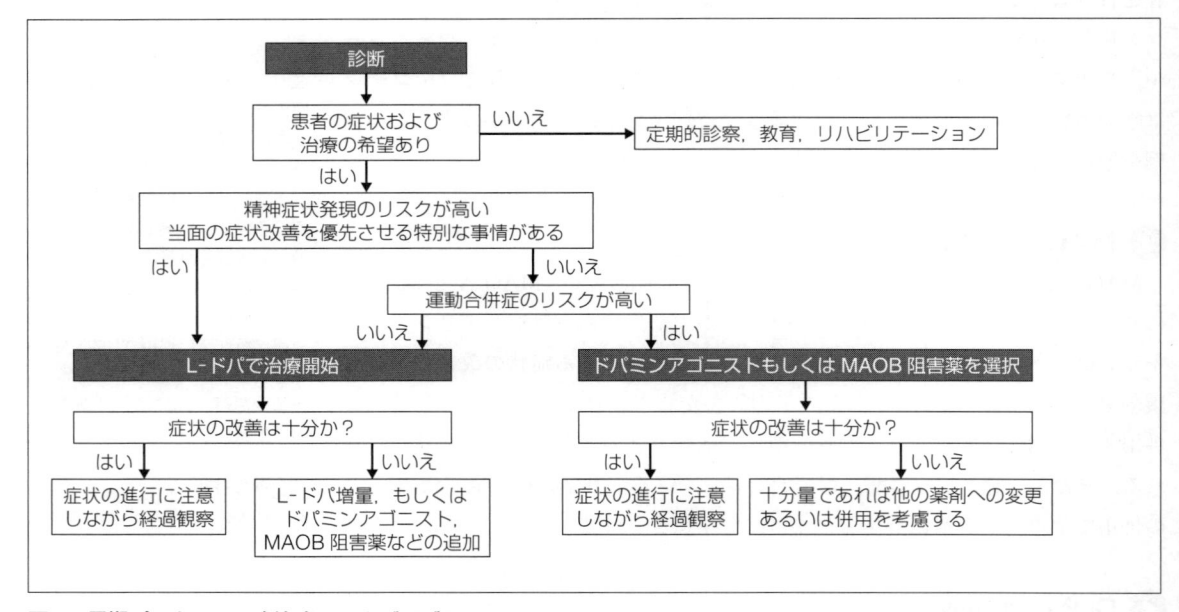

図7　早期パーキンソン病治療のアルゴリズム
〈出典：日本神経学会　監修，パーキンソン病診療ガイドライン 2018，p.107，医学書院，2018〉

認知症合併や症状が重く転倒のリスクが高い場合などには，L-ドパで治療を開始し，概ね 65 歳以上発症など運動合併症の発現リスクが高いと推定される場合はドパミン作動薬で治療を開始する．早くから L-ドパを使用すると，運動合併症が起こりやすく QOL を悪化させるため，L-ドパの開始時期はなるべく遅らせる（図 7）．

　薬物治療の効果が不十分と判断するには，副作用がない限りドパミン作動薬で最高維持量まで，ドパミン合剤で 600 mg まで使用する．ドパミン作動薬またはドパミンを併用しても症状の改善が不十分な場合は，抗コリン薬またはアマンタジンを併用する．L-ドパを開始する場合，MAO-B 阻害薬を同時に併用すると wearing-off 現象の発生がある程度抑制される．抗コリン薬またはアマンタジンを第一選択薬として使用することも可能である．ただし，高齢者への抗コリン薬の使用は，口渇や便秘の頻度が高く，長期投与により認知症や精神症状を生じやすいので，できるだけ避けることが望ましい．

処方例

73 歳男性．中等度パーキンソン病（Hoehn & Yahr の重症度分類 2 度～3 度）
①～④を併用処方する．
① L-ドパ 100 mg・カルビドパ 25 mg 配合錠　1 回 2 錠（1 日 6 錠）
②ペルゴリドメシル酸塩錠 250 μg　1 回 1 錠（1 日 3 錠）
③モサプリドクエン酸塩錠 5 mg　1 回 1 錠（1 日 3 錠）1 日 3 回
　朝昼夕食後 14 日分
④トリヘキシフェニジル塩酸塩錠 2 mg　1 回 1 錠（1 日 2 錠）1 日 2 回
　朝夕食後 14 日分

商品名
L-ドパ・カルビドパ配合錠：メネシット，ネオドパストン
ペルゴリド：ペルマックス
モサプリド：ガスモチン
トリヘキシフェニジル：アーテン

処方解説◆評価のポイント

■処方目的
　処方薬①②④：線条体のドパミン濃度を上昇させパーキンソン症状を改善
　処方薬③：処方薬①②④の副作用である消化器症状（悪心・嘔吐）の改善
■主な禁忌症
　処方薬①：閉塞隅角緑内障
　処方薬②：心臓弁膜の病変が確認された患者およびその既往のある患者（投与前や投与中に心エコー検査での確認が必要）
　処方薬④：緑内障，重症筋無力症
■効果のモニタリングポイント
　処方薬①②④：パーキンソン症状の改善
　運動症状：震戦，筋強剛，無動，姿勢反射障害などの自覚症状の改善状況
　非運動症状〔自律神経系症状の便秘，排尿障害（頻尿），起立性低血圧など，睡眠障害として不眠，REM 睡眠行動障害など〕，精神症状（抑うつ，不安など），認知機能障害など
　パーキンソン病統一スケール（UPDRS）[1] は客観的にパーキンソン症状の評価が可能
　処方薬③：消化器症状（悪心・嘔吐）の改善
　自覚症状を確認し，症状を有する場合は，発症時刻（各薬剤の血中濃度推移や食事摂取との関連性など）と重度（ADL や QOL への影響など）を確認する※1．

Word ▶ UPDRS
パーキンソン病統一スケール（Unified Parkinoson's Disease Rating Scale）：UPDRS による評価項目は，1. 精神機能，行動および気分に関する部分，2. 日常生活動作に関する部分，3. 運動能力検査に関する部分，4. 治療の合併症に関する部分の 4 つに大別され，全 42 項目ある．それぞれの項目を 5 水準で評価するスケールであり，臨床試験などによく用いられている．

▶▶▶留意事項
※1 処方薬①②④による消化器症状は，投与初期に発現するが，多くは慣れ現象により減弱する．症状を確認しながら処方薬③の投与の必要性を確認する．

■副作用のモニタリングポイント

処方薬①②④：
〈ドパミン作用（過剰）によるもの〉
消化管のドパミン受容体刺激による悪心・嘔吐，便秘，線条体でのドパミン過剰による不随意運動（ジスキネジア），幻視，せん妄，病的賭博，病的性欲亢進，不眠，心臓ドパミン受容体刺激による血圧上昇，動悸，不整脈，起立性低血圧
〈長期服用に伴うもの〉
wearing-off 現象（変動），on-off 現象，発熱，発汗，流涎，尿閉，頻脈，震戦，筋強剛，意識障害など
〈その他〉
突発的睡眠，悪性症候群（急な中断により発症しやすい）など
処方薬②：心臓弁膜症，線維症の発症※2
処方薬③：パーキンソン症状の悪化※3

▶▶▶ 留意事項
※2 投与中の心臓弁膜症，線維症の報告が多く，投与開始後 3〜6 か月以内に，それ以降は少なくとも 6〜12 か月ごとに心エコー検査が必要.
※3 相対的にドパミンの割合を減少させ，ドパミン作用を相殺する.

❷ 進行期患者

　治療開始後数年は薬物療法により運動症状などの良好なコントロールが得られるが，病状の進行に伴い L-ドパの効果持続時間が短縮する wearing-off 現象や効果発現までに時間を要する delayed on 現象，薬効が発現しない no-on 現象，極端に効果が変動する no-off 現象，L-ドパ製剤による不随意運動のジスキネジア，すくみ足などの運動症状（合併症）が出現する.

（1）wearing-off 現象の治療

　wearing-off の治療には，ドパミン作動薬，エンタカポン，セレギリン，イストラデフィリン，ゾニサミドを併用することが推奨される（図8）.

　wearing-off の出現は，投与量の不足が原因となる可能性もあるので，まず L-ドパの頻回投与を行う．さらに，ドパミン作動薬を開始していなければ，これを開始し，増量が必要ならば行う．また，ドパミン作動薬の変更も有用である．これで効果不十分な場合は，DAT（device aided therapy，脳深部刺激療法および L-ドパ持続経腸療法）の導入を検討する.

（2）no-on/delayed on 現象の治療

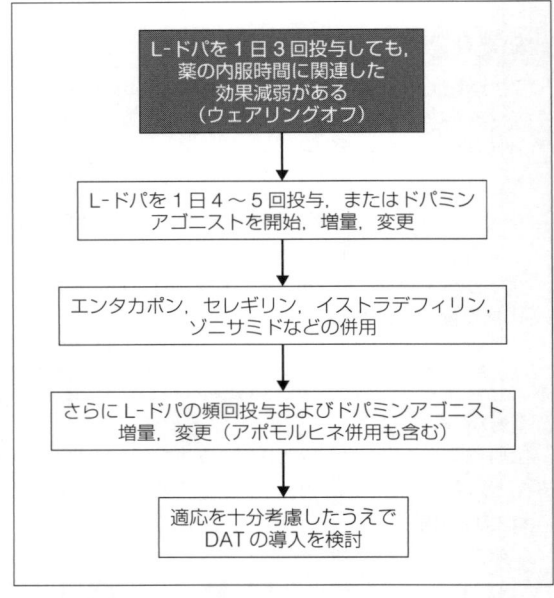

図8　治療アルゴリズム
〈出典：日本神経学会　監修，パーキンソン病診療ガイドライン2018，p.125，医学書院，2018 一部改変〉

　no-on は L-ドパを服用しても効果が見られないもの，delayed on は効果発現に時間を要するもので，L-ドパの消化管からの吸収障害が主な原因である．L-ドパは小腸上部で吸収され，腸管および脳血液関門ではアミノ酸トランスポーターにより能動輸送される．そのため，胃排出時間の遅延，アミノ酸大量摂取などにより，吸収遅延や吸収量低下が起こる．これに対し，L-ドパの空腹時服用，懸濁液服用，1回服用量の増量が有用である．また，消化管運動促進のため，ドンペリドン，モサプリドを併用する.

（3）off-period ジストニア（早朝ジストニア）の治療

　抗パーキンソン病薬の効果が低下したときに見られる．早朝に発現することが多いが（早朝ジストニア），日中の off 時にも現れる．下腿と足に強い持続性の筋収縮が起こり，歩行が障害され，痛みを伴うことが多い．早朝ジストニアには，睡眠前にドパミン作動薬を服用するか，起床前に　ドパを服用する．日中の off-period ジストニアの対応は wearing-off 現象の治療に準じて行う（図 9）

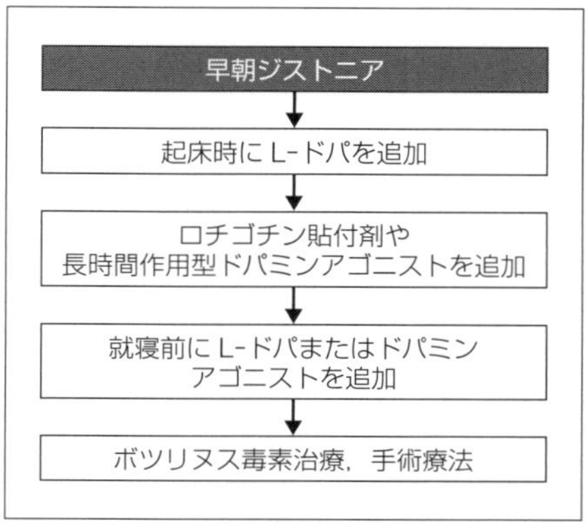

（4）ジスキネジアの治療（図 10）

　L-ドパで誘発されるジスキネジアには L-ドパの血中濃度ピーク値が高すぎる場合に見られる peak-dose ジスキネジアと血中濃度が上昇する途中と下降する途中で起こる diphasic dyskinesia がある．peak-dose ジスキネジアの対応として，まず L-ドパの 1 回量を減量し投与回数を増やすことにより，血中濃度と脳内濃度のピークを下げる．実際には 1 回量を 50 ～ 80％減量し，服用回数を 4 ～ 8 回/日とする．イストラデフィリン，MAOB 阻害薬，エンタカポンを併用している場合，減量を中止する．

　これで不十分な場合，さらに L-ドパの 1 日量を減量し，不足分をドパミン作動薬の追加・増量で補う．アマンタジンの投与も有効である．diphasic dyskinesia の治療は難しく，治療法や治療手順は確立されていないが，以下の手順が推奨されている．まず，投与されているエンタカポンを中止する．次に L-ドパの 1 回量を維持または減量して服用回数を増やす．効果不十分ならば L-ドパの 1 回量を増量して服用回数を減らし，ジスキネジアの出現時間を予測しやすくすることにより，計画的な生活管理を行う．

図 9　早朝ジストニアの治療アルゴリズム
〈出典：日本神経学会　監修，パーキンソン病診療ガイドライン 2018，p.186，医学書院，2018〉

神経・筋 疾患編

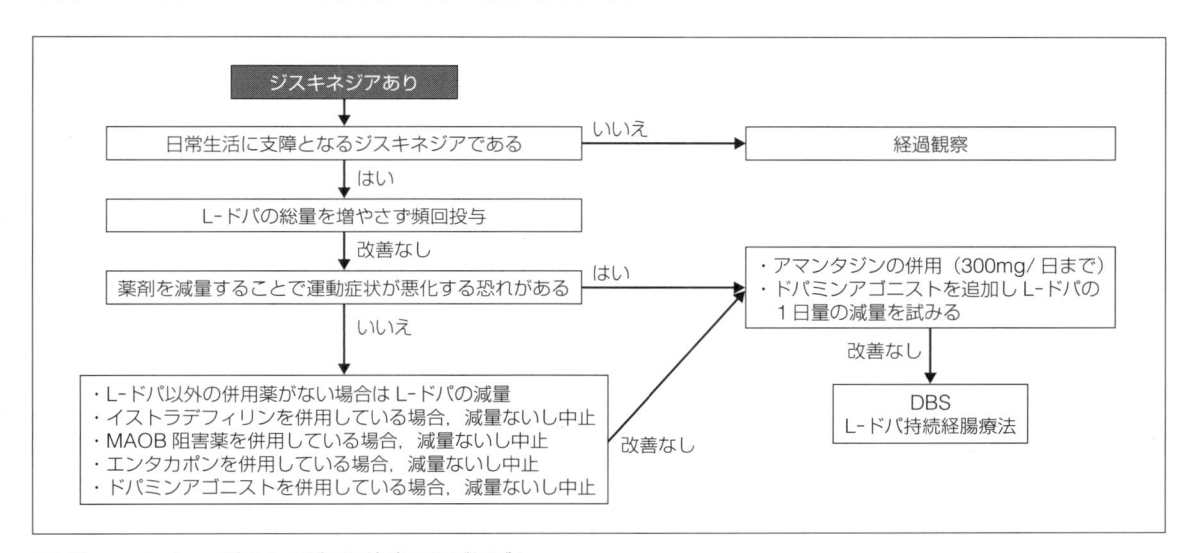

図 10　peak-dose ジスキネジアの治療アルゴリズム
〈出典：日本神経学会　監修，パーキンソン病診療ガイドライン 2018，p.179，医学書院，2018〉

（5）すくみ足の治療（図 11）

　すくみ足は，運動症状の無動に分類される．歩き始めの一歩が出ない，方向転換しようとするときに足が進められないなどの現象で，病期の進んだ患者でしばしば見られる．wearing-off 現象の off 時に出現するすくみ足と on 時に出現するすくみ足を区別する．前者は wearing-off 現象の治療を行うことで軽減するが，後者にはドロキシドパを追加する．すくみ足以外にほかの運動症候（無動，筋強剛）が残っている場合，抗パーキンソン病薬の増量を行う．また，音刺激や視覚刺激のキューの活用などが勧められる．

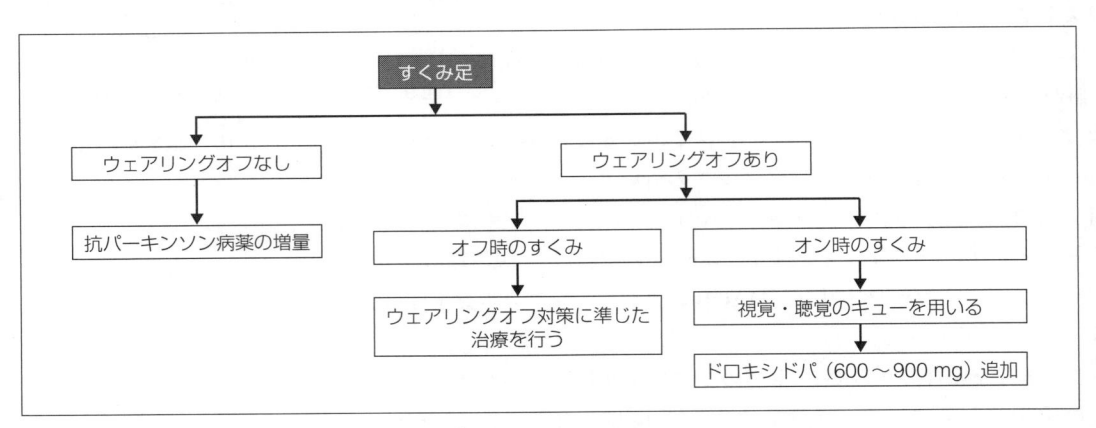

図 11　すくみ足の治療アルゴリズム
〈出典：日本神経学会　監修，パーキンソン病診療ガイドライン 2018，p.189，医学書院，2018〉

処方例

59 歳女性．若年性 PD 重度（Hoehn & Yahr の重症度分類Ⅳ）
①〜⑨を併用処方する．
① L−ドパ・カルビドパ配合錠徐放錠 50 mg　1 回 1 錠（1 日 4 錠）1 日 4 回　毎食後・寝る前
② プラミペキソール塩酸塩錠 0.5 mg　1 回 1 錠（1 日 3 錠）
③ ロピニロール塩酸塩錠 1 mg　1 回 1 錠（1 日 3 錠）
④ エンタカポン錠 100 mg　1 回 1 錠（1 日 3 錠）1 日 3 回　毎食後
⑤ アマンタジン塩酸塩錠 50 mg　1 回 1 錠（1 日 2 錠）
⑥ ビペリデン塩酸塩錠 2 mg　1 回 1 錠（1 日 2 錠）1 日 2 回　朝夕食後
⑦ イストラデフィリン錠 20 mg　1 回 1 錠（1 日 1 錠）
⑧ ゾニサミド錠 25 mg　1 回 2 錠（1 日 2 錠）1 日 1 回　朝食後
⑨ クエチアピンフマル酸塩錠 25 mg　1 回 1 錠（1 日 1 錠）1 日 1 回　夕食後

商品名
L−ドパ・カルビドパ配合錠：メネシット，ネオドパストン
プラミペキソール：ビ・シフロール
ロピニロール：レキップ
エンタカポン：コムタン
アマンタジン：シンメトレル
ビペリデン：アキネトン
イストラデフィリン：ノウリアスト
ゾニサミド：エクセグラン
クエチアピン：セロクエル

処方解説◆評価のポイント

■処方目的
　処方薬①②③⑤⑥：線条体のドパミン濃度（または割合）を上昇させパーキンソン症状を改善
　処方薬④⑦：L−ドパ製剤との併用による日内変動（wearing-off）の改善
　処方薬⑧：L−ドパ含有製剤に他の抗パーキンソン病薬を使用しても十分に効果が得られないパーキンソン病
　処方薬⑨：ドパミン作用による幻覚・妄想の改善

■主な禁忌症

処方薬①：p.141 の処方例処方薬①参照

処方薬②③⑦⑧：妊婦または妊娠している可能性のある婦人

処方薬④：悪性症候群，横紋筋融解症

処方薬⑤：透析を必要とするような重篤な腎障害，妊婦または妊娠している可能
　　　　　性のある婦人処方薬

⑥：緑内障，重症筋無力症

処方薬⑦：重度の肝障害

処方薬⑨：糖尿病

■効果のモニタリングポイント

処方薬①～⑧：パーキンソン症状の改善（p.141 の処方例処方薬①②④参照）

処方薬④⑦：パーキンソン症状改善効果の持続時間の延長（off 時間の測定）

処方薬⑨：幻覚・妄想の軽減

■副作用のモニタリングポイント

処方薬①～⑧：処方 1 処方薬①②④⑤参照

処方薬②③：突発性睡眠※1

処方薬②⑤：腎機能※2

処方薬④⑦：肝機能※3

処方薬④：着色尿（代謝物が赤褐色），貧血

処方薬⑦：CYP3A4 阻害薬併用で血中濃度が上昇する可能性あり

処方薬⑧⑨：眠気

▶▶▶留意事項

※1　自動車の運転，機械の操作，高所作業等危険を伴う作業に従事させない．

※2　C_{cr} クレアチニンクリアランス：腎排泄型薬物であり，添付文書に C_{cr} に応じた投与方法，投与間隔の目安あり（＝CL_{cr}）

※3　肝障害で血中濃度が上昇する可能性あり

服薬指導

❶ ドパミン作用による副作用

　抗パーキンソン病薬の多くは消化器症状，神経症状，精神症状，循環器症状などが発現することがある〔処方例（初期から中期患者）の処方解説「副作用のモニタリングポイント」（p.142）参照〕．

❷ 自己判断の服薬中止は危険である

　服薬を突然に中止した場合，まず，振戦，筋強剛などの錐体外路症状と自律神経症状（発汗，流涎，尿閉，頻脈など）が出現し，体温調節機構の失調から高熱を発生する．さらに重症化すると意識障害が起こり，腎不全，呼吸不全などを併発すると死に至ることもある悪性症候群を発症する可能性があるため，自己判断で中止しないこと．

❸ 自己判断で服薬量，服薬時間を調節しない

　抗パーキンソン病薬は，効果を容易に自覚することができる．効果を持続させるために服薬量を増やしたり，服薬時間を早めたりすると，一時的にドパミン過剰状態になり副作用が発現しやすくなる．また，副作用の心配などから少量しか服薬しないと十分な効果が得られず，症状がさらに悪化する可能性がある．効果や副作用で気になることがあれば，医師や薬剤師に相談すること．

表13　抗パーキンソン病薬の注意すべき副作用

医薬品分類		医薬品名	注意すべき副作用	注意点・対処法
ドパミン作動薬	麦角系	ペルゴリド カベルゴリン ブロモクリプチン	心臓弁膜症	日常診療で心不全症状の確認を行ったり，定期的に心雑音の聴診を行い，6〜12か月ごとの心エコー検査を行う必要がある．
	非麦角系	タリペキソール プラミペキソール ロピニロール	突発的睡眠	車の運転は適さない．
抗コリン薬		トリヘキシフェニジル，ビペリデンなど	記銘力障害をはじめとした認知機能の低下	特に高齢者は注意．
その他		アマンタジン	下肢などに現れる浮腫や網状皮斑	
		セレギリン	セロトニン症候群	向精神薬などに併用禁忌の医薬品がある． ・警告・禁忌：三環系抗うつ薬 ・禁忌：SSRI，SNRI セレギリン服用中の場合，四環系抗うつ薬を使用する．

❹ 併用すると病気の症状を悪化させる薬がある

　他科受診や他の薬を服薬する場合は，パーキンソン病の治療を受けていることを医師や薬剤師に伝えること．胃酸を中和するような胃薬は，L-ドパの吸収を悪くすることがある．薬物の注意すべき副作用を**表13**に挙げる．

●引用文献

［1］Fahn S, Elton RL, and the member of the UPDRS development committee, unified Parkinson's desease rating scale in recent development in Parkinson's disease, edited by Fahn S, Marsden CD, Goldstein M, et al., Macmillan, New York, pp.153–163, 1987

認知症

学習のポイント

主な臨床症状

1. 中核症状：記憶障害と認知機能障害（失語・失認・失行・実行機能障害）など
2. 周辺症状（BPSD）
   1) 行動症状：身体的攻撃性，徘徊，不穏，焦燥，不適切な行動，叫声，罵声，無気力，喚声，繰り返しの質問，つきまとうなど
   2) 心理症状：妄想，幻覚，抑うつ，誤認，不眠，不安など

主な治療薬

1. アルツハイマー型認知症の中核症状に対してアセチルコリンエステラーゼ（AChE）阻害薬のドネペジル，ガランタミン，リバスチグミンとN-メチル-D-アスパラギン酸（NMDA）受容体阻害薬のメマンチンが使用されている．
2. レビー小体型認知症の中核症状には，ドネペジルが適応される．
3. BPSDのせん妄，幻覚・妄想，焦燥感などには，主に定型および非定型抗精神病薬が使用される．

概要

認知症（dementia）とは，正常に発達した知的機能が，後天的な脳の障害によって持続性に低下し，社会的生活や日常生活に支障をきたすようになった状態をいう．「国際疾病分類第10版（ICD-10）」の定義では「通常，慢性あるいは進行性の脳疾患によって生じ，記憶，思考，見当識，理解，計算，学習，言語，判断など多数の高次脳機能の障害からなる症候群」であるとされている．

認知症の中心をなすのは，中核症状と呼ばれる記憶障害[注1]と認知機能障害（失語・失認・失行・実行機能障害）である．また，周辺症状と呼ばれる行動・心理症状（BPSD）が一定の割合で見られる．認知症と認知症様症状を示す疾患には種々の疾患がある（表1）．わが国では認知症としてアルツハイマー型認知症が最も多く，次いでレビー小体型認知症（DLB），血管性認知症（VaD）の頻度が高い．また，認知機能低下を誘発しやすい薬物も多く報告されている（表2）．

表1　認知症の主な原因疾患

> ① アルツハイマー病（アルツハイマー型認知症の原因疾患）
> ② びまん症レビー小体病（レビー小体型認知症の原因疾患）
> ③ 脳血管障害（血管性認知症の原因疾患）
> ④ 前頭側頭葉変性症（前頭側頭型認知症の原因疾患）
> ⑤ その他
> 　慢性硬膜下血腫（手術で治療可能）
> 　正常圧水頭症（手術で治療可能）
> 　脳腫瘍，脳炎，神経変性疾患，薬物中毒，欠乏症，代謝異常など

注1：記憶機能は「記銘」，「保持」，「追想（想起）」の3段階から成り立つとされている．記憶の障害は，大きくは，記銘の障害と追想の障害とに分けられる．

Word ▶ BPSD
behavioral and psychological symptoms of dementia

Word ▶ DLB
dimentia with Lewy bodies

Word ▶ VaD
vascular dementia

● 疫学 ●

わが国の認知症の有病率は，70歳代で5%，80歳代で20%，85歳以上では30%といわれている．アルツハイマー病（AD）は認知症の基礎疾患としては最も多く，4～6割を占めている．加齢とともに有病率は増加し，65歳以上の人口の2～4%程度，80歳以上の人口の20%前後がADを有するとされている．性別を比較すると女

性に多い疾患である．また，常染色体性優性遺伝で早期発症する家族性 AD が知られている．AD の危険因子として，加齢，第 19 染色体上のアポリポタンパク質 E の ε_4 遺伝子多型，頭部外傷の既往などがある．

Word ▶ AD
Alzheimer disease

表2　認知機能低下を誘発しやすい主な薬物

①向精神薬，抗うつ薬，入眠剤，ベンゾジアゼピン系薬物など
②抗てんかん薬（フェノバルビタール，フェニトインなど）
③抗パーキンソン病薬〔アマンタジン，L-ドパ（レボドパ），抗コリン薬，ドパミン作動薬〕
④抗潰瘍薬（シメチジンなどの H_2 受容体遮断薬）
⑤抗腫瘍薬（メトトレキサート，カモフール，テガフールなど）
⑥その他
　副腎皮質ステロイド薬，鎮痛薬，ジギタリス製剤，抗結核薬，β 受容体遮断薬，経口糖尿病薬，
　インスリンなど

臨床症状

認知症の症状には，中核症状と周辺症状とがある（図1）．

① 中核症状

すべての認知症に認められる認知機能障害のことであり，病期の進行とともに増悪，初期には近時記憶を中心とした記憶障害が認められ，しだいに見当識障害や失語，失行，失認が見られるようになる．認知機能障害の増悪に伴い，ADL の自立度が低下し介助が必要な状態となる．

② 周辺症状（BPSD）

BPSD は，行動症状と心理症状の2つに分けられる．行動症状には，身体的攻撃性，徘徊，不穏，焦燥，不適切な行動，叫声，罵声，無気力，喚声，繰り返しの質問，つきまとうな

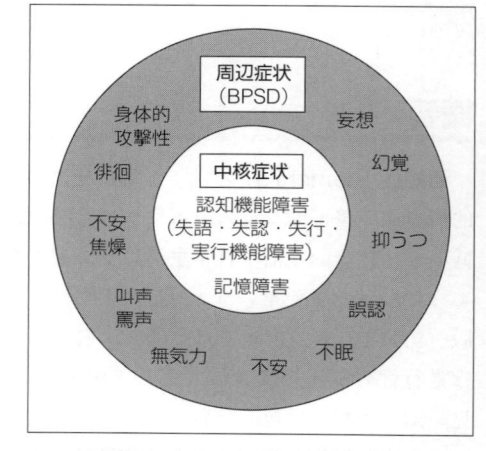

図1　認知症の中核症状と周辺症状

どがある．また，心理症状には，妄想，幻覚，抑うつ，誤認，不眠，不安などがある．行動症状で多く認められるのは無気力・無為であり，現場では「何もせずにぼーっとしている」「まわりに関心がなくなった」などといわれることが多い．心理症状では妄想，特に被盗妄想が多く見られる．その出現の基盤には認知機能の低下があり，周囲の家族や介護者との関係も大きく影響する．ケアや対応の工夫など非薬物療法が重要であるが，妄想に基づく問題行動が頻発する場合には，薬物療法の適応となる．

③ 臨床経過

初期には物忘れに始まる認知機能障害が認められ，病期とともに進行する．中期以降より自立度の低下が認められ，介助が必要な状態となる．後期には言語機能が著しく低下し，意思の疎通が困難となる．また，運動機能障害も認め

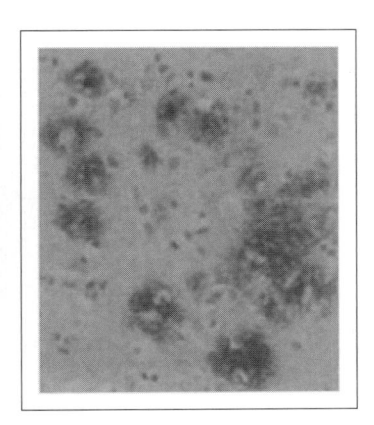

図2 Aβの沈着（老人斑）

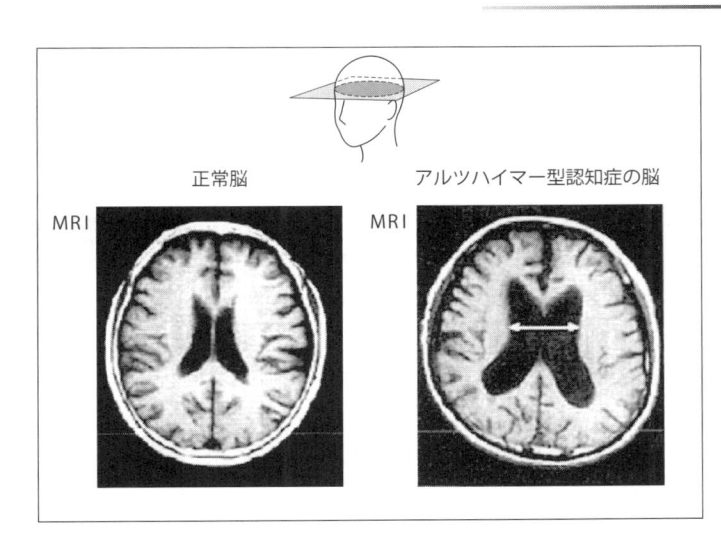

正常脳　　　　　アルツハイマー型認知症の脳

MRI　　　　　　　　MRI

図3　アルツハイマー型認知症の MRI 画像（大脳皮質の萎縮と脳室の拡大）

〈画像提供：日本医科大学　北村　伸〉

表3　アルツハイマー型認知症の病期

病期	特徴
第1期	近時記憶障害（初期は遅延再生障害．新しい記憶から古い記憶へとしだいに障害） 見当識障害（初期は時間の見当識障害） 実行機能低下，計算障害，意欲低下
第2期	失語，失行，失認，徘徊，無関心，幻覚・妄想，失禁，クリューバー・ビューシー（Klüver-Bucy）症候群
第3期	失外套症候群，寝たきり

られ，歩行・起座が困難となり，寝たきりとなることが多い．BPSD は妄想や抑うつなど初期から認められるものも多いが，中期には不穏や不眠，誤認が多く認められる．介護負担は病期の進行とともに増大する．

❹ 主な認知症の特徴

（1）アルツハイマー型認知症

　AD は進行性の認知機能低下を引き起こし，**アミロイドβタンパク質（Aβ）**が細胞外で蓄積して形成される大脳皮質および皮質下灰白質における老人斑（**図2**），異常にリン酸化した**タウタンパク質**が神経細胞内で蓄積することで起こる神経原線維変化を特徴とする．一般的に大脳皮質が萎縮し脳室は拡大する（**図3**）．大脳のグルコース利用が低下し，頭頂葉，側頭葉皮質，前頭前野皮質における血流も低下する．アセチルコリンの低下が著明で，コリンアセチルトランスフェラーゼ（CAT）活性の低下が見られる．

　アルツハイマー型認知症の症状と徴候はほかの認知症と類似しており，初期，中期，後期に分けられ（**表3**），短期記憶の喪失（**近時記憶障害**）が特徴的である．本症は徐々に進行するが，長期間にわたり進行しないこともある．中期以降には行動障害（徘徊，興奮，わめきなど）がよく見られる．

(2) 血管性認知症（VaD）

　VaD は，びまん性または局所性脳梗塞に起因する急性ないし慢性の認知機能低下であり，脳血管障害に関連した認知症の総称である．男性に多く見られ，血管系危険因子（高血圧，糖尿病，脂質異常症，喫煙など）を有する人，および過去に数回脳卒中を経験している人ではより多発する（図4）．多くの患者は，VaD と AD を併発している．

(3) レビー小体型認知症（DLB）

　DLB は，変動する認知障害，パーキンソニズム，繰り返す具体的な幻視，うつ症状，妄想，アパシー（無気力）などの特徴的な症候を示す．初期には，うつ症状などの精神症状が目立つことが多い．

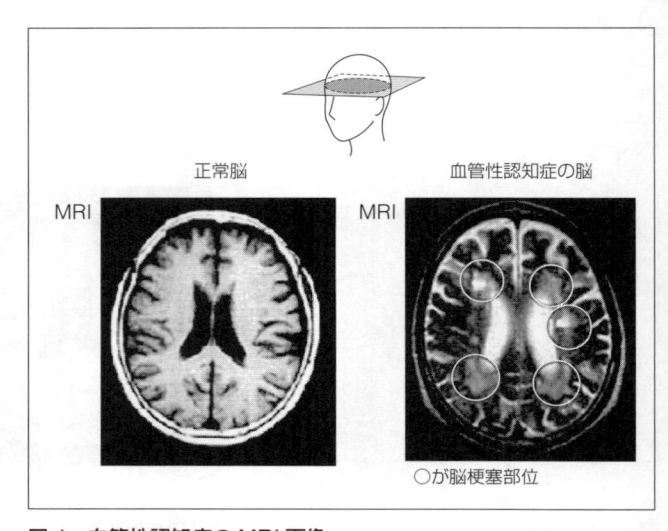

図 4　血管性認知症の MRI 画像
〈画像提供：東京医科大学病院老年病科　羽生春夫〉

診断

❶ 診断基準

　認知症を診断するにあたり，病歴，現症，身体所見，神経心理検査，血液検査，画像検査などで鑑別診断を行う．また単純 CT または MRI による検査が推奨される．せん妄，健忘・精神遅滞，うつ病（偽性認知症），詐病・虚偽性障害，薬物誘起性障害などの鑑別を行う（表4，表5）．認知症診断の流れを図5に示す．

　アルツハイマー型認知症の初期には正常老化，うつ病，せん妄との鑑別が必要である（表6）．アルツハイマー型認知症の臨床診断には数種類の診断基準が使用されているが，米国精神医学会による「精神疾患の診断・統計マニュアル改訂第4版（DSM- Ⅳ）」（表7）が推奨されている．また評価尺度は，脳血管性認知症との区別に有用である．代表的な VaD の臨床診断基準には，WHO の「国際疾病分類第 10 版（ICD-10)」などがある（表8）．

　最近では，早期診断が注目され，加齢による認知機能低下と認知症との境界線が明瞭になり，認知症の前駆状態として**軽度認知障害（MCI）**の概念が広まっている．

表 4　せん妄と認知症の鑑別

	せん妄	認知症
発症	急激	緩徐
初期症状	錯覚，幻覚，妄想，興奮	記憶力低下
日内変動	夜間や夕刻に悪化	変化に乏しい
持続	数日～数週間	永続的
身体疾患	合併していることが多い	時にあり
薬物の関与	しばしばあり	なし
現状の関与	関与することが多い	なし

Word ▶ MCI
mild cognitive impairment

❷ 病態聴取

　家族や介護者から詳細な病歴を聴取することは，認知症の診断において最も重要である．初発の症状と時期，現在までの進行，その変化や動揺性，大まかな認知機能の変化を確認する．また，運動機能障害の有無についても経過を含

表2　認知機能低下を誘発しやすい主な薬物

	うつ状態（偽性認知症）	認知症
発症	発症の日時はある程度明確	発症は緩徐なことが多い.
経過	発症後，症状は急速に進行し，日内・日差変動を認める.	経過は一般に緩徐で，変動が少なく，一般に進行性
持続	数時間〜数週間	永続的
物忘れの訴え	強調する.	自覚ないこともある.
自己評価	自分の能力低下を嘆く.	自分の能力低下を隠す.
言語理解・会話	困難でない.	困難である.
答え方	質問に「わからない」と答える.	誤った答え，作話やつじつまを合わせようとする.
症状の内容	最近の記憶も昔の記憶も同様に障害	昔の記憶より最近の記憶の障害が目立つ.

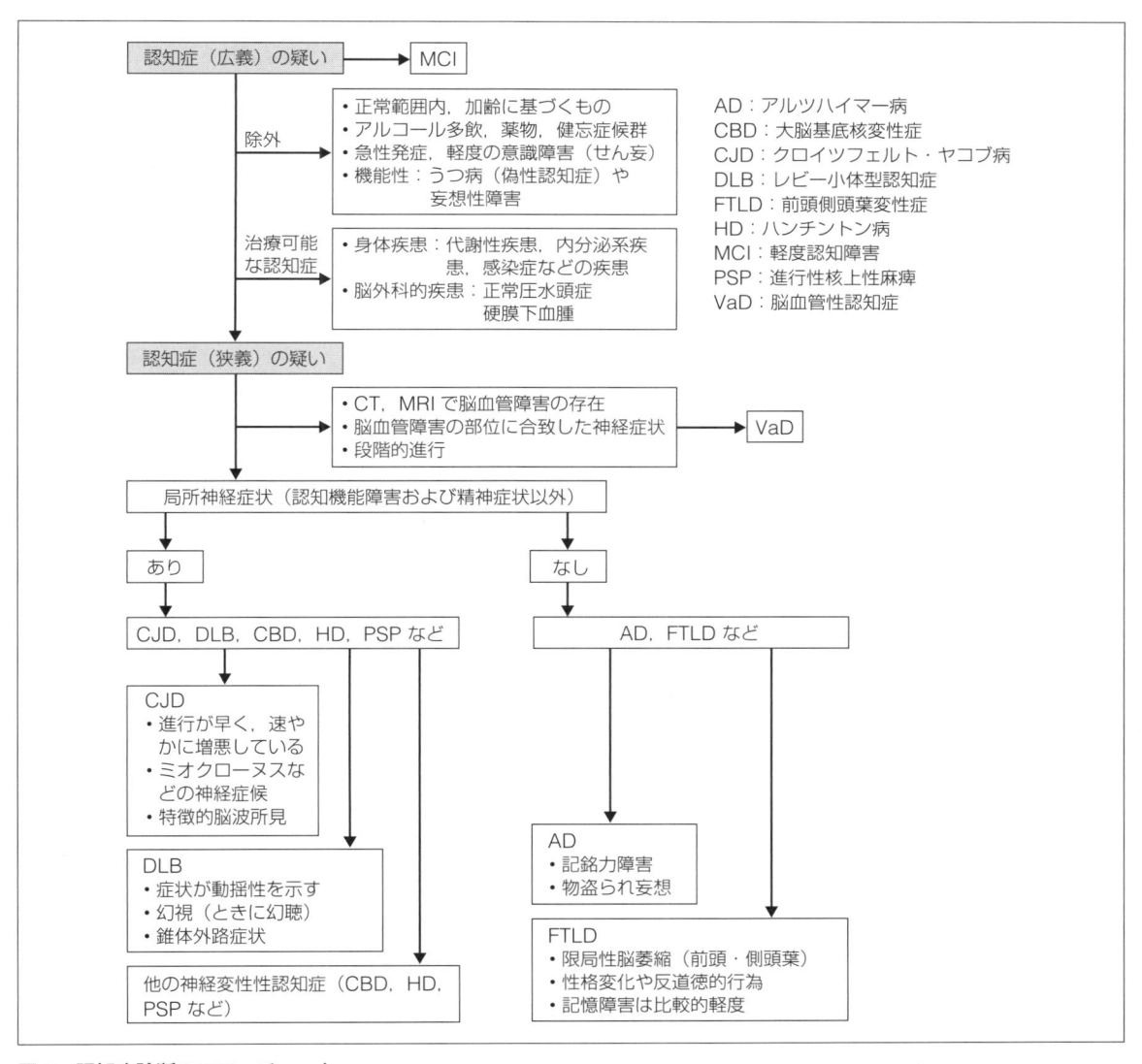

図5　認知症診断のフローチャート

〈出典：日本神経学会　監修，「認知症疾患治療ガイドライン」作成合同委員会　編集，認知症疾患治療ガイドライン 2010，p.45，医学書院，2010〉

表6　アルツハイマー型認知症と良性老人性健忘の鑑別

AD	良性老人性健忘
①記憶全般の障害	①出来事の一部を忘れる．
②初期には遅延再生障害見当識障害を伴う（初期は特に時間の見当識が認められる）．	②見当識障害はない．
③記憶だけでなく，すべての認知機能障害がある．	③判断・思考などのほかの認知機能障害はない．
④症状が進行する．	④症状は進行しない．
⑤物忘れを自覚しない（病識がない）．	⑤物忘れを自覚している（病識がある）．
⑥日常生活に支障がある．	⑥程度が軽く日常生活に支障がない．
⑦妄想，特に物盗られ妄想が多い．	⑦妄想がない．

表7　アルツハイマー型認知症の診断基準（DSM–Ⅳ）

A	以下の両方により明らかにされる多彩な認知障害の発現 ①記憶障害（新しい情報を学習したり，以前に学習した情報を想起する能力の障害） ②以下の認知障害の1つ以上 　a）失語，b）失行，c）失認，d）遂行機能障害（計画を立てる，組織化する，順序立てる，抽象化することの障害）
B	基準A①およびA②の認知障害はそのおのおのが社会的または職業的機能の著しい障害を引き起こし，病前の機能水準からの著しい低下を示す．
C	経過は緩やかな発症と持続的な認知機能の低下により特徴づけられる．
D	基準A①およびA②の認知障害は以下のいずれによるものでもない． ①記憶や認知に進行性の欠損を引き起こす中枢神経系疾患（例：脳血管性疾患，Parkinson病，Huntington病，硬膜下血腫，正常圧水頭症，脳腫瘍） ②認知症を引き起こすことが知られている全身性疾患（例：甲状腺機能低下症，ビタミンB_{12}または葉酸欠乏症，ニコチン酸欠乏症，高カルシウム血症，神経梅毒，HIV感染症） ③物質誘発性の疾患
E	その障害はせん妄の経過中にのみ現れるものではない．
F	その障害は大うつ病性障害，統合失調症など精神病ではうまく説明されない．

〈出典：髙橋三郎，他　訳，DSM-Ⅳ 精神疾患の診断・統計マニュアル，p.155–156，医学書院，1996〉

表8　VaDの診断基準の要約（ICD–10）

A	認知症がある． 認知機能障害は不均一あるいはまだら状で記憶力や知的能力低下があるが，病識や判断力は比較的よく保たれる．
B	突然発症，階段的な憎悪，局所的神経徴候など
C	CTあるいは最終的に病理によって確認
D	特徴的な症候 高血圧，頸動脈雑音，一過性のうつ気分，情動不安定，再発する梗塞により生じる一過性の意識混濁やせん妄 人格は比較的よく保たれているが，無感情，抑制欠如，自己中心性，妄想的態度，易刺激性，病前性格先鋭化などの人格変化が認められることもある．

〈出典：日本神経学会　監修，「認知症疾患治療ガイドライン」作成合同委員会　編集，認知症疾患治療ガイドライン 2010，p.252，医学書院，2010〉

めて確認する．詳細な病歴聴取によって大まかな診断が得られる（**表9，表10**）．
経過中の BPSD についても情報を得る．妄想や興奮，抑うつ，昼夜逆転など
の介護上問題となっている症状（積極的に治療が必要な症状）について確認す
る．せん妄などが見られる場合には，基礎疾患や内服薬の情報を得る．

表9 認知症でよく見られる症状

①置き忘れが多い. よく探しものをしている. ②物忘れがひどく, ものを頼んでもすぐ忘れる. ③しまった場所を忘れてしまい, 盗まれたといって騒ぐ. ④よく道に迷う. ⑤同じ物を何度も買う. 勘定を間違える. ⑥月日や時間をしばしば間違える. ⑦会社でミスが多くなったと注意される. ⑧以前に比べて性格が変わった. ⑨身なりがだらしなくなる. ⑩邪推がひどくなった（夫が浮気しているなどという）. ⑪献立を考え, 買い物をし, 料理をつくったりすることができなくなる.

表10 疾患別による認知症状の特徴

主な疾患	特徴
アルツハイマー病	物忘れが始まり, 緩徐に進行
レビー小体型認知症	パーキンソン症状, 物忘れ, 幻視
前頭側頭型認知症	性格変化や常同行為などが目立つ.
血管性認知症	運動機能障害, 脳梗塞後から抑うつ, 物忘れ
進行性核上性麻痺	パーキンソン症状, 性格変化, 眼球運動障害
正常圧水頭症 慢性硬膜下血腫	急激な認知症の増悪, 歩行障害, 尿失禁

❸ 検査

　簡便なスクリーニングテストとして, ミニメンタルステート検査（MMSE）（図6）や改訂長谷川式簡易知能評価スケール（HDS-R）（図7）などがある（表11）. MMSE は感度, 特異度, 利便性の高い検査で, 見当識, 記銘力, 注意・計算, 言語機能, 口頭命令動作, 図形模写などの認知機能を簡便に評価できる. ただし, 認知症の診断には複数の検査を組み合わせることが望ましい.

Word▶MMSE
Mini-Mental State Examination

Word▶HDS-R
Hasegawa dementia rating scale-reviced

治療

　認知症の治療には, 正確な診断が重要である. 治療可能な認知症（甲状腺機能低下症や代謝異常, 感染性疾患など）は原因疾患の治療を最優先とする.

　また, 硬膜下血腫, 脳腫瘍, 正常圧水頭症などでは脳外科的治療が必要である. 神経変性疾患・血管障害による認知症は, 現在の医療では根治的治療は困難であり, 原因疾患により症状の特徴, 経過などが異なるため, それぞれに適した治療, 対応が必要となる.

　認知症では, 薬物療法を開始する前に適切なケアやリハビリテーションの介入を考慮しなければならない. リハビリテーションは, 認知機能や生活能力, QOL の向上を目的とし, ケアは生活障害を改善することを目的とする. また, 薬物療法では, 認知機能の向上や BPSD の低減を目標に行う.

		質問内容	回　答	得　点
1（5点）		今年は何年ですか	年	
		いまの季節は何ですか		
		今日は何曜日ですか	曜日	
		今日は何月何日ですか	月	
			日	
2（5点）		ここは何県ですか		
		ここは何市ですか		
		ここは何病院ですか		
		ここは何階ですか		
		ここは何地方ですか（例：関東地方）		
3（3点）		物品名3個（相互に無関係） 検者は物の名前を秒間に1個ずついう．その後，被検者に繰り返させる． 正答1個につき1点を与える．3個すべていうまで繰り返す（6回まで）． 何回繰り返したかを記せ　＿　回		
4（5点）		100から順に7を引く（5回まで）．あるいは「フジノヤマ」を逆唱させる．		
5（3点）		3で提示した物品名を再度復唱させる．		
6（2点）		（時計を見せながら）これは何ですか （鉛筆を見せながら）これは何ですか		
7（1点）		次の文章を繰り返す． 「みんなで，力を合わせて綱を引きます」		
8（3点）		（3段階の命令） 「右手にこの紙を持ってください」 「それを半分に折りたたんでください」 「机の上に置いてください」		
9（1点）		（次の文章を読んで，その指示に従ってください） 「眼を閉じなさい」		
10（1点）		（何か文章を書いてください）		
11（1点）		（次の図形を書いてください）		
			合計得点	

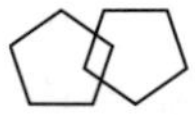

［注］合計30点．23点以下は認知症の疑い．

図 6　Mini-Mental State Examination（MMSE）
〈出典：Folstein M.F., Folstein S.E., McHugh P.R.J., Psvchiatr Res., 12:189–198, 1975〉

　治療においては，リハビリテーションや環境整備，介護者の心理教育，対応・ケアの工夫などの非薬物療法が重要である．療養環境や介護の質を高めることにより，認知機能障害や認知症の進行を抑制し，BPSD の軽減が認められることも多い（**表 12**）．非薬物療法では，主に認知，刺激，行動，感情に焦点を当てたアプローチがなされている．代表的なものとして，バリデーション療法，リアリティオリエンテーション，回想法，音楽療法，運動療法などがある．

治療薬

　中核症状と BPSD を改善する治療薬の大きく 2 種類に分けられる．

1	お歳はいくつですか？（2年までの誤差は正解）			
2	今日は何年の何月何日ですか？　何曜日ですか？ （年月日，曜日が正解でそれぞれ1点ずつ）	年 月 日 曜日		0　1 0　1 0　1 0　1
3	私たちが今いるところはどこですか？（自発的にでれば2点，5秒おいて，家ですか？　病院ですか？　施設ですか？　のなかから正しい選択をすれば1点）		0	1　2
4	これから言う3つの言葉を言ってみてください． あとでまた聞きますのでよく覚えておいてください． （以下の系列のいずれか1つで，採用した系列に○印をつけておく） 1：a）桜　b）猫　c）電車　　2：a）梅　b）犬　c）自動車			0　1 0　1 0　1
5	100から7を順番に引いてください（100－7は？ それからまた7を引くと？　と質問する．最初の答が不正解の場合，打ち切る）．	(93) (86)		0　1 0　1
6	私がこれから言う数字を逆から言ってください（6-8-2，3-5-2-9を逆に言ってもらう．3桁逆唱に失敗したら打ち切る）．	2-8-6 9-2-5-3		0　1 0　1
7	先ほど覚えてもらった言葉をもう一度言ってみてください（自発的に回答があれば各2点，もし回答がない場合以下のヒントを与え正解であれば1点）． a）植物　b）動物　c）乗り物		a：0　1　2 b：0　1　2 c：0　1　2	
8	これから5つの品物をみせます．それを隠しますのでなにがあったか言ってください．（時計，鍵，タバコ，ペン，硬貨など必ず相互に無関係なもの）．		0　1　2 3　4　5	
9	知っている野菜の名前をできるだけ多く言ってください（答えた野菜の名前を右欄に記入する．途中で詰まり，約10秒間待っても答えない場合にはそこで打ち切る）． 0～5=0点，6=1点，7=2点，8=3点，9=4点，10=5点			0　1　2 3　4　5
満点：30点		合計得点		

図7　改訂長谷川式簡易知能評価スケール（HDS-R）
〈出典：加藤伸司・長谷川和夫，他，老年精神医学雑誌，2:1339–1347, 1991〉

❶ 中核症状の治療薬

　わが国では現在，アルツハイマー型認知症の中核症状に対してアセチルコリンエステラーゼ（AChE）阻害薬のドネペジル，ガランタミン，リバスチグミンと N-メチル-D-アスパラギン酸（NMDA）受容体阻害薬のメマンチンが使用されている（表13）．

　ドネペジルは AChE 阻害作用が強く，リバスチグミンは AChE とブチリルコリンエステラーゼ（BuChE）の両方を阻害し，ガランタミンは AChE 阻害作用のほかにニコチン性 ACh 受容体の作用を増強するという特徴がある（図8）．また，メマンチンは NMDA 受容体阻害薬（図8）で正常な神経伝達を阻害せず，グルタミン酸の神経興奮毒性による神経細胞傷害に対して保護作用を示すという特徴がある．

❷ BPSD の治療薬

　BPSD の主な治療薬と適応について表14 に示す．BPSD のせん妄，幻覚・妄想，焦燥感などには，定型および非定型抗精神病薬が使用される．ベンズアミド系のチアプリドも非定型抗精神病薬に比較すると，副作用の面から使用しやすい．また，幻覚・妄想，焦燥感には神経興奮を抑制する目的で漢方薬の抑肝散がよく使用され，有用性のエビデンスも高い．

抑肝散：ヨクカンサン

表 11　代表的な認知症に関連する評価スケール

評価対象	評価法	概要
①認知機能	• 改訂長谷川式簡易知能評価スケール（HDS-R）	• 簡便に実施できる. • わが国で広く用いられている. • 前頭葉性認知症（血管性認知症，前頭側頭葉変性症，パーキンソン病）のスクリーニングに適している.
	• ミニメンタルステート検査（MMSE）	• 短時間で簡便に実施できる. • 国際的に広く用いられている. • アルツハイマー型認知症のスクリーニングに適している.
	• アルツハイマー病評価スケール認知機能下位検査-日本語版（ADAS-Jcog）	• アルツハイマー型認知症患者に対するコリン作動薬による認知機能変化の評価を目的に開発された ADAS の一部である. • 抗認知症薬の薬効評価で用いられることが多い.
	• 臨床認知症評価法-日本版（CDR-J）	• 国際的に広く用いられている認知症の重症度評価法である. • 患者本人でなくとも，患者の状態に精通した人への聞き取り，またはトレーニングを受けた臨床心理士などの専門家が全般的に評価することで判定できる.
	• Functional Assessment Staging（FAST）	• 国際的に広く用いられているアルツハイマー型認知症の重症度を評価するスケールである. • 日常の行動観察から評価する.
②記憶機能	• リバーミード行動記憶検査（RBMT）	• 日常記憶の障害を検出し，さらに記憶障害に対する治療による変化を調べる目的で開発された.
	• ウェクスラー記憶検査改訂版（WMS-R）	• 国際的に広く用いられている記憶検査である. • 臨床心理士が実施する.
③日常生活動作（ADL）	• バーセルインデックス	• 日常生活動作のうち，食事，歩行，トイレ動作などの基本的な ADL（basic ADL）の能力を測定する.
	• Lawton の手段的日常生活動作（IADL）尺度	• ADL のうち，電話の使い方，買物，服薬管理等の手段的日常生活動作（instrumental ADL：IADL）の能力を測定する.
BPSD	• Behave-AD	• アルツハイマー型認知症の行動・心理症状の重症度を評価する. • 介護者からの聞き取りに基づいて評価する.
	• NPI	• 介護者からの聞き取りに基づき，医師や臨床心理士が評価する.
⑤介護者の介護負担感	• Zarit 介護負担尺度日本語版（J-ZBI）	• 介護者の介護負担を評価する. • 国際的に広く用いられている.
⑥うつ	• GDS	• 自記式で高齢者が適した項目となっている.

　抑うつ症状には，抗うつ薬の SSRI や SNRI が使用されるが，CYP 阻害作用の少ない**セルトラリン**が比較的使用しやすい.

薬物療法

❶ 中核症状の治療

　アルツハイマー型認知症や DLB の中核症状に対して，AChE 阻害薬が推奨されている. 効果のある例では，病期進行をある程度抑制することができるとされ，認知機能の改善，日常における自発性や ADL の改善が認められる. アルツハイマー型認知症には AChE 阻害薬のドネペジル，ガランタミン，リバスチグミン，NMDA 受容体阻害薬のメマンチンが有効である. また，DLB に

表 12 認知症高齢者ケアの原則

①なじみの人間関係（仲間）をつくって，安心・安住させる．
②高齢者の心や言動を受容・理解し，信頼・依存関係をつくる．
③高齢者の心身の動きやペースやレベルに合わせ，よい交流を！
④ふさわしい状況を与え，隠れた能力（手続き記憶）の発揮を！
⑤ 理屈による説得よりも共感的納得をはかり自覚言動を促す．
⑥よい刺激を絶えず与え，情意の活性化と生きがいを得させる．
⑦孤独の放置や安易に寝たきりにしない．廃用性筋力低下を防ぐ．
⑧高齢者は変化に弱いので急激な変化を避ける．また変化するものほど忘れやすいので，変化させずパターン化して教える．
⑨高齢者のよい点を認めよい付き合いをして，生き方の援助を！
⑩高齢者は過去と未来がないので，"今"の安住を常にはかり，時間の観念がないので日課を与え順序・時間づけを得させる．

〈出典：室伏君士 著，痴呆老人への対応と介護，金剛出版，1998 より引用改変〉

表 13 アルツハイマー型認知症治療薬の特徴

医薬品	ドネペジル	ガランタミン	リバスチグミン	メマンチン
構造式				
作用	・AChE 阻害	・AChE 阻害 ・ニコチン性 ACh 受容体作用増強	・AChE 阻害 ・BuChE 阻害	・NMDA 受容体阻害
適応	軽度〜高度	軽度〜中等度	軽度〜中等度	中等度〜高度
剤形	錠・OD 錠・細粒・シロップ・ゼリー・OD フィルム	錠	貼付	錠
用量（mg/日）	3〜10	8〜32	4.5〜18	5〜20
用法（回/日）	1	2	1	1
半減期	70〜80	5〜7	10	55〜71
代謝・排泄	肝 CYP2A6，CYP3A4	肝 CYP2D6	腎	腎

注）ドネペジル OD フィルムは，AD のみ適応．その他の剤形は DLB も適応．

はリバスチグミン（国内未承認）とドネペジルの有効性が報告されていたが，2014 年にドネペジルが世界で初めてわが国で適応が認められた．

ドネペジルは軽度から高度まで，ガランタミン，リバスチグミンは軽度から中等度に使用される．メマンチンは，中等度から高度まで使用され，AChE 阻害薬との併用も可能である．

AChE 阻害薬の主な副作用としては，悪心・嘔吐，食欲不振，下痢などの消化器症状がある．ドネペジルはこのような副作用の発現を抑えるため，1 日 1 回 3 mg から開始し，1〜2 週間後に 5 mg に増量する．高度のアルツハイマー型認知症では 10 mg まで増量するのが原則である（**表 15**）．ほかの AChE 阻害薬も同様な用法である．また，リバスチグミンは貼付剤として開発され，副

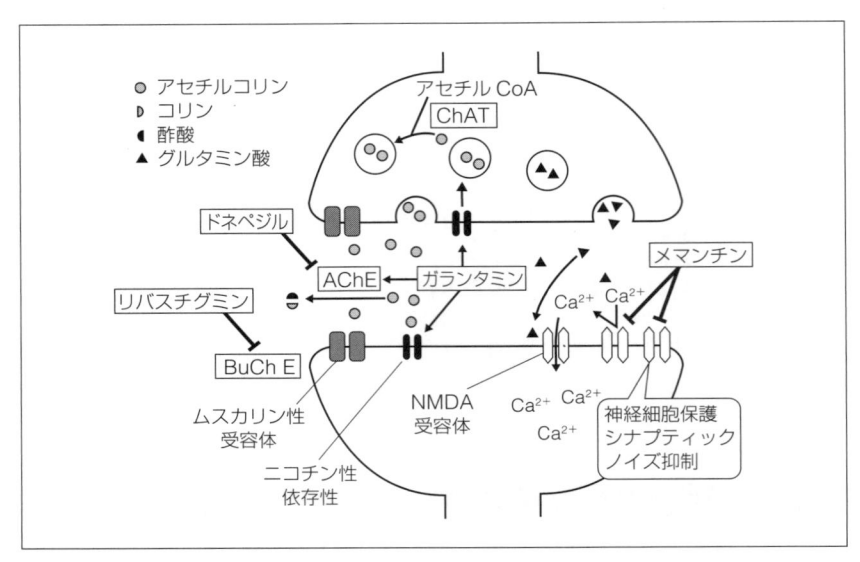

図8　アルツハイマー型認知症治療薬の作用機序

表14　BPSD の主な治療薬

分類		医薬品	せん妄	幻覚妄想	不安焦燥	徘徊多動	抑うつ
定型抗精神病薬	ブチロフェノン系	ハロペリドール	○	○	○	○	
	フェノチアジン系	クロルプロマジン					
非定型抗精神病薬		リスペリドン，クエチアピン，オランザピン，ペロスピロン	○	○	○	○	
ベンズアミド系抗精神病薬		スルピリド，チアプリド		○			○
抗うつ薬	SSRI	パロキセチン，フルボキサミン，セルトラリン					○
	SNRI	ミルナシプラン					○
抗てんかん薬		バルプロ酸，カルバマゼピン			○	○	
漢方薬		抑肝散		○	○		

表15　アルツハイマー型認知症治療薬の用法・用量

医薬品	服用方法	重症度	開始時	増量時
ドネペジル	1日1回経口	軽度，中等度	3mg/日	3mg/日を1〜2週間投与後，5mg/日に増量
		高度		3mg/日を1〜2週間投与後，5mg/日に増量．さらに，5mg/日を4週間投与後，10mg/日に増量
ガランタミン	1日2回経口	軽度，中等度	8mg/日	8mg/日を4週間投与後，16mg/日に増量．症状に応じて，変更前の用量で4週間以上投与後，増量（最大24mg/日）
リバスチグミン	1日1回貼付	軽度，中等度	4.5mg/日	4週間ごとに4.5mg/日ずつ増量し，維持量として18mg/日
メマンチン	1日1回経口	中等度，高度	5mg/日	1週間ごとに5mg/日ずつ増量し，維持量として20mg/日

作用の軽減と服薬アドヒアランスの向上が期待されている．

　メマンチンは，副作用の頻度が低く，1週間ごとに5 mg/日ずつ増量することにより，浮動性めまい，頭痛などの副作用を抑制できる．

処方例

81歳女性．軽度のアルツハイマー型認知症
①ガランタミン臭化水素酸塩錠8 mg　1回1錠（1日2錠）1日2回
　朝夕食後　14日分

商品名
ガランタミン：レミニール

処方解説◆評価のポイント

■処方目的
　処方薬①：アルツハイマー型認知症における認知症症状の進行抑制
■主な禁忌症
　処方薬①：本剤の成分に対し過敏症のある患者
■効果のモニタリングポイント
　処方薬①：代表的な認知症の評価スケール（表11）を用いて，認知症状およびその他の症状が進行していないことを確認する．また，患者・家族への問診から日常生活の変化を聞き取り評価する．
■副作用のモニタリングポイント
　処方薬①：〈重大な副作用〉
　　　　　　失神，徐脈，心ブロック（房室ブロック），QT延長，急性汎発性発疹性膿疱症，肝炎，横紋筋融解症
　　　　　　〈頻度の高い副作用〉
　　　　　　悪心・嘔吐，下痢，食欲不振，食欲減退，頭痛

---

❷ BPSDの治療

　認知症に伴うBPSDは，患者の生活史，性格傾向，環境により左右され，認知障害の程度と相関しない．BPSDのコントロールは，患者・介護者の負担の軽減のためにも重要である．BPSDに対する薬物治療は，ほんとうに必要であるかを十分検討し，まずは非薬物療法で対応し，それでも治療困難な場合には薬物療法を試みる．原則として少量から始め，多剤併用をできる限り避け，増量や薬物変更については慎重に対応する．特に高齢者では，薬物投与に注意が必要である．

　2005年，米国食品医薬品局（FDA）がオランザピン，クエチアピン，リスペリドンなどの非定型抗精神薬を高齢認知症患者に投与した場合，プラセボに比較して心血管系イベントによる死亡率が1.6〜1.7倍高いことを警告した．さらに，定型抗精神病薬の危険性も報告されており，BPSDに対し抗精神薬は慎重に投与する必要がある．

Word▶FDA
U.S. Department of Health and Human Services

処方例

60歳女性．BPSDを伴う重度アルツハイマー型認知症
①〜③を併用処方する．

商品名
メマンチン：メマリー
ドネペジル：アリセプト
クエチアピン：セロクエル

①メマンチン塩酸塩錠 20 mg　1回1錠（1日1錠）1日1回　寝前　14日分

②ドネペジル塩酸塩錠 10 mg　1回1錠（1日1錠）1日1回　朝食後　14日分

③クエチアピンフマル酸塩錠 25mg　1回2錠（1日6錠）1日3回　朝昼夕食後　14日分

処方解説◆評価のポイント

■処方目的

処方薬①②：アルツハイマー型認知症における認知症症状の進行抑制

処方薬③：BPSD であるせん妄，幻覚症状，不安・焦燥，徘徊・多動の改善（適応外使用）[*1]

■主な禁忌症

処方薬①：本剤の成分に対し過敏症の既往歴のある患者

処方薬②：本剤の成分またはピペリジン誘導体[注1)] に対し過敏症の既往歴のある患者

処方薬③：昏睡状態の患者[*2]，バルビツール酸誘導体などの中枢神経抑制剤の強い影響下にある患者[*3]，本剤の成分に対し過敏症の既往歴のある患者，糖尿病の患者，糖尿病の既往歴のある患者

■効果のモニタリングポイント

処方薬①②③：処方例（p.159）の効果のモニタリングポイント参照

■副作用のモニタリングポイント

処方薬①：〈重大な副作用〉

　　痙攣，失神，精神症状，肝機能障害，黄疸，横紋筋融解症[*4]

　　〈頻度の高い副作用〉

　　めまい，頭痛，肝機能異常，便秘，食欲不振，血圧上昇，血糖値上昇，転倒，浮腫，体重減少，CK 上昇

処方薬②：〈重大な副作用〉

　　QT 延長，心室頻拍（torsades de pointes を含む），心室細動，洞不全症候群[注2)]，洞停止，高度徐脈[注3)]，心ブロック（房室ブロック），失神，心筋梗塞，心不全，消化性潰瘍，消化管出血[注4)]，十二指腸潰瘍穿孔，筋性防御[注5)]，反跳痛[注6)]，肝炎，肝機能障害，黄疸，脳性発作，脳出血，脳血管障害，錐体外路障害，ジスキネジア[*5]，ジストニア[*6]，振戦，不随意運動，歩行異常，姿勢異常，言語障害，悪性症候群[注7)]，横紋筋融解症[*7]，呼吸困難，急性膵炎，急性腎不全，血小板減少

　　〈頻度の高い副作用〉

　　食欲不振，悪心・嘔吐，下痢

処方薬③：〈重大な副作用〉

　　高血糖，糖尿病性ケトアシドーシス，糖尿病性昏睡，低血糖，悪性症候群，横紋筋融解症[*8]，痙攣，無顆粒球症，白血球減少，肝機能障害，黄疸，麻痺性イレウス[*9]，遅発性ジスキネジア[*10]，肺塞栓症，深部静脈血栓症

　　〈頻度の高い副作用〉

　　不眠，易刺激性，神経過敏，傾眠，不安，AST・ALT・LDH・γ-GTP 上昇，便秘，高血糖，T4 減少，プロラクチン上昇，コレステロール増加，CK 上昇，倦怠感，体重増加

▶▶▶留意事項

[*1] AD 患者に非定型抗精神病薬を用いると心血管系イベントによる死亡率が増加することがあるため，慎重に使用する.

[*2] 昏睡状態を悪化させるおそれがある.

[*3] 中枢神経抑制作用が増強される.

[*4] 横紋筋融解症による急性腎不全にも注意.

[*5] 口周部などの不随意運動など.

[*6] 眼球の上転または固定，口，舌，顎，顔面，頸部，躯幹，四肢の一部または全部の強直，捻転（舌が口から出る，体が横に傾く）

[*7] 横紋筋融解症による急性腎不全にも注意.

[*8] 横紋筋融解症による急性腎不全にも注意.

[*9] 腸管麻痺（食欲不振，悪心，著しい便秘，腹部膨満あるいは弛緩，腸内容物のうっ滞）から麻痺性イレウスに移行することがある.

[*10] 口周部などの不随意運動など.

注1) 構造中にピペリジン基を有する医薬品：抗ヒスタミン薬（シプロヘプタジン，ケトチフェンなど），抗精神病薬（ハロペリドール，リスペリドンなど），筋弛緩薬（エペリゾンなど），抗不整脈薬（フレカイニド，ピルメノールなど），ドンペリドン，ジピリダモール

注2) 心電図異常（60 回/分未満の脈拍数低下，P 波脱落）

注3) 60 回/分未満の脈拍数低下

注4) 吐血（コーヒー様残渣），下血（タール便）

注5) 腹部の触診で探知される腹筋の病的な緊張亢進

注6) 圧迫，特に腹部圧迫を急に取り除いたときに感じる仏痛

注7) 発熱，意識障害，無動緘黙（akinetic mutism，無動無言），強度の筋強剛（rigidity，固縮，硬直），嚥下困難，頻脈，血圧の変動，発汗

服薬指導

❶ 認知症治療薬は認知症を治す薬ではなく，進行を遅らせる薬である

認知症治療薬は，一時的に症状の改善が認められることもあるが，認知症を治す薬ではなく進行を遅らせる薬であるため，認知症症状は緩徐に進行する．症状が改善しないからといって，自己判断で服薬を中断しないこと．

❷ 家族や介護者による服薬管理が必要である

認知症患者は記憶力の低下，見当識障害，認知能力の低下から病識がない，服用意義が理解できない，服用薬があることを忘れてしまうなど，服薬コンプライアンスの維持が困難である．そのため，確実に薬効を得るために，家族や介護者が服薬管理を行い，用法・用量通りに服用すること．

❸ 自己判断で用法・用量を変更しない

服用開始初期の副作用予防のために少量から開始する薬物や有効治療量に至るまでに漸増する薬物があるため，自己判断で用法・用量を変更せず，指示通り服用すること．また，服薬を中断すると急激に症状が進行するため，自己判断で中止しないこと．

❹ 車の運転など危険を伴う作業は避ける

通常，中等度および高度アルツハイマー型認知症では，車の運転などの操作能力が低下することがある．さらに，認知症治療薬には，副作用にめまい，ふらつき，立ちくらみなどの副作用が出現することがあるため，車の運転など，危険を伴う機械の操作は避けること．

❺ その他の説明事項

- 記憶訓練，reality orientation，音楽療法，回想法などの認知症に対する非薬物療法により，残存機能の維持，コミュニケーションの向上，情緒の安定，意欲が向上するといわれており，薬物療法開始後も継続すべきである．
- 認知症患者の介護者における身体的・精神的負担は大きいため，地域包括支援センターや訪問介護，訪問医療，デイサービスなどの社会的支援を活用する．
- 将来起こりうる認知症の症状（徘徊，昼夜逆転，妄想，幻覚など）とその対応方法を理解しておく．

●引用文献

[1] 日本神経学会　監修，「認知症疾患治療ガイドライン」作成合同委員会　編集，認知症疾患治療ガイドライン 2010，医学書院，2010
[2] 山口　徹　監修，福井次矢，他　編集，今日の治療指針 2014 年版，医学書院，2014

Word▶AST
アスパラギン酸アミノ基転移酵素（aspartate transaminase）

Word▶ALT
アラニンアミノ基転移酵素（alanine transaminase）

Word▶ALP
アラニンアミノ基転移酵素（alanine transaminase）

Word▶CK（CPK）
クレアチンキナーゼ（creatine kinase）

Word▶LDH
乳酸脱水素酵素（lactate dehydrogenase）

Word▶γ-GTP
ガンマグルタミルトランスフェラーゼ（γ-glutamyltransferase）

神経・筋 疾患編

頭　痛

主な臨床症状

1 片頭痛

反復する頭痛発作で，発作は 4 ～ 72 時間持続する．片側性，拍動性の頭痛で日常的な動作により痛みが増悪する．

2 緊張型頭痛

両側性の締め付けられるような，押さえ付けられるような痛みで，日常生活動作で痛みの増強はない．

3 群発頭痛

片側の眼窩周辺から前頭部，側頭部にかけての激しい頭痛が特徴で，痛みと同側の流涙，結膜充血，鼻閉，鼻漏などを伴う．男性に多い．

主な治療薬

1 片頭痛

1）急性期治療（頓挫療法）

・トリプタン製剤〈スマトリプタン，ゾルミトリプタン，エレトリプタン，リザトリプタン，ナラトリプタン〉

・エルゴタミン製剤

・非ステロイド性抗炎症薬（NSAIDs）

2）予防治療

・カルシウム拮抗薬〈ロメリジン〉

・β受容体遮断薬〈プロプラノロール〉

・抗てんかん薬〈バルプロ酸〉

・抗セロトニン薬〈ジメトチアジン〉

2 緊張型頭痛

1）NSAIDs

2）抗不安薬〈エチゾラム〉

3 群発頭痛

スマトリプタン皮下注射

概要

　頭痛（headache）は，頭頸部に限局する痛みの自覚症状で，日常の診療上，最も多く見られる症状の 1 つである．

　国際頭痛学会における「国際頭痛分類第 2 版（ICHD-Ⅱ）」では，頭痛そのものが疾患であるものを**一次性頭痛**という．片頭痛，緊張型頭痛，群発頭痛，薬物乱用頭痛などが代表的である．一方，器質的疾患に伴って起こる頭痛を**二次性頭痛**（くも膜下出血や高血圧など脳あるいは身体的原因のある頭痛）という（図 1）．

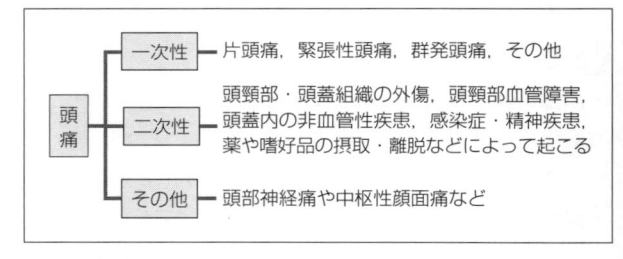

図 1　頭痛の分類

〈出典：日本神経学会 / 日本頭痛学会　監修，慢性頭痛の診療ガイドライン作成委員会　編集，慢性頭痛の診療ガイドライン 2013，p.3，医学書院，2013 を参考に作成〉

● 疫学 ●

　わが国における片頭痛と緊張型頭痛の有病率は，それぞれ 8.4％と 1.5％である．このうち片頭痛（**女性が多い**）では全体の 74％，緊張型頭痛では 40％が日常生活に支障をきたしている．外来初診患者のうち 10％近くが頭痛を主訴としている．うち片頭痛が 10％，緊張型頭痛が 45％，群発頭痛が 1.5％で一次性頭痛が 60％を占め，頭蓋内の器質性病変，髄膜炎，脳炎によるものは 1.5％とされている．

表1 一次性頭痛の特徴

	片頭痛	緊張型頭痛	群発頭痛
男・女比	1：4	4：6	5：1
周期性	月経と関連	連続	連続
持続時間	4～72 時間	反復性：30 分～7 日 慢性：3 か月以上にわたり 15 日/月，180 日/年以上	15～180 分
偏在性	60％が一側	両側性	厳密に一側性
頭痛の程度	中等度～重度	軽度～中等度	重度～極度
日常動作	支障が大きい	支障が少ない	支障がある
随伴症状	悪心・嘔吐，光・音過敏，前兆	肩こり，頸部筋緊張，めまい感	結膜充血，流涙，鼻閉，発汗（前頭部・顔面），縮瞳，眼瞼下垂，眼瞼浮腫，不穏
誘　因	月経，肩こり，ストレス，睡眠不足，過眠，光，騒音	精神的・肉体的ストレス	アルコール
遺　伝	片親が片頭痛の場合：子孫は 50%	多少あり	5%

臨床症状

　一次性頭痛には，おのおのの特徴がある（表1）．

❶ 片頭痛

　男性に比べて女性での発症率のほうが高い．一般に若い女性に多く，加齢とともに発作の頻度は減少する傾向がある．反復する頭痛発作で，発作は 4～72 時間持続する．片側性，拍動性の頭痛で，日常的な動作により頭痛が増悪することが特徴的である．随伴症状として，悪心・嘔吐や光過敏・音過敏を伴うことが多い．しかし，症状として両側性や非拍動性の場合もあるので診断には注意が必要である．

　日常診療では主に「前兆のない片頭痛」と「前兆のある片頭痛」に分けられる．前兆（aura）は神経症状の複合体であり，ほとんどは閃輝暗点[注1]などの視覚障害である．前兆は 5～60 分で，その後，頭痛が起こる．

　痛みは，頭蓋内血管の拡張と血管周囲の炎症に起因すると考えられている．現在，片頭痛の原因として，「三叉神経血管説」が有力である（図2）．三叉神経が何らかの原因で刺激され，血管作動性のニューロペプチドである**サブスタンス P（SP）**，**ニューロキニン A（NKA）**，**カルシトニン遺伝子関連ペプチド（CGRP）** などが遊離され神経原性炎症が生じる．この神経原性炎症は，感覚神経の痛覚閾値を低下させるとともに，支配血管拡張や血漿タンパク質の漏出および肥満細胞の脱顆粒などを引き起こす．これにより三叉神経では順行性と逆行性の伝導が生じる．順行性伝導は三叉神経核に至り，悪心や嘔吐を引き起こし，さらに視床，大脳皮質に伝わり痛みを起こす．一方，逆行性伝導はさらに末梢の三叉神経で血管作動性のニューロペプチドの放出を助長するという説である．

注1：視野の一部から視覚異常が半側の視野全体に約 20～30 分かけて広がり，辺縁が明るく輝くジグザグ模様が拡延していく．

Word SP
substance P

Word NKA
neurokinin A

Word CGRP
calcitonin gene-related peptide

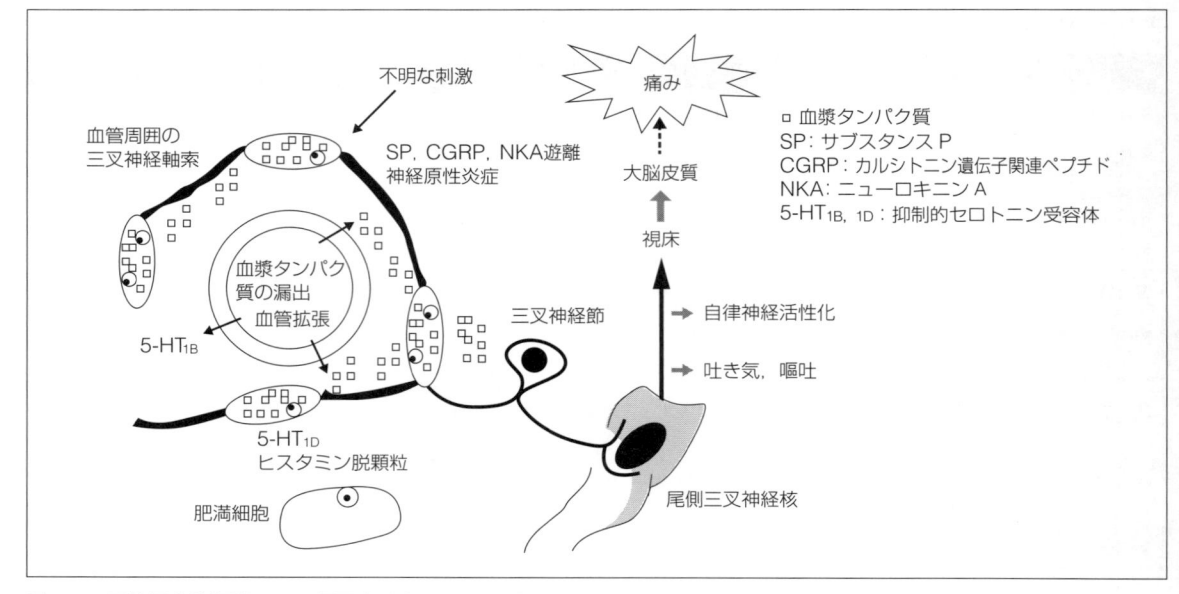

図2　三叉神経血管仮説による偏頭痛発症のメカニズム
〈出典：Moskowitz MA, Ann Neurol. 16:157–168, 1984 より改変〉

❷ 緊張型頭痛

　最も有病率の高い頭痛で，両側性の締め付けられるような，押さえ付けられるような痛みを訴える．頭痛の程度は軽～中等度で，日常生活動作で痛みの増強はなく，通常は悪心・嘔吐はなく，光過敏や音過敏は，あってもどちらか1つである．発症の原因は不明な点が多く，末梢性の要因としては筋緊張の亢進による痛みへの過敏反応が考えられる．

❸ 群発頭痛

　群発頭痛の発症年齢は通常 30 ～ 40 歳代，男性における有病は女性の 3 ～ 7 倍である．片側（一側）の眼窩周辺から前頭部，側頭部にかけての激しい頭痛が特徴で，痛みと同側の流涙，結膜充血，鼻閉，鼻漏などを伴う．数週から数か月の期間，群発的に出現し夜間・睡眠中に起こりやすい．群発期には，発作は定期的に起こり，アルコールにより誘発されやすい．

診断

❶ 一次性・二次性頭痛の鑑別

　初診時に診断上重要なことは，二次性頭痛との鑑別で，危険なくも膜下出血や脳腫瘍などの頭蓋内器質性病変を見逃さないことである．

　「急に頭痛が始まった」「いつもの頭痛と違う」「50 歳を過ぎて初めて発症した」「痛みや頻度が増えている」と訴える患者や，他の疾患（がん，免疫不全，精神疾患など）をもつ患者などは，二次性頭痛の可能性があるので CT，髄液検査などを行い頭痛の原因を早急に明らかにする必要がある（**表2**）．

一次性頭痛の診断で重要なのは，頭痛が日常生活や活動（仕事，家事，社会活動）に支障を及ぼす程度である．支障が大きい場合は片頭痛か慢性連日性頭痛，少ない場合は緊張型頭痛が考えられる．また，支障度の大きい頭痛で月16日以上では慢性連日性頭痛，15日以下だと片頭痛が疑われる．慢性連日性頭痛では，1週間に何日の間薬を服用するかが問題となり，3日以上の場合は薬物乱用頭痛が疑われる（図3）.

片頭痛，緊張型頭痛，群発頭痛については，国際頭痛分類第2版に分類・診断基準が示されている.

表2　危険な二次性頭痛の簡易鑑別

発症年齢	・高齢（≦50 歳）での発症 ・小児（≧15 歳）での発症
発症期間	・短期間（<6 か月）での発症
その他の特徴	・今までと異なる痛み（超急性，経験のない症状など） ・痛みの頻度と程度の増加 ・神経脱落症状（歩行や言語障害など） ・頭頸部などに外傷がある ・他の疾患（発疹，高血圧症，感染症など）がある

〈出典：日本神経学会/日本頭痛学会　監修，慢性頭痛の診療ガイドライン作成委員会　編集，慢性頭痛の診療ガイドライン 2013, p.24, 医学書院，2013 を参考に作成〉

❷ 片頭痛

「前兆のない片頭痛」と「前兆のある片頭痛」の診断基準を**表3，表4**に示す．前兆は，閃輝暗点など視覚症状が多く，しびれ感などの感覚症状，言語障害などもある．前兆の持続時間は5〜60分以内で，引き続いて頭痛が起こる．漠然とした頭痛の予感，気分の変調などは前兆と区別して予兆とする．

❸ 緊張型頭痛

分類と診断基準を**表5**に示す．緊張型頭痛は頭痛の頻度によって稀発反復性，頻発反復性，慢性に分類される．頭痛の持続時間は，30分〜7日間で，圧迫または締め付けられるような非拍動性の痛みである．症状は軽度〜中等度

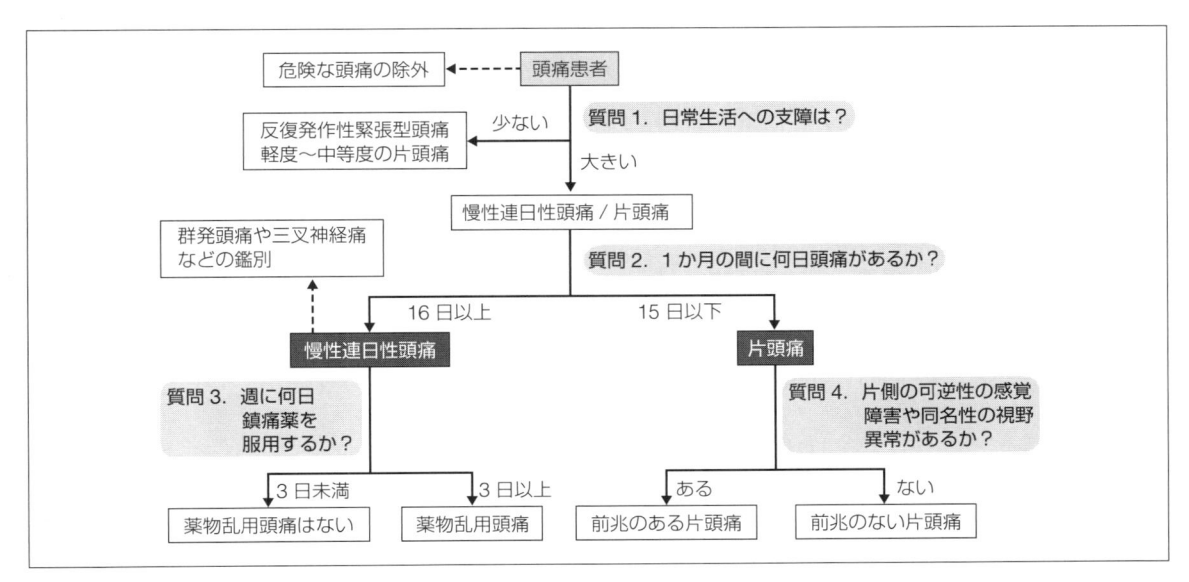

図3　慢性頭痛の簡易診断アルゴリズム
〔Dowson AJ, Bradford S, Lipscombe S, Rees T, Sender J, Watson D, Wells C : Managing chronic headaches in the clinic Int J Clin Pract 2004 ; 58 (12) : 1142-1151.〕
〈出典：日本神経学会 / 日本頭痛学会　監修, 慢性頭痛の診療ガイドライン作成委員会　編集, 慢性頭痛の診療ガイドライン 2013, p.24, 医学書院，2013〉

表3　前兆のない片頭痛の診断基準

> A. B〜D を満たす頭痛発作が 5 回以上ある
> B. 頭痛の持続時間は 4〜72 時間（未治療もしくは治療が無効の場合）
> C. 頭痛は以下の特徴の少なくとも 2 項目を満たす
>   1. 片側性
>   2. 拍動性
>   3. 中等度〜重度の頭痛
>   4. 日常的な動作（歩行や階段昇降などの）により頭痛が増悪する，あるいは頭痛のために日常的な動作を避ける
> D. 頭痛発作中に少なくとも以下の 1 項目を満たす
>   1. 悪心または嘔吐（あるいはその両方）
>   2. 光過敏および音過敏
> E. その他の疾患によらない

〈出典：日本頭痛学会　訳，国際頭痛分類第 2 版，新訂増補日本語版，p.3，医学書院，1994 より作成〉

表4　前兆のある片頭痛の診断基準

> A. B〜D を満たす頭痛発作が 2 回以上ある
> B. 少なくとも以下の 1 項目を満たす前兆があるが，運動麻痺（脱力）は伴わない
>   1. 陽性徴候（例えばきらきらした光・点・線）および・または陰性徴候（視覚消失）を含む完全可逆性の視覚症状
>   2. 陽性徴候（チクチク感）および・または陰性徴候（感覚鈍麻）を含む完全可逆性の感覚症状
>   3. 完全可逆性の失語性言語障害
> C. 少なくとも以下の 2 項目を満たす
>   1. 同名性の視覚症状または片側性の感覚症状（あるいはその両方）
> 2. 少なくとも 1 つの前兆は 5 分以上かけて徐々に進展するかおよび・または異なる複数の前兆が引き続き 5 分以上かけて進展する
> 3. それぞれの前兆の持続時間は 5 分以上 60 以内
> D. 「前兆のない片頭痛」の診断基準 B〜D を満たす頭痛が，前兆の出現中もしくは前兆後 60 分以内に生じる
> E. その他の疾患によらない

〈出典：日本頭痛学会　訳，国際頭痛分類第 2 版，新訂増補日本語版，p.5–6，医学書院，1994 より作成〉

表5　緊張型頭痛の分類と診断基準

> A. 項目
>   2.1 稀発反復性緊張型頭痛は，1 か月に 1 日未満の頻度で生じる頭痛
>   2.2 頻発反復性緊張型頭痛は，1 か月に 1 日以上，15 日未満の頻度で生じる頭痛
>   2.3 慢性緊張型頭痛は，1 か月に 15 日以上の頻度で生じる頭痛
>   2.4 緊張型頭痛の疑いは，緊張型頭痛の診断基準を満たさず，かつ片頭痛でないものである
> B. 頭痛は 30 分〜7 日間持続する
> C. 頭痛は以下の特徴の少なくとも 2 項目を満たす
>   1. 両側性
>   2. 性状は圧迫感または締め付け感（非拍動性）
>   3. 強さは軽度〜中等度
>   4. 歩行や階段の昇降のような日常的な動作により増悪しない
> D. 以下の両方を満たす
>   1. 悪心や嘔吐はない（食欲不振を伴うことはある）
>   2. 光過敏や音過敏はあってもどちらか一方のみ
> E. その他の疾患によらない

〈出典：日本頭痛学会　訳，国際頭痛分類第 2 版，新訂増補日本語版，p.19–20，医学書院，1994 より作成〉

表6　群発頭痛の診断基準

A. B～D を満たす発作が 5 回以上ある B. 未治療で一側性の重度～きわめて重度の頭痛が，眼窩部，眼窩上部または側頭部のいずれか 1 つ以上の部位に，15～180 分間持続する C. 頭痛と同側に少なくとも以下の 1 項目を伴う 　　1. 結膜充血または流涙（あるいはその両方） 　　2. 鼻閉または鼻漏（あるいはその両方） 　　3. 眼瞼浮腫 　　4. 前頭部および顔面の発汗 　　5. 縮瞳または眼瞼下垂（あるいはその両方） 　　6. 落ち着きがない，あるいは興奮した様子 D. 発作頻度は 1 回/2 日～8 回/1 日である E. その他の疾患によらない

〈出典：日本頭痛学会　訳，国際頭痛分類第 2 版，新訂増補日本語版，p.27，医学書院，1994〉

表7　薬物乱用頭痛の診断基準

A. 頭痛は 1 か月に 15 日以上存在し，B および C を満たす B. 下記の薬物を 3 か月を超えて定期的に乱用している C. 乱用薬物の中止後，2 か月以内に頭痛消失，または以前のパターンに戻る 　　エルゴタミン乱用頭痛：1 か月に 10 日以上エルゴタミンを摂取している 　　トリプタン乱用頭痛：1 か月に 10 日以上トリプタンを摂取している（剤形は問わない） 鎮痛薬乱用頭痛：1 か月に 15 日以上単一成分の鎮痛薬を服用している 複合薬物乱用頭痛：1 か月に 10 日以上複合薬物 (複数の成分が含まれる頭痛薬，市販薬に多い) を摂取している

〈出典：日本頭痛学会　訳，国際頭痛分類第 2 版，新訂増補日本語版，p.84，医学書院，1994〉

の痛みで両側性に現れ，日常の動作によって増悪しない．

④ 群発頭痛

　診断基準を表6に示す．症状は一側性で重度～きわめて重度の頭痛が，眼窩部，眼窩上部または側頭部に起こる．1 回の頭痛持続時間は 15 ～ 180 分間で，発作頻度は 1 回/2 日～ 8 回/1 日である．結膜充血，流涙，鼻閉，鼻漏，眼瞼浮腫，縮瞳，眼瞼下垂などの自律神経症状を伴う．発作中は落ち着かず，歩き回ったりすることが多く，安静にしている片頭痛とは対照的である．

⑤ 薬物乱用頭痛

　診断基準を表7に示す．頭痛の慢性化にはさまざまな要因があるが，薬物の過剰服用が大きな原因として挙げられる．ほとんどが，発作時に服用する頭痛治療薬が原因薬物となっている．医療機関を受診せずに，自己判断で市販薬を多用している患者に多く発生している．

治療薬

① 片頭痛治療薬

　片頭痛の薬物療法には大きく分けて，頭痛発作時に使用する急性期治療（頓挫療法）と，頭痛発作の頻度や程度を減少させ，急性期治療薬の効果を高める

ための予防療法がある.

(1) 急性期治療薬

　片頭痛，緊張型頭痛，群発頭痛によって治療薬は異なる．現在，急性期治療ではトリプタン製剤（図4），エルゴタミン製剤および非ステロイド性抗炎症薬（NSAIDs）が主として用いられている（表8）.

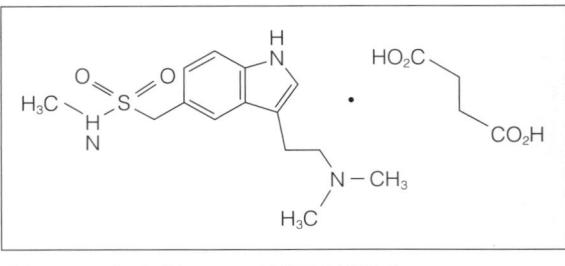

図4　スマトリプタンコハク酸塩の構造式

　トリプタン製剤は頭蓋血管に存在する$5\text{-}HT_{1B}$受容体に作用し，その血管収縮作用により片頭痛の拍動痛を鎮め，同時に三叉神経終末の$5\text{-}HT_{1D}$受容体の賦活により髄膜血管周囲の神経原性炎症の原因となる血管作動物質の放出を抑制することにより痛みを軽減する．頭痛発作の初期に用いる．副作用は，一過性の喉や頸部の締め付け感，めまいなどがある.

　一方，エルゴタミン製剤は，予兆期や前兆期の使用が有効である.

(2) 予防治療薬

　予防治療は片頭痛の発作の頻度が高く，急性期治療だけでは治療しきれない場合などに考慮される.

　現在はCa（カルシウム）拮抗薬（ロメリジン，ベラパミル），β受容体遮断薬（プロプラノロール），抗てんかん薬（バルプロ酸，トピラマート，ガバペンチン），抗セロトニン薬（ジメトチアジン），抗うつ薬（アミトリプチリン）などが用いられている．このうち，わが国で保険適用されているのはロメリジ

表8　片頭痛の急性期・予防治療薬

	分類	医薬品	用量（mg）	1日最大量（mg）
急性期治療	トリプタン製剤（5-HT₁受容体作動薬）	スマトリプタン	50（錠） 20（点鼻） 3（注）	200（錠） 40（点鼻） 6（注）
		ゾルミトリプタン	2.5	10
		エレトリプタン	20	40
		リザトリプタン	10	20
		ナラトリプタン	2.5	5
	エルゴタミン製剤	エルゴタミン配合	1〜2錠	6錠 1週間10錠
		ジヒドロエルゴタミン	3	
	NSAIDs	アスピリン	330	
		アセトアミノフェン	400	
予防治療	Ca拮抗薬	ロメリジン	10	20
	抗セロトニン薬	ジメトチアジン	60	120
	抗てんかん薬	バルプロ酸	400〜800	1000
	β受容体遮断薬	プロプラノロール	20〜30	60

ン，ジメトチアジン，バルプロ酸，プロプラノロールの4剤である．

　随伴症状として悪心・嘔吐が強い場合は，制吐薬のドンペリドン，メトクロプラミドなどを使用する．

② 緊張型頭痛治療薬

　急性期療法には，NSAIDs が有効であるが，保険適用があるのはアスピリン，アセトアミノフェン，メフェナム酸である．NSAIDs にカフェインを併用すると効果がある．また，抗不安薬のエチゾラム[注2]，筋弛緩薬もある程度有効である．

　抗うつ薬のアミトリプチリン[注3]は，エビデンスもあり汎用されている．慢性型緊張型頭痛には予防療法を併用することが望ましい．

注2：保険適用

注3：保険適用外

③ 群発頭痛治療薬

　保険適用があり，有効性が高いのは，スマトリプタン皮下注射である．スマトリプタンの点鼻液やゾルミトリプタンに保険適用はないが有効な例もある．酸素吸入（100% 酸素 7 L/分，15 分間吸入）も有効である．

　予防療法にはカルシウム拮抗薬のベラパミルやロメリジン，バルプロ酸もよく用いられている[注4]．

注4：保険適用外

薬物療法

① 片頭痛

　片頭痛の治療は薬物療法が中心であり，急性期治療と，症状発現を防ぐ予防療法がある．

（1）急性期治療（頭痛発作時の治療）

　急性期治療薬は，片頭痛発作の初期に用い，アセトアミノフェン・NSAIDs，トリプタン製剤，エルゴタミン製剤，制吐薬がある．治療薬の使い分けは，重症度に応じて選択する．軽度〜中等度例には NSAIDs を用いる（表9）．

　軽度〜中等度例でも過去にアセトアミノフェン・NSAIDs の効果がなかった場合や，中等度〜重度例にはトリプタン製剤が第一選択薬となる．トリプタ

表9　急性期治療薬として推奨度の高い NSAIDs

エビデンスレベル	保険適用	保険適用外
高	アスピリン，アセトアミノフェン*	イブプロフェン，ジクロフェナク，ナプロキセン
中	メフェナム酸	エトドラク，セレコキシブ
低	なし	ザルトプロフェン，ロルキシカムなど

＊アセトアミノフェンは NSAIDs ではない

〈出典：日本神経学会/日本頭痛学会　監修，慢性頭痛の診療ガイドライン作成委員会　編集，慢性頭痛の診療ガイドライン 2013，p.116，医学書院，2013 より作成〉

表 10　トリプタン製剤の特徴

医薬品	剤形	用量 (mg)	Tmax (hr)	$T_{1/2}$ (hr)	主な 代謝酵素	特徴
スマトリプタン	錠 点鼻液 注射 自己注射	50 20 3 3	1.8 1.3 0.21 0.18	2.2 1.87 1.46 1.71	MAO-A	• 剤形の選択肢が豊富 • 点鼻液・注射は作用発現時間が早い
ゾルミトリプタン	錠 口腔内速溶錠	2.5 2.5	3.0* 2.98*	2.4** 2.9**	CYP1A2 MAO-A	• 重度の肝機能障害には慎重投与（他の薬物は禁忌）
エレトリプタン	錠	20	1.0	3.2	CYP3A4	• 作用発現時間が早い • HIV プロテアーゼ阻害薬と併用禁忌 • CYP3A4 阻害剤と併用注意
リザトリプタン	錠 口腔内崩壊錠	10 10	1.0 1.3	1.6 1.7	MAO-A	• 作用発現時間が早い • プロプラノロールと併用禁忌
ナラトリプタン	錠	2.5	2.68	5.05	CYP1A2 2C9 2D6 2E1 3A4	• $T_{1/2}$ が最も長い • 腎クリアランスの割合が大きいため，腎機能低下時には注意が必要

＊：中央値，＊＊：平均値
〈出典：日本神経学会/日本頭痛学会　監修，慢性頭痛の診療ガイドライン作成委員会　編集，慢性頭痛の診療ガイドライン 2013，p.121，医学書院，2013 を参考に作成〉

ン製剤は患者によって効果が異なるため，各薬物の特性を理解し個々に合った薬物を選択する（**表 10**）.

　非経口トリプタン製剤（点鼻液，注射）は，重症発作や頻回の嘔吐により経口薬が困難な場合に有効である．トリプタン製剤が無効の場合にはエルゴタミン製剤が選択される．なお，エルゴタミン製剤は子宮収縮作用および血管収縮作用を有するため，妊婦には禁忌である．また，急性期の随伴症状である悪心・嘔吐に制吐薬は有効である.

処方例	軽度の頭痛発作

下記のいずれかを用いる.
①アセトアミノフェン錠　200 mg　1回2錠　頓用（妊婦・授乳婦は第一選択）
②ロキソプロフェン錠　60 mg　1回1錠　頓用など

（商品名）
アセトアミノフェン：カロナール
ロキソプロフェン：ロキソニン

処方解説◆評価のポイント

■処方目的
　処方薬①②：片頭痛発作の痛みを改善する.
■主な禁忌症
　処方薬①②共通：消化性潰瘍，重篤な血液異常，重篤な肝障害，重篤な腎障害，重篤な心機能障害，アスピリン喘息
　処方薬②：妊娠末期
■効果のモニタリングポイント
　処方薬①②：頭痛の程度の改善

■副作用のモニタリングポイント

　処方薬①②：胃腸障害[注1]，喘息発作[注2]，肝機能障害[注3]，顆粒球減少[注4]，急性腎不全[注5]

処方例 　**中等度以上の頭痛発作**

①②を併用処方する．
①ゾルミトリプタン RM 錠　2.5 mg　1回1錠　頭痛時頓用　2時間以上あけて1日2回まで
②ドンペリドン錠　10 mg　1回1錠　頓用　悪心時

処方解説◆評価のポイント

■処方目的

　処方薬①：片頭痛発作の痛みを改善する．

　処方薬②：片頭痛の随伴症状である悪心・嘔吐を軽減する．

■主な禁忌症

　処方薬①：心筋梗塞の既往歴，虚血性心疾患，異型狭心症，脳血管障害，末梢血管障害，コントロールされていない高血圧，他のトリプタン，エルゴタミンとの併用，MAO 阻害薬の併用

　処方薬②：妊婦または妊娠している可能性のある婦人，消化管出血，機械的イレウス，消化管穿孔，プロラクチン分泌性の下垂体腫瘍

■効果のモニタリングポイント

　処方薬①：頭痛の程度の改善

　処方薬②：悪心の軽減

■副作用のモニタリングポイント

　処方薬①：虚血性心疾患様症状，てんかん様発作，悪心・嘔吐，傾眠

　処方薬②：肝機能障害[注5]，錐体外路症状，めまい，眠気，乳汁分泌

処方例 　**吐き気が強く内服困難，経口薬で効果不十分な症例**

スマトリプタンキット皮下注　3 mg/シリンジ　1回1シリンジ　1日2回まで皮下注

処方解説◆評価のポイント

■処方目的

　片頭痛発作の痛みを改善する．

■主な禁忌症

　心筋梗塞の既往歴，虚血性心疾疾患，異型狭心症，脳血管障害，末梢血管障害，コントロールされていない高血圧症，重篤な肝機能障害，他のトリプタン，エルゴタミンの併用投与中の患者，MAO 阻害薬の併用

■効果のモニタリングポイント

　頭痛の程度の改善

■副作用のモニタリングポイント

　虚血性心疾患様症状，てんかん様発作，悪心・嘔吐，傾眠

注1）胃もたれ，胸やけ
注2）息苦しい，呼吸がゼーゼーしたり短くなる．
注3）皮膚や白眼が黄色くなる，強い疲労感，食欲低下，尿が茶色っぽい，かゆい，ALT・AST・γ-GTP 上昇
注4）発熱，のどの痛み
注5）むくみ，尿がでない，尿量減少，BUN・SCr 上昇

商品名
ゾルミトリプタン：ゾーミック
ドンペリドン：ナウゼリン

注5：皮膚や白眼が黄色くなる，強い疲労感，食欲低下，尿が茶色っぽい，かゆい，ALT・AST・γ-GTP 上昇

商品名
スマトリプタン：イミグラン

---

② 予防療法

片頭痛発作が月に2回以上，あるいは6日以上ある場合には，予防療法の対

象となる．さらに，急性期治療のみでは片頭痛発作による日常生活の支障がある場合，急性期治療薬が使用できない場合，永続的な神経障害をきたすおそれのある特殊な片頭痛では予防療法が勧められる．

　保険適用の予防薬は，Ca拮抗薬のロメリジン，β受容体遮断薬のプロプラノロール，抗てんかん薬のバルプロ酸，抗セロトニン薬のジメトチアジンがある．三環系抗うつ薬のアミトリプチリンは保険適用外だが，有用性が示されている．

　患者の頭痛以外の合併症を考慮したうえで，有効で副作用が少ない薬物を選択し，低用量から開始することが勧められる．

処方例

下記のいずれかを用いる．
①ロメリジン錠　5mg　1回1錠（1日2錠）1日2回
②プロプラノロール錠　10mg　1回1錠（1日2錠）1日2回
③バルプロ酸R錠　200mg　1回1錠（1日2錠）1日2回
④アミトリプチリン錠　10mg　1回1錠（1日1錠）1日1回

商品名
ロメリジン：テラナス
プロプラノロール：インデラル
バルプロ酸：デパケン
アミトリプチリン：トリプタノール

処方解説◆評価のポイント

■**処方目的**
　処方薬①②③④：片頭痛発作を予防する．
■**主な禁忌症**
　処方薬①：脳血管障害，妊婦または妊娠している可能性のある婦人
　処方薬②：心不全，気管支喘息，糖尿病ケトアシドーシス，リザトリプタンとの併用
　処方薬③：妊婦または妊娠している可能性のある婦人，肝機能障害，カルバペネム系抗菌薬との併用
　処方薬④：緑内障，心筋梗塞回復初期，前立腺疾患などで尿がでない，MAO阻害薬の併用あるいは中止して2週間以内
■**効果のモニタリングポイント**
　処方薬①②③④：・発作頻度・重症度と頭痛持続時間の軽減
　　　　　　　　　・急性期治療の反応の改善
　　　　　　　　　・生活機能の向上と生活への支障の軽減
■**副作用のモニタリングポイント**
　処方薬①：うつ，眠気，めまい
　処方薬②：うっ血性心不全，徐脈，めまい，無顆粒球症，血小板減少
　処方薬③：眠気，劇症肝炎などの肝障害，高アンモニア血症
　処方薬④：悪性症候群，セロトニン症候群，心筋梗塞，幻覚，せん妄，痙攣，無顆粒球症，口渇，便秘

---

❸ 緊張型頭痛

　緊張型頭痛の治療法には急性期治療と予防治療がある．急性期治療は薬物療法が中心で，鎮痛薬あるいはNSAIDsである．治療困難をきたす薬物乱用頭痛を引き起こすことのないよう，1週間のうち2～3日以上の使用は避けるよう注意することが重要である．

予防治療の薬物療法は，心理的ストレスや感情障害などによる疼痛抑制の観点から，抗うつ薬が中心である．特に三環系抗うつ薬のアミトリプチリンなどが勧められる．治療期間については3か月（最大6か月）を目安に判断し，継続あるいは中止を考慮する．

④ 群発頭痛

群発頭痛の発作期の治療薬はスマトリプタン皮下注を用いる．通常，1回3 mgを皮下投与し，1日6 mg（1日2回まで）を超えないこと．投与間隔は少なくとも1時間あけるようにする．予防療法の治療薬には，海外でCa拮抗薬のベラパミル360 mg/日の効果が認められているが，わが国では保険適用外である．心伝導遅延作用による徐脈や心不全の合併に注意が必要である．

服薬指導

患者によって効果は個人差があり，各薬物の特性を理解し個々に合った薬物を選択する必要がある．また，薬物の乱用を防止する観点から，自己判断による服用がないかを確認することは重要である．以下に薬物の使用方法，併用禁忌などについて注意点を挙げる．

① 薬物使用方法

- 予防療法の薬物は，効果発現に数か月程度の時間を要する．
- トリプタン製剤は，頭痛が軽度か，頭痛発作早期（発症より1時間くらいまで）に服用する．前兆期や痛みがひどくなったときの使用は効果は少ない．
- トリプタン製剤で効果不十分の場合の追加投与は，ナラトリプタン以外の経口製剤は2時間以上あけ，ナラトリプタンは4時間以上あける．
- トリプタン製剤と他のトリプタン製剤，エルゴタミン製剤，SSRIは互いに血管収縮を増強するため，24時間以上の間隔をあけてから服用する．MAO阻害薬の場合は2週間以上の間隔をあける．
- スマトリプタン在宅自己注射を導入の際は，できる限り医療機関にて患者がスマトリプタン皮下注射を受け，その効果と副作用を確認させる．光と湿気を避けて冷蔵庫には入れず室温で保管するように指導する．

② 妊娠中や授乳中の薬物の対応

- バルプロ酸は，妊娠中および妊娠中の可能性のある女性には禁忌である．
- 治療が必要な場合にはアセトアミノフェンが勧められる．
- 授乳婦がトリプタン製剤を使用した場合には，スマトリプタンは，投与後12時間，その他のトリプタンは24時間経過した後に授乳させることが望ましい．また，薬物使用前に搾乳しておけば，いつでも母乳を与えることができることも患者に説明するとよい．
- エルゴタミン製剤は，妊婦・授乳婦には禁忌である．

❸ 鎮痛薬の頻回の服用は可能な限り避ける

いずれの薬物も3か月を超える定期的乱用により薬物乱用頭痛をきたす可能性があることを説明し，注意を促す．

❹ 急性期発作中の生活指導

静かな暗い場所で休む，痛む箇所を冷却する，入浴を控えるなど

てんかん

学習のポイント

主な臨床症状

1 部分発作

1) 単純部分発作：意識障害を伴わず，脳の局在病変により不随意な反復運動，異常感覚，閃光などの症状
2) 複雑部分発作：意識障害を伴い自動症が見られる場合がある．

2 全般発作

1) 強直間代発作（大発作）：何の前兆もなく突然の意識消失とともに，全身の強直性痙攣発作が両側性に起こり，その後，関節の屈曲と伸展を交互に繰り返す間代性痙攣発作
2) 欠神発作（小発作）：学童に多く，何の前兆もなく突然に始まり，数秒間の意識消失を伴う発作
3) ミオクローヌス発作：突発的に瞬時に筋収縮を起こす発作
4) 脱力発作：姿勢保持筋の急激な緊張低下を起こす発作

3 混合性発作（代表的な難治性てんかん）

1) ウエスト（West）症候群：発作の抑制が困難で，知能障害，運動障害を伴うことが多く，ヒプスアリスミアと呼ばれる特徴的脳波が見られる.
2) レノックス－ガストー（Lennox-Gastaut）症候群：軸性強直発作，脱力発作，非定型欠神が混在して見られ，ミオクローヌス発作，強直間代発作，部分発作を伴う場合もある.

4 てんかん重積状態

発作がある程度の長さ以上に続くか，または，短い発作でも反復し，その間の意識の回復がないもの

主な治療薬

1 部分発作

1) 第一選択薬〈カルバマゼピン，ラモトリギン，レベチラセタム〉
2) 第二選択薬〈フェニトイン，ゾニサミド，バルプロ酸など〉

2 全般発作

1) 第一選択薬〈バルプロ酸〉
2) 第二選択薬
 • 欠神発作〈エトスクシミド〉
 • ミオクローヌス発作〈クロナゼパム〉
 • 強直間代発作〈ラモトリギンなど〉

3 ウエスト症候群

 第一選択薬〈副腎皮質刺激ホルモン（ACTH），ビガバトリン〉

4 レノックス-ガストー症候群

 第一選択薬〈バルプロ酸〉

5 てんかん重積状態

 第一選択薬〈ジアゼパム（静注）〉

概要

　てんかん（epilepsy）とは慢性の脳の病気で，大脳の神経細胞が過剰に興奮するために，脳の症状（発作）が反復性（2回以上）に起こるものである．WHOでは「種々の成因によってもたらされる慢性脳疾患であって，大脳皮質ニューロンの過剰な発射（てんかん発射）に由来する反復性の発作（てんかん発作）を主徴とし，変異に富んだ臨床ならびに検査所見を伴うもの」として定義されている．したがって，てんかん発作は繰り返し起こることが特徴であり，一過性の痙攣症状はてんかんに含まれない．

Word▶WHO
世界保健機関（World Health Organization）

❶ 原因

てんかんの原因はさまざまであり，原因不明の**特発性てんかん**と，脳に何らかの病変・障害がある**症候性てんかん**に分けられる．症候性てんかんの原因としては，先天性遺伝疾患，胎生期および周産期の脳障害，代謝異常，頭部外傷，脳腫瘍，脳炎，髄膜炎，脳血管障害，脳血管奇形などがある（**表1**）.

表1　てんかん発作タイプとその原因

てんかんの四大類型		発作タイプ	
		部分発作	全般発作
原因	原因不明（特発性）	特発性局在関連性てんかん	特発性全般てんかん
	腫瘍や交通事故などによる脳の器質的障害が原因（症候性）	症候性局在関連性てんかん	症候性全般てんかん

❷ 分類

表2　てんかん発作の分類と特徴

発作型	部分発作（焦点発作）		全般発作	その他
	単純部分発作	複雑部分発作		
意識障害	なし	あり	あり	―
症状・徴候	・運動 ・知覚 ・精神 ・自律神経 ・身体感覚　など	・意識障害 ・自動症　など	・欠伸発作 ・ミオクロニー発作 ・間代発作 ・強直間代発作 ・脱力発作　　など	―

部分発作から二次的に全般発作へ進展する場合がある.
〈出典：日本神経学会 監修，「てんかん治療ガイドライン」作成委員会　編集，てんかん治療ガイドライン 2010，pp.5–6，医学書院，2010 より作成〉

てんかんの分類は，国際抗てんかん連盟（**ILAE**）による，「てんかん発作型の国際分類（1981）」（**表2**）と「てんかんおよびてんかん症候群の国際分類（1989）」が現在広く用いられている．発作型の分類は，抗てんかん薬の選択に不可欠である.

Word ▶ ILAE
International League Against Epilepsy

> ● 疫学 ●
> てんかんの有病率は人口の 0.5 〜 1%程度で，神経疾患では比較的頻度の高い疾患である．厚生労働省の「患者調査」（平成 17 年）によると，継続的に医療を受けている総患者数は 27 万 3 千人で，15 歳以上が 84%を占める．てんかんの発症年齢は 3 歳以下が最も多く，約 80%が 18 歳以前に発病する．遺伝的な素因は低く，発病に遺伝子が関係する場合の多くは予後良好である．現在，適切な治療でてんかん患者の 70〜80%が，発作をコントロールできる．しかし，2 割程度の患者は「難治性てんかん」と呼ばれ，服薬しても発作をコントロールすることが難しいとされる.

臨床症状

てんかん発作では，脳の電気的興奮が一部分に生じるのが**部分発作**で，発作当初から脳全体に広がっている場合は**全般発作**と呼ばれる．部分発作でも脳全体に電気的興奮が広がると，全般発作との区別が困難になる.

❶ 部分発作

発作症状や脳波上の発作波が，脳の一部の異常興奮によって始まる場合を部分発作という．意識障害を伴わない**単純部分発作**，意識障害を伴う**複雑部分発作**に分けられる．また，電気的興奮が脳の一部から始まり，その後，大脳皮質全体に広がる場合を二次性全般化発作という．

（1）単純部分発作

意識障害を伴わず，脳の局在病変により不随意な反復運動，異常感覚，閃光などの症状が見られる．これらの病変の原因としては周産期異常[注1]，外傷，腫瘍，炎症後の脳瘢痕，動静脈奇形などがある．前頭葉の運動領野の病変は，反対側の手足に痙攣が生じ異常放電が周囲に広がり，それに応じた対側の局所痙攣が次々と進展亢進していく発作をジャクソン（Jackson）発作と呼ぶ．この異常放電が全脳に広がると，二次性全般化をきたし意識障害を伴う．

注1：頭蓋内出血，低酸素症，未熟児

（2）複雑部分発作

側頭葉や前頭葉の異常興奮により起こる意識障害を伴う部分発作である[注2]．発作の臨床症状としては，意識障害と自動症を伴うものがある．自動症はよく見られる症状で，典型的には記憶の錯覚による既視感[注3]や未視感[注4]などの前兆の後に，口唇をなめたり，嚥下，舌なめずり，舌うち，ボタンを掛けたりはずしたりする症状が2〜3分程度持続する．発作中の記憶はなく，精神機能は一過性に停止する．ただし，自動症は部分発作に限らず，小発作に自動症を伴うこともあり，脳波所見から初めて鑑別されることもある．

注2：従来，精神運動発作あるいは側頭葉てんかん発作と呼ばれていた．

注3：体験したことのないことが，どこかで体験したように感じること（デジャブ）

注4：見慣れたものが未知のものに感じられること（ジャメブ）

❷ 全般発作

発作初期から脳全体が異常放電して意識は消失し，異常な運動症状が両側性に発現する．

（1）強直間代発作（大発作）

最も頻度の高い痙攣発作で，何の前兆もなく突然の意識消失とともに，全身の**強直性痙攣**が両側性に起こり，筋肉の強い緊張のため数分の間，手足を伸展し弓なりの姿勢をとる．その後，強直性痙攣は筋のふるえに移行し，関節の屈曲と伸展を交互に繰り返す**間代性痙攣発作**となる．この間，瞳孔の散大，血圧上昇，頻脈，尿便失禁などがよく見られる．また，呼吸停止のため顔面チアノーゼを呈し，痙攣終了とともに深呼吸状態となり，口中に増えた唾液が泡となって吹き出される．痙攣が終わるともうろう状態を経て睡眠へと移行し，数十分で覚醒する．発作から覚醒までの記憶は残らない．

（2）欠神発作（小発作）

学童に多く，何の前兆もなく突然に始まり，数秒間の意識消失を伴う発作である．その間，精神，運動機能は停止するが，大きな痙攣発作は起こらない．発作の間は突然に1点を凝視したり，行動を中断したり，呼びかけに応じなかったりするが，数秒後には元の状態に戻る．この発作は，5〜10歳の小児期に発症し，20歳までに半数近くは消失するが，一部は強直間代発作へと移行する．

　以上のほかに**ミオクロニー発作**（不随意運動の１つで突発的に瞬時に筋収縮を起こす），**脱力発作**（姿勢保持筋の急激な緊張低下），**無動発作**（脱力なしに十数秒間の無動状態となる）を伴うものもある．

③ 混合性発作

　小児期に見られる代表的な**難治性てんかんにはウエスト（West）症候群，レノックス-ガストー（Lennox-Gastaut）症候群**があり，種々の発作が混在して見られる．ウエスト症候群が，乳幼児時期（好発年齢は，３〜６か月頃）に発症する，小児の代表的な難治性てんかんである．発作の抑制が困難で，知能障害，運動障害を伴うことが多く，**ヒプスアリスミア**と呼ばれる特徴的脳波が見られる．一般に男児に多く見られ，精神や運動の発育は不良のことが多い．上半身または全身の前屈，屈曲性攣縮の発作，突然首をカクッとうなずくように曲げ，手足をばんざいしたり，曲げたりするような発作，眼球だけが上転する発作もある．治療は難治性で，約60％はレノックス‐ガストー症候群に移行するといわれている[注5]．

④ てんかん発作重積状態

　てんかん発作重積状態とは，「発作がある程度の長さ以上に続くか，または，短い発作でも反復し，その間の意識の回復がないもの」（ILAE，1981）と定義されている．痙攣性と非痙攣性てんかん重積状態とに分けられる．痙攣性てんかん重積状態は，緊急を要し迅速な診断と治療が必要とされる．一方，症状が意識障害に限られ痙攣を伴わない非痙攣性てんかん重積状態には，複雑部分発作重積状態，欠神発作重積状態がある．

注5：レノックス‐ガストー症候群は，１〜８歳の幼児期，就学前の小児期に発病する．軸性強直発作，脱力発作，非定型欠神が混在して見られ，ミオクローヌス発作，強直間代発作，部分発作を伴う場合もある．多くは数種のてんかん発作と精神発達遅滞のある予後の悪い難治性てんかんである．

診断

表3　問診と病歴の収集

1. 病歴	2. 発作時の情報
①初発年齢（多くのてんかんは年齢依存性である*） ②既往歴（周産期異常，熱性痙攣，頭部外傷など） ③精神疾患の既往 ④アルコール歴，常用薬，麻薬歴の既往 ⑤家族歴　　など	①発作の頻度 ②発作の状況と誘因（光過敏症など） ③発作前および発作中の症状（意識障害など） ④症状の持続 ⑤発作に引き続く症状 ⑥発作後の頭痛と筋肉痛 ⑦発作の変化・推移　　など

＊低年齢での発症が多いこと．
〈出典：日本神経学会　監修，「てんかん治療ガイドライン」作成委員会　編集，てんかん治療ガイドライン2010，p.2–3，医学書院，2010より作成〉

　てんかんを正確に診断するためには，詳細な病歴聴取と発作状態の確認（表3）が重要である．また，てんかん診断で最も重要な検査は，脳波（EEG）**検査**である．脳波検査には覚醒時脳波記録と睡眠時脳波記録があり，これをあ

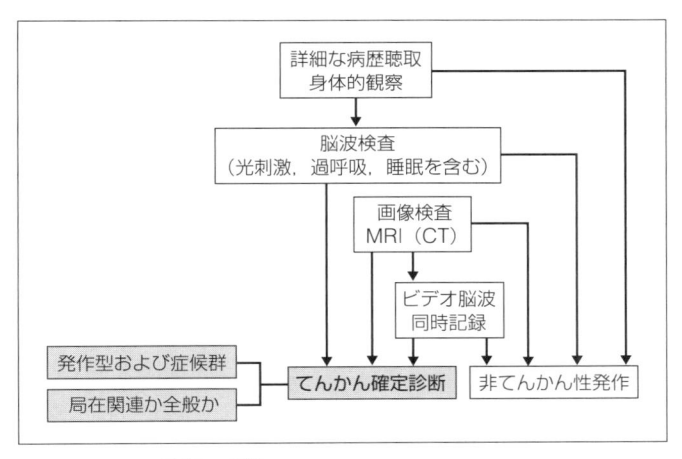

図1 てんかん診断の手順
〈出典：日本神経学会　監修，「てんかん治療ガイドライン」作成委員会　編集，てんかん治療ガイドライン 2010，p.12，医学書院，2010〉

表4　てんかんと鑑別されるべき疾患

成人の場合	小児の場合
①失神（神経調節性，心原性）	①熱性痙攣
②心因性発作	②憤怒痙攣
③過呼吸やパニック障害	③睡眠時ミオクローヌス
④脳卒中（脳梗塞，脳出血）	④夜驚症・夢遊病
一過性脳虚血発作	⑤良性乳児痙攣
⑤急性中毒（薬物，アルコール）	⑥軽症胃腸炎関連痙攣
⑥急性代謝障害（低血糖，テタニーなど）	⑦チック
⑦急性腎不全	⑧失神（神経調節性，心原性）
⑧頭部外傷直後	⑨心因性発作
	⑩急性代謝障害（低血糖，テタニーなど）

〈出典：日本神経学会　監修，「てんかん治療ガイドライン」作成委員会　編集，てんかん治療ガイドライン 2010，p.8–9，医学書院，2010〉

わせて完全脳波記録という．正確な診断には，完全脳波記録が望ましい．そのほかに神経画像検査やビデオ脳波同時記録も行う．てんかんの診断フローチャート（**図1**）に示すように，まずてんかんと非てんかんを鑑別し，臨床症候と脳波検査から発作型の診断を行う．てんかんと鑑別されるべき疾患を**表4**に示す．

治療薬

① 抗てんかん薬の主な作用機序

　てんかんでは，脳内の神経伝達物質のうち，興奮性に働くグルタミン酸と，抑制性に働く GABA（γ-アミノ酪酸）のバランスが崩れることにより，発作が起こると考えられている（**図2**）．抗てんかん薬の主な作用メカニズムとして，電位依存性ナトリウムチャネル抑制作用，②電位依存性カルシウムチャネ

表5　主な抗てんかん薬の作用機序

医薬品	①電位依存性 Na$^+$ チャネル抑制	②電位依存性 Ca^{2+} チャネル抑制	③グルタミン酸受容体機能制御	④GABA受容体機能増強	⑤炭酸脱水素酵素阻害
フェニトイン	○				
カルバマゼピン	○				
ゾニサミド	○	T型			○
バルプロ酸	○	T型		○	
フェノバルビタール				○	
クロバザム				○	
アセタゾラミド					○
ガバペンチン		α2α		○	
ラモトリギン	○	N/P型			
トピラマート	○	L型	AMPA/KA	○	○

〈出典：Dodgson SJ, et al. Epilepsia. 41 Suppl 1:S35-S39, 2000〉

ル抑制作用，③AMPA/カイニン酸型グルタミン酸受容体機能抑制作用，④GABA存在下におけるGABA受容体機能増強作用，および⑤炭酸脱水酵素阻害作用が考えられている（**表5**）．

①②③は興奮性に働く神経伝達系に対して抑制的に，④⑤は抑制性に働く神経伝達系に対して増強的に作用する．

② 薬物濃度測定

主な抗てんかん薬の主な薬物動態を**表6**に示す．抗てんかん薬の血中濃度測定は，副作用出現時，発作の抑制効果が見られないとき，薬物の服用状況の確認が必要なとき，投与量の決定，併用薬との相互作用，妊娠前，妊娠中，肝・腎障害時など，臨床上必要性がある

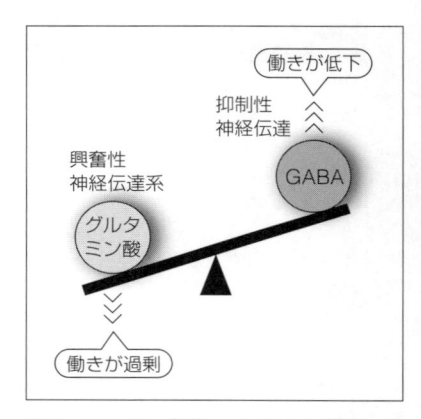

図2　てんかん発作とGABAのバランス

表6　主な抗てんかん薬の薬物動態

医薬品	有効血中濃度（μg/mL）	肝代謝	腎排泄	タンパク結合率（%）
フェニトイン	10〜20	○		90
カルバマゼピン	5〜10	○		80
バルプロ酸	50〜100	○		95
フェノバルビタール	10〜30	○		50
プリミドン	5〜10	○		20
ゾニサミド	10〜30		○	50
ガバペンチン	-		○	3
トピラマート	-		○	15
ラモトリギン	-		○	55
レベチラセタム	-		○	10

表7 主な抗てんかん薬の代表的な副作用

薬剤名	特異体質による副作用	用量依存性副作用	長期服用に伴う副作用
カルバマゼピン	皮疹，肝障害，汎血球減少（pancytopenia），血小板減少，SJS，TEN，DIHS	複視，眼振，めまい，運動失調，眠気，嘔気，低Na血症，心伝導系障害・心不全，認知機能低下，聴覚異常	骨粗鬆症
クロバザム	まれ	眠気，失調，行動障害，流涎	
クロナゼパム	まれ	眠気，失調，行動障害，流涎	
エトスクシミド	皮疹，汎血球減少	眠気，行動異常	
ガバペンチン	まれ	めまい，運動失調，眠気，ミオクローヌス	体重増加
ラモトリギン	皮疹，肝障害，汎血球減少，血小板減少，SJS，TEN，DIHS	眠気，めまい，複視，興奮	
レベチラセタム	まれ	眠気，行動異常，不機嫌	
フェノバルビタール	皮疹，肝障害，汎血球減少，血小板減少，SJS，TEN，DIHS	めまい，運動失調，眠気，認知機能低下	骨粗鬆症
フェニトイン	皮疹，肝障害，汎血球減少，血小板減少，SJS，TEN，DIHS	複視，眼振，めまい，運動失調，眠気，末梢神経障害，心伝導系障害・心不全，固定姿勢保持困難（asterixis）	小脳萎縮，多毛，歯肉増殖，骨粗鬆症
プリミドン	皮疹，肝障害，汎血球減少，血小板減少，SJS，TEN，DIHS	めまい，運動失調，眠気	骨粗鬆症
バルプロ酸	膵炎，肝障害	血小板減少，振戦，低Na血症，アンモニアの増加，パーキンソン症候群	体重増加，脱毛，骨粗鬆症
トピラマート	まれ	食欲不振，精神症状，眠気，言語症状，代謝性アシドーシス，発汗減少	尿路結石，体重減少
ゾニサミド	まれ	食欲不振，精神症状，眠気，言語症状，代謝性アシドーシス，発汗減少，認知機能低下	尿路結石
ルフィナミド	薬剤性過敏症症候群，SJS，てんかん重積状態，攻撃性，QT間隔の短縮	食欲減退，眠気	
スチリペントール	注意欠如多動症，多弁，睡眠障害，攻撃性，QT延長	傾眠，不眠，食欲減退，運動失調	
スルチアム	発疹，白血球減少，呼吸促迫，知覚障害	食欲不振，眠気	

〈出典：日本神経学会　監修，「てんかん診療ガイドライン」作成委員会　編集，てんかん診療ガイドライン 2018，p.75，医学書院，2018〉

場合に行う．

　フェニトインは投与量と血中濃度が非線形関係にあるのでモニターが重要である．カルバマゼピンは，肝代謝酵素誘導のため投与後数か月は血中濃度が低下するので注意する．また，カルバマゼピンは血中濃度が有効域でも代謝物であるエポキシド体が増加して副作用を，バルプロ酸は，血中濃度が100 mg/mL を超えると遊離型が増加し中毒症状を示すことがある．クロバザムは，活性代謝物のデスメチル体の半減期が長いので TDM が必要である．

Word ▶ SJS
スティーブンス-ジョンソン症候群（Stevens-Johnson syndrome）

Word ▶ TEN
中毒性表皮壊死融解症（toxic epidermal necrolysis）

Word ▶ DIHS
薬剤性過敏症症候群（drug-induced hypersensitivity syndrome）

❸ 副作用

　抗てんかん薬の副作用には，薬物に対する特異体質による反応〔スティーブンス-ジョンソン（Stevens-Johnson）症候群など〕，用量依存性の副作用（めまい，ふらつき，眠気，ふるえ，認知機能障害など），長期服用に伴う副作用（骨粗鬆症，歯肉増殖，尿路結石など）があるので適時副作用モニターを行う（表7）.

Word▶ TDM
薬物治療モニタリング（therapeutic　drug monitoring）

❹ 新規抗てんかん薬の特徴

（1）ガバペンチン

　部分発作（二次性全般化発作を含む）に対する抗てんかん薬との併用療法.ガバペンチンは，他剤との相互作用が少なく副作用として過敏反応が非常に少ない.腎排泄であるので腎障害患者には注意を要する.通常量では効果は強力ではないが忍容性がよいので高齢者のてんかんに有用である.

（2）ラモトリギン

　部分発作（二次性全般化発作を含む）および強直間代発作に対する単剤療法，レノックス-ガストー症候群における全般発作に対する抗てんかん薬との併用療法.胎児に対する催奇形作用が少ないとされている.皮疹の副作用が多く，少量からの漸増が必要である.

　なお，**スティーブンス-ジョンソン症候群**など重篤な皮膚症状の副作用があり，2012年に用量遵守の注意喚起，2015年には安全性速報が出され，警告を含む添付文書の改定が行われた.特にバルプロ酸と併用された場合，用量に注意する.

（3）トピラマート

　部分発作（二次性全般化発作を含む）に対する抗てんかん薬との併用療法.副作用を避けるために少量からの漸増がよいとされている.体重減少，尿路結石，発汗減少など特有の副作用に注意する.

（4）レベチラセタム

　部分発作（二次性全般化発作を含む）に対する抗てんかん薬との併用療法.相互作用が少ないのが特徴である.

（5）ルフィナミド

　レノックス−ガストー症候群における強直発作および脱力発作に対する抗てんかん薬との併用として使用される.

薬物療法

❶ 治療開始時期

　初回の非誘発性発作では，原則として抗てんかん薬の治療を開始しない.通常は，2回目以降の発作で治療を開始する.高齢者（65歳以上）では，初回発作後の再発率が高いことを考慮して治療開始を考慮する.

❷ 治療方針

　症候性てんかんは，病因の除去が可能であれば，まずその治療を行い，てんかん発作が残る場合は薬物治療を行う．抗てんかん薬は，てんかん症候群の発作型に対して選択する．また，薬物治療は原則として単剤より始める．単剤治療を2～3種類行い，それでも奏功しない場合に多剤併用治療を行う．薬物治療で発作抑制が得られない場合は，てんかん外科治療の可能性を考慮する．

❸ 抗てんかん薬の選択

　てんかん治療のフローチャートを図3に示す．

（1）部分発作の治療

　第一選択薬としてカルバマゼピン，ラモトリギン，レベチラセタム，次いでゾニサミド，トピラアートが推奨される．第二選択薬はフェニトイン，バルプロ酸，クロバザムなどである．

　初回発作でただちに抗てんかん薬による治療を開始することは少なく，通常は2回目以降の発作で治療を開始する．これは，初回発作後の5年以内の発作出現率は35％であるが，2回目の発作後の1年以内の再発率は73％であるためである．なお，初回発作であっても，神経学的異常，脳波異常，てんかんの家族歴，高齢者（65歳以上）では再発率が高いため，治療開始を考慮する．

　部分発作の第一選択薬としてはカルバマゼピンの単剤治療が推奨される．少量から治療を開始し，発作の状況を確認しながら漸増する．第一選択薬を最大量まで使用しても十分な効果が得られない，または，副作用により使用できない場合には，第二選択薬の単剤治療が推奨される．

　単剤による治療を2～3種類行っても効果が認められない場合は，多剤併用治療を行う．

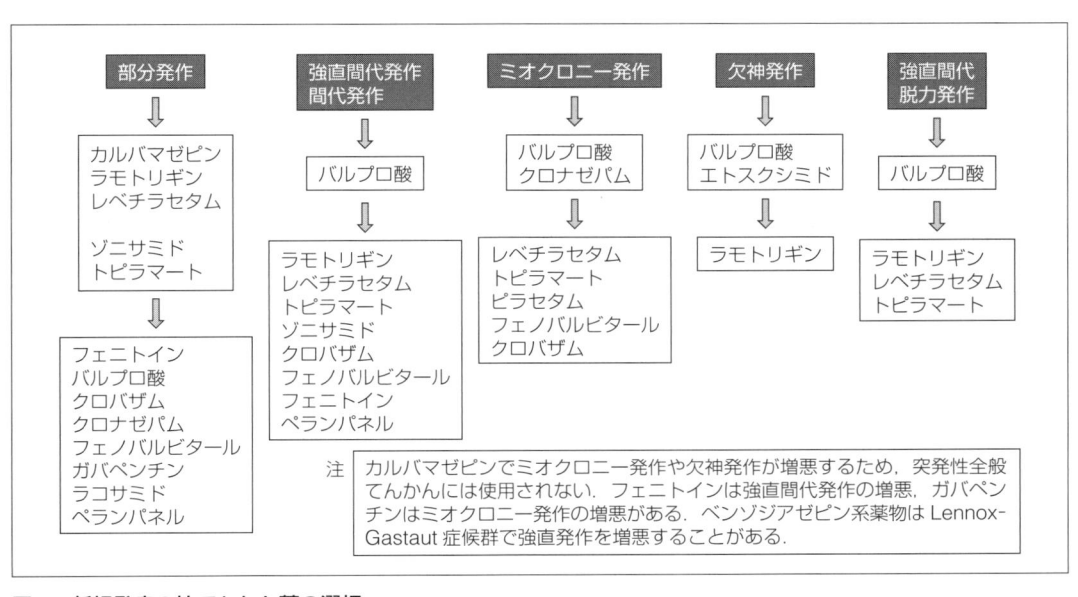

図3　新規発症の抗てんかん薬の選択
〈出典：日本神経学会監修，「てんかん診療ガイドライン」作成委員会　編集，てんかん診療ガイドライン 2018，p.31，医学書院，2018 より作成〉

処方例

22 歳女性，重度の部分発作型てんかん
①②を併用処方する.
①カルバマゼピン錠　200 mg　1回3錠（1日6錠）
②トピラマート錠　100 mg　1回2錠（1日4錠）1日2回　朝夕食後　14日分
〈薬物血中濃度測定値〉
カルバマゼピン：7.7 μg/mL，トピラマート：6.93 μg/mL

商品名
カルバマゼピン：テグレトール
トピラマート：トピナ

処方解説◆評価のポイント

■処方目的
処方薬①②：神経細胞の過剰興奮の抑制および抑制系の賦活により，てんかん発作を予防する.

■主な禁忌症
処方薬①：本剤の成分または三環系抗うつ薬に対し過敏症の既往歴のある患者，重篤な血液障害のある患者，第Ⅱ度以上の房室ブロック，高度の徐脈（50 拍/分未満）のある患者，ボリコナゾール，タダラフィル，リルピビリンを投与中の患者，ポルフィリン症の患者

処方薬②：本剤の成分に対して過敏症のある患者

商品名
タダラフィル：アドシルカ

■効果のモニタリングポイント
処方薬①②：てんかん発作の軽減・抑制

■副作用のモニタリングポイント
処方薬①：〈重大な副作用〉
再生不良性貧血，汎血球減少，白血球減少，無顆粒球症，貧血，溶血性貧血，赤芽球癆，血小板減少，中毒性表皮壊死融解症（TEN），皮膚粘膜眼症候群（SJS），急性汎発性発疹性膿疱症，紅皮症（剥脱性皮膚炎）[※1]，SLE 様症状，過敏症症候群[※2]，肝機能障害，黄疸，うっ血性心不全，抗利尿ホルモン不適合分泌症候群（SIADH），無菌性髄膜炎，悪性症候群
〈頻度の高い副作用〉
発疹，AST・ALT・ALP・γ-GTP の上昇，ふらつき，眠気，めまい，複視，倦怠感・易疲労感，運動失調，脱力感，頭痛・頭重，立ちくらみ，口渇

処方薬②：〈重大な副作用〉
続発性閉塞隅角緑内障およびそれに伴う急性近視[※3]，腎・尿路結石，高クロール性代謝性アシドーシス，乏汗症およびそれに伴う高熱，
〈頻度の高い副作用〉
傾眠，めまい，摂食異常，しびれ感，頭痛，思考力低下，会話障害，血中重炭酸塩減少，電解質異常，肝機能異常，体重減少，倦怠感

■血中濃度モニタリング
処方薬①：有効血中濃度：5〜10 μg/mL [1]
処方薬②：有効血中濃度：5〜20 μg/mL [2]

Word ▶ SIADH
syndrome of inappropriate secretion of antidiuretic hormone

▶▶▶留意事項
※1 これらの症状のほとんどは投与開始から3か月以内に発症することから，特に投与初期には観察を十分に行う.
※2 初期症状として発熱，発疹，さらにリンパ節腫脹，関節痛，白血球増加，好酸球増多，異型リンパ球出現，肝脾腫，肝機能障害等の臓器障害を伴う.
※3 投与1か月以内に現れることが多い.

（2）全般発作の治療

　強直間代発作にはバルプロ酸が第一選択薬として推奨される．欠伸発作ではバルプロ酸，エトスクシミド，次いでラモトリギンが推奨される．ミオクロニー発作では，バルプロ酸，クロナゼパム，レベチラセタム，トピラマートが

推奨される.

カルバマゼピンは，ミオクロニー発作や欠伸発作が増悪するため特発生全般てんかんには使用しない．フェニトインは強直間代発作の増悪，ガバペンチンはミオクロニー発作の増悪がある.

処方例

27 歳男性．全般発作型のてんかん
①バルプロ酸徐放錠　200 mg　1回2錠（1日4錠）1日2回　朝夕食後
　14日分

処方解説◆評価のポイント

■処方目的
　処方薬①：神経細胞の過剰興奮の抑制および抑制系の賦活により，てんかん発作を予防する.

■主な禁忌症
　処方薬①：重篤な肝障害のある患者，カルバペネム系抗菌薬を投与中の患者[※1]，尿素サイクル異常症の患者[※2]

■効果のモニタリングポイント
　処方薬①：てんかん発作の軽減・抑制

■副作用のモニタリングポイント
　処方薬①：〈重篤な副作用〉
　　急性膵炎，重篤な血小板減少，劇症肝炎等の重篤な肝機能障害，高アンモニア血症を伴う意識障害，TEN，SJS，過敏症症候群
　　〈頻度の高い副作用〉
　　貧血，振戦，傾眠，めまい，パーキンソン様症状，認知症様症状，悪心・嘔吐，肝機能障害，脱毛，高アンモニア血症，体重増加，骨粗鬆症

■血中濃度モニタリング
　処方薬①：有効血中濃度：50～100 μg/mL

▶▶▶留意事項
※1　バルプロ酸の血中濃度が低下
※2　重篤な抗アンモニア血症が現れることがある

（3）レノックス-ガストー症候群の治療

薬物の治療ガイドラインは確立されていないが，バルプロ酸を第一選択薬として，必要によってラモトリギン，ゾニサミド，トピラマート，ルフィナミドを併用する.

（4）ウエスト症候群の治療

治療ガイドラインを表8に示す．第一選択薬として**副腎皮質刺激ホルモン**

表8　ウエスト症候群の治療ガイドライン

①ウエスト症候群の治療に最も有効なのは，副腎皮質刺激ホルモン（adrenocorticotropic hormone：ACTH）である.
②ACTH の最適投与量，投与方法，期間については十分なエビデンスはないが，副作用を軽減するために，可能な限り少量，短期間の投与が推奨される.
③ACTH は，ウエスト症候群発症後できるだけ早く使用すべきである．非症候性ウエスト症候群では，1 か月以内が望ましい.
④ACTH 治療中は，副作用をモニターし治療する．重篤な副作用が出現した場合は，ACTH を中止する.
⑤ほかの療法を ACTH 治療前に行う場合は，2 週間以内に効果判定を行い，無効であれば ACTH 療法を行うのが望ましい.
⑥Infantile spasms の治療はウエスト症候群に準じる.

〈出典：伊藤正利，日本てんかん学会ガイドライン作成委員会，ウエスト症候群の診断・治療ガイドライン，てんかん研究，24（2）：68-73，日本てんかん学会，2006 より引用改変〉

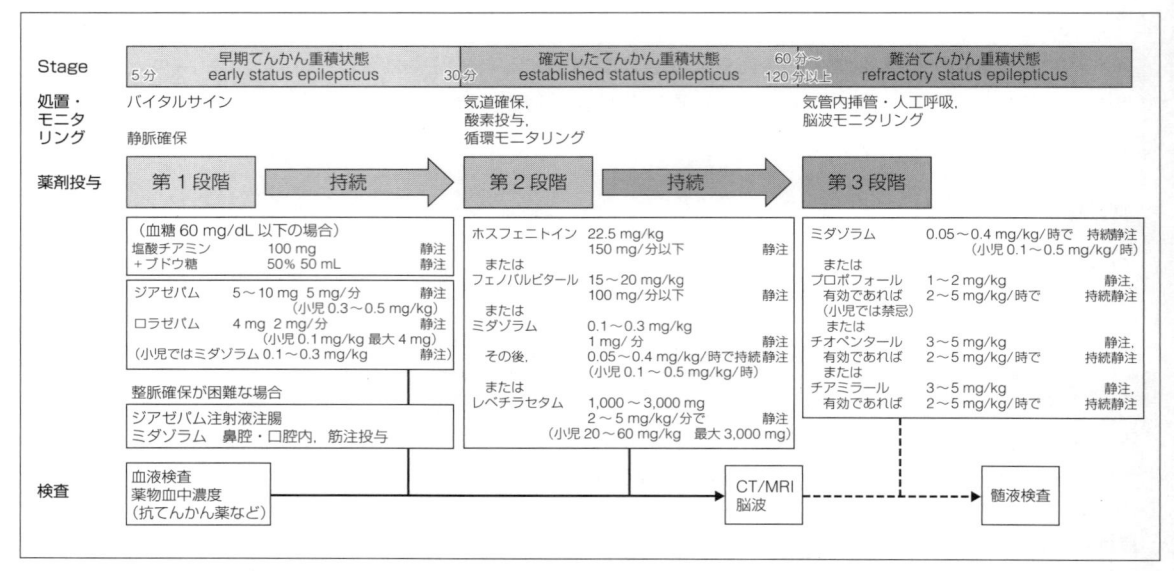

図4　てんかん重積状態の治療フローチャート

Shorvon S, Ferlisi M. The treatment of super-refractory status epilepticus : a critical review of available therapies and a clinical treatment protocol. Brain. 2011 ; 134（Pt 10）: 2802-2818.
Brophy GM, Bell R, Claassen J, et al. Neurocritical Care Society Status Epilepticus Guideline Writing Committee. Guidelines for the evaluation and management of status epilepticus, Neurocrit Care. 2012 ; 17（1）: 3-23.
Mazurkiewicz-Beldizńska M, Szmuda M, Zawadzka M, et al. Current treatment of convulsive status epilepticus － a therapeutic protocol and review. Anaesthesiol Intensive Ther. 2014 ; 46（4）: 293-300.
Betjemann JP, Lowenstein DH, Status epilepticus in adults, Lancet Neurol. 2015 ; 14（6）: 615-624.
大澤真木子．けいれん重積の治療．脳と発達．2007 ; 39（3）: 185-192.
〈出典：日本神経学会　監修，「てんかん診療ガイドライン」作成委員会　編集，てんかん診療ガイドライン 2018，p.78，医学書院，2018〉

（ACTH）を使用する．また，エビデンスは少ないが，ビタミン B_6 の大量療法が有効な場合もある．

Word ▶ ACTH
adrenocorticotropichormone

（5）てんかん重積状態の治療

　てんかん重積状態の治療方針は**図4**の通りである．

❹ 薬物治療中止の判断

　薬物治療中止の時期については明確な基準はないが，通常は2年以上発作が寛解してから治療の終結を考慮する．

（1）成人てんかんの薬物治療終結の決定

　成人では小児に見られるような，予後良好な症候群はない．したがって，薬物治療の終結を考慮する際には，発病以来の経過を振り返り，再発の危険因子を慎重に検討する．断薬による利点と，発作再発が就労や生活の質に及ぼす影響とを注意深く比較する．断薬に関する患者の動機と目標を明確にし，それが現実的であるか否か，リスクを正当化するものであるか否か家族を含めて十分に話し合う．最終的な決定は本人と家族にゆだねる必要がある[3]．

（2）小児てんかんの薬物治療終結の決定

　小児てんかんとは，中学生までに発症した18歳までのてんかんを指す．薬物治療中止を判断するときは以下を考慮する．

　①2年以上発作がない．

②脳波の正常化（てんかん放電が2年以上ない）．

③神経学的所見が正常．

　断薬する場合は，1剤につき，1〜3か月ごとに1/3〜1/4ずつ減量する．クロナゼパム，フェノバルビタールのように離脱発作が起こりうる薬物は，最後の断薬量はさらに2回に分けて断薬することが推奨される[4]．

⑤ てんかんと妊娠

　妊娠可能年齢のてんかんをもつ女性に対する治療では，種々の点に配慮する必要がある．特に抗てんかん薬の催奇形性が問題となる（**表9**）．妊娠では，基本的に計画出産が望ましい．具体的には妊娠中の発作，妊娠・出産経過，胎児・新生児への抗てんかん薬の影響，産褥経過，てんかんの遺伝性，児の発達どを説明する．薬物治療としては，①薬物はなるべく単剤化する，②投与量は必要最低限にする，③催奇形性の少ないものを選択することが基本となる．

表9　催奇形性のある抗てんかん薬

治療薬	注意事項
トリメタジオン	妊婦に禁忌
カルバマゼピン，フェニトイン，バルプロ酸	特にバルプロ酸は，投与を控え，投与必須の場合は，徐放剤が望ましい．

注）バルプロ酸＋カルバマゼピン，フェニトイン＋プリミドン＋フェノバルビタールの組合せの処方は避けるべきである．

服薬指導

① 定期的な服薬を維持することが重要である

　発作の抑制には，決められた用法・用量で服薬を継続することが重要である．長期間発作がなくとも自己判断で中止しないこと．

② 車の運転など，危険を伴う機械の操作は行わない

　抗てんかん薬の多くは，眠気やめまいなどの副作用発現が多いため，車の運転など，危険を伴う機械操作は行わないこと．なお，次の条件を満たせば，てんかん患者にも運転免許証が許可される（2002年，道路交通法改正より）．

①過去に5年以上発作がなく，今後発作の起こるおそれがない．

②発作が過去2年以内に起こったことがなく，今後X年であれば発作が起こるおそれがない（Xは主治医が判断する）．

③1年の経過観察後，発作が意識障害および運動障害を伴わない単純部分発作に限られ，今後症状の悪化のおそれがない．ただし，運転に支障をきたす発作が過去2年以内に起こったことがないのが前提でる．

④2年の経過観察後，発作が睡眠中に限って起こり，今後症状の悪化のおそれはない．

③ 自己判断で服薬を中止しない

　連用中に投与量の急激な減少ないし投与を中止すると，てんかん重積状態が現れることがあるので，自己判断で中止しないこと．副作用の初期症状が現れ

た場合は，医師または薬剤師に連絡して，自己判断で中止しないこと．

❹ 飲み合わせの悪い薬や食品が多い

　抗てんかん薬は飲み合わせの悪い薬や食品が多い（相互作用を起こしやすい）ため，他科の受診や他の薬を服用する場合には，てんかんの治療を受けていることを医師や薬剤師に伝えること．バルプロ酸はカルバペネム系抗菌薬との併用により血中濃度が低下し，てんかん発作が再発するため，併用禁忌である．

❺ 妊娠中，妊娠の可能性，妊娠の希望がある場合は申し出る

　抗てんかん薬のなかには，妊娠中の投与で新生児に奇形が認められたなどの報告があるため，必ず申し出ること．自己判断で中止しないこと．

●引用文献

［1］ 日本神経学会監修，てんかん診療ガイドライン 2018,「てんかん診療ガイドライン」作成委員会　編集，医学書院，2018
［2］ 日本 TDM 学会 TDM ガイドライン策定委員会，抗てんかん薬の TDM ガイドライン，TDM 研究 30：53–108, 2013
［3］ 日本てんかん学会：成人てんかんの薬物治療終結のガイドライン
［4］ 日本てんかん学会，小児てんかんの薬物治療終結のガイドライン

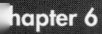
6.1　進行性筋ジストロフィー

神経・筋 疾患編

学習のポイント

主な臨床症状

1. 主症状は進行性の筋力低下である.
2. すべての患者で筋障害（線維化，拡張型心筋症），一部の患者で知能障害が認められる.

主な診断指標

1. 遺伝子検査（ジストロフィン遺伝子の異常）と筋生検（免疫染色でジストロフィンタンパク質の欠損を確認）により確定診断する.
2. 血液検査では，筋細胞の崩壊を反映してクレアチンキナーゼ（CK）の上昇（幼児期では通常 10,000 IU/L 以上）や AST・ALT の上昇が見られる.

主な治療薬

進行性の筋力低下に対して，臨床現場で使用可能で，かつ有効性のエビデンスが評価されている薬物は副腎皮質ステロイド薬（経口）である.

概要

進行性筋ジストロフィー（progressive muscular dystrophy：PMD）は骨格筋の壊死と再生を主な病態とする進行性・遺伝性の疾患であり，表1のような病型がある.

進行性筋ジストロフィーは，診断，定期的機能評価，合併症検索，リハビリテーション，副腎皮質ステロイド薬などの薬物治療，呼吸ケア，心筋障害治療，拘縮・変形などへの外科的治療，消化管障害・骨代謝異常・内分泌代謝異常・眼症状・難聴・中枢神経障害などの合併症治療など，多彩な医療的課題に対し集学的かつ前方視的に対応する必要があり，集学的医療の標準化をはかる目的で，2014 年に「デュシェンヌ型筋ジスロトフィー診療ガイドライン」が発刊された．ここでは，代表的な進行性筋ジストロフィーで患者数が最も多いデュシェンヌ型筋ジストロフィー（DMD）について述べる.

DMD は遺伝子座 Xp21 に存在するジストロフィン遺伝子の変異により，筋線維膜直下に存在するジストロフィンタンパク質が欠損することで発症する X 連鎖遺伝性疾患である．ジストロフィンタンパク質は筋細胞膜の維持に重要な役割を果たしており，ジストロフィンタンパク質の欠損により，細胞膜の安定性が失われ，筋細胞の変性・壊死が生じ，筋力低下をきたす.

表1　進行性筋ジストロフィーの病型

- デュシェンヌ型
- ベッカー型
- 肢帯型（LH 型）
- 顔面肩甲上腕型（FSH 型）など

Word ▶ DMD
Duchenne muscular dystrophy

● 疫学 ●

男児 3,000～3,500 人に 1 人の割合で発症する.

臨床症状

　進行性の筋力低下が主症状である．また，ジストロフィンは骨格筋のほか，心筋，脳などにも存在するため，すべての患者で心筋障害（線維化，拡張型心筋症），一部の患者で知能障害が認められる．

　DMD の自然歴は，3〜5 歳は転びやすく走れないことも多く，5 歳頃に運動能力のピークを迎え，以後緩除に症状が進行し 10 歳頃に歩行不能となる．運動能力の低下に伴い，関節拘縮や側弯が出現し進行する．一般に 10 歳以降に呼吸不全，心筋症が認められるようになるが，それらの発症時期や進行スピードには個人差が存在する．

　合併症は潜在的に緩除に進行し，症状が顕在化したときには臓器障害が進行していることが多い．そのため，定期的な検査による経時的な評価で，発症前の適切な時期からの介入を考慮する必要がある．

　自然経過による生命予後は 10 歳代後半であったが，呼吸管理などの集学的治療を行うことによって，生命予後は延長している．

診断

　高 CK 血症[注1]や AST・ALT の上昇，乳幼児期の運動発達の遅れなどの症状から DMD が臨床的に疑われた場合は，遺伝カウンセリングを含む十分な説明のうえ，遺伝子検査（ジストロフィン遺伝子の異常）や筋生検（免疫染色でジストロフィンタンパク質の欠損を確認）を行い，確定診断する．

　本疾患は進行性・遺伝性の疾患であり，患者・家族に与える心理社会的問題が大きいため，必要に応じて専門家による遺伝カウンセリングや意思決定のための支援を受けられるように配慮する．

注 1：幼児期では通常 10,000 IU/L 以上

Word ▶ AST
アスパラギン酸アミノ基転移酵素（aspartate transaminase）

Word ▶ ALT
アラニンアミノ基転移酵素（alanine transaminase）

治療

　確立した根治療法はなく，リハビリテーション，呼吸管理，心不全の管理などを行う．副腎皮質ステロイド薬（経口）が一時的ではあるが，筋力・呼吸機能の回復，歩行可能期間の延長に有効である．

❶ リハビリテーション

　筋力の低下のみではなく，関節の拘縮が歩行を妨げる原因となるため，理学療法による関節拘縮の予防が必要となる．側弯症に対し，矯正固定術を行うこともある．

❷ ステロイド治療

　DMD の進行予防に対するエビデンスが得られている唯一の治療法である．しかし，長期的予後の改善効果に関するエビデンスは乏しい．

❸ 呼吸管理

　適切な時期に呼吸理学療法を開始する．低換気に対して，非侵襲的陽圧換気療法（NPPV）の導入を考慮する．NPPV が継続できない場合は，気管切開下人工呼吸への移行を検討する．

Word▶NPPV
non-invasive positive pressure ventilation

❹ 心不全の管理

　DMD では心筋症の合併が不可避で，現在 DMD の最大の死因は心不全である．心筋障害治療は ACE 阻害薬，β受容体遮断薬など心筋保護薬が主体である．心電図と心エコーなどの心機能評価により心機能低下の所見がみられた場合は，治療開始を検討する．

Word▶ACE 阻害薬
アンジオテンシン変換酵素阻害薬

神経・筋 疾患編

薬物療法

　DMD の進行性の筋力低下に対して，臨床現場で使用可能で，かつ有効性のエビデンスが評価されている薬物は副腎皮質ステロイド薬（経口）である．

❶ ステロイド治療開始の判断

　運動機能が発達している段階ではステロイド治療は開始せず，運動機能の発達が止まった時期，あるいは低下し始めた時期から開始する．2 歳以下の患者への投与は，治療の有益性より副作用が上回る可能性が高いため勧められない[注2]．

❷ ステロイド治療

　有効性のエビデンスが最も高い投与方法は，プレドニゾロン 0.75 mg/kg 連日投与であり，副作用のため低用量で治療する場合は 0.3 mg/kg 連日投与である．副腎皮質ステロイド薬使用による副作用には，肥満，行動異常，骨折リスク増加，骨粗鬆症，成長障害，免疫機能低下，ステロイド痤瘡（にきび），満月様顔貌，高血圧，耐糖能低下，消化管潰瘍，白内障などがある．副作用予防のため，定期的なモニタリングが必要であるとともに，予防的な処置を講ずる必要がある．副作用が強い場合は，副腎皮質ステロイド薬の漸減や投与方法の変更（隔日投与，週末投与など）を試みる．副作用の改善がみられず，効果がない場合は中止を考慮する．

❸ 副腎皮質ステロイド薬の長期使用

　歩行能喪失後における副腎皮質ステロイド薬の長期使用に関しては，わが国での報告は少なく，エビデンスレベルの高いデータはない．しかし，呼吸機能の温存や側弯の進行抑制に有用であるという報告もあることから，患者および家族に説明のうえ，希望があれば副作用に留意して継続使用してもよい．

注2：ステロイド治療の開始により，用量によっては生ワクチンが禁忌となるため，ステロイド治療開始までに可能な限り必要な生ワクチンを済ませることが推奨されている．

6.2　ギラン・バレー症候群

主な臨床症状

1 運動障害（筋力低下，腱反射低下，脱力，歩行障害）　　3 脳神経障害（顔面神経麻痺）

2 感覚障害（しびれ）　　4 自律神経障害（不整脈，血圧変動）

主な診断指標

1 明確な診断指標はなく，臨床症状や病歴から診断される．

2 診断を支持する病歴の1つに，発症前1〜4週の先行感染がある．

3 診断の補助，鑑別診断のために血液検査，脳脊髄液検査，電気生理学的検査が行われる．

主な治療薬

静注用人免疫グロブリン製剤 (経静脈的免疫グロブリン療法：IVIg 療法)

概要

　ギラン・バレー（Guillain-Barré）症候群は末梢性の多発神経障害である．しびれや筋力低下が四肢末梢から出現し，全身へ広がる．発症後4週間程度まで症状は進行し，その後，回復に向かう注1．原因は明確でないが，約70％の症例で先行感染があり，感染により惹起された自己免疫反応により神経が障害される機序などが考えられている．

注1：多くの症例は完治する予後良好な疾患であるが，麻痺や歩行障害が残る症例，重篤な不整脈を併発し死亡する症例もある．

● 疫学 ●
　発症率は年間1〜2人/10万人で，男性の割合が多く女性の約1.5倍である．平均発症年齢は20〜60歳と幅広い．

臨床症状

　ギラン・バレー症候群の主要な症状（表1）は運動障害である．発症初期には四肢末梢に軽度の運動障害や感覚障害が出現する．運動障害の多くは左右対称で，発症後4週間程度まで症状は全身に拡大する．重症例では呼吸筋障害により人工呼吸器管理となる．脳神経障害，自律神経障害を伴う症例も多い．その後，多くの症例は回復傾向となり完治するが，歩行障害やしびれが残る症例，重篤な不整脈などを併発し死亡する症例もある．

表1　ギラン・バレー症候群の主要な症状

主要な症状	具体例
運動障害	筋力低下，腱反射低下，脱力，歩行障害
感覚障害	しびれ，異常感覚，疼痛
脳神経障害	顔面神経麻痺，構音障害，嚥下障害
自律神経障害	不整脈，血圧変動

診断

ギラン・バレー症候群には明確な診断基準はなく，病歴や臨床症状から診断

される．診断を支持する病歴の1つに，発症前1〜4週の先行感染がある．約70％の患者で *Campylobacter jejuni*，サイトメガロウイルス（Cytomegalovirus），エプスタイン-バー（Epstein-Barr）ウイルス，*Mycoplasma pneumoniae* などの先行感染が認められる．他の疾患との鑑別や診断の補助を目的に各種検査が行われる（表2）．

表2　ギラン・バレー症候群の診断に用いられる検査

主要な症状	具体例
運動障害	筋力低下，腱反射低下，脱力，歩行障害
感覚障害	しびれ，異常感覚，疼痛
脳神経障害	顔面神経麻痺，構音障害，嚥下障害
自律神経障害	不整脈，血圧変動

治療

　ギラン・バレー症候群の治療方針は，ヒューズ（Hughes）の機能グレード尺度を用いた重症度評価により決定される（表3）．主な治療法は免疫調整療法で，①血漿浄化療法〔単純血漿交換法（PE），二重膜濾過法（DFPP），免疫吸着法（IAPP）〕，②経静脈的免疫グロブリン（IVIg）療法が用いられる．血漿浄化療法と IVIg 療法の有効性は同等であり，医療施設の状況などにより選択される．その他，臨床症状に応じた対症療法やリハビリテーションなどが行われる．

Word PE
plasma exchange

Word DFPP
double filtration plasmapheresis

Word IAPP
immunoadsorption plasmapheresis

Word IVIg
intravenous immunoglobulin

治療薬

　免疫調整療法の1つである IVIg 療法では，静注用人免疫グロブリン製剤（乾燥スルホ化人免疫グロブリン）が用いられる．本剤はヒトの血液を原材料とする特定生物由来製品で，ギラン・バレー症候群に対する作用機序は明らかになっていない．承認されている用法用量は 400 mg/kg/日を5日間連日点滴または直接静注で，投与開始時は，頭痛，発熱，悪寒，悪心などの副作用[注2] を避けるために緩徐に投与し，徐々に投与速度を上げることができる．

注2：主な副作用は，頭痛，発熱，悪寒，戦慄，発疹，肝機能障害，白血球・好中球減少など．
重大な副作用は，ショック，アナフィラキシー，重篤な肝機能障害，黄疸，無菌性髄膜炎，急性腎不全，血小板減少，肺水腫，血栓塞栓症，心不全など．

表3　ヒューズの機能グレード尺度と治療方針

grade	評価基準	治療方針		
		発症 1〜2 週	発症 2〜4 週	発症 4 週以降
1	軽微な神経症候を認める	・経過観察 ・免疫調整療法を施行してもよい	・経過観察 ・免疫調整療法を施行してもよい	・経過観察 ・免疫調整療法を施行してもよい
2	歩行器，またはそれに相当する支持なしで5mの歩行が可能			
3	歩行器，または支持があれば5mの歩行が可能	・経過観察 ・進行性の症例では免疫調整療法を施行する		・積極的に免疫調整療法を施行する
4	ベッド上あるいは車椅子に限定（支持があっても5mの歩行が不可能）	・積極的に免疫調整療法を施行する	・積極的に免疫調整療法を施行する	
5	補助換気を要する			

〈日本神経学会　監修，「ギラン・バレー症候群，フィッシャー症候群診療ガイドライン」作成委員会　編集，ギラン・バレー症候群，フィッシャー症候群診療ガイドライン 2013，南江堂，2013 を参考に作成〉

神経・筋 疾患編

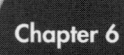
6.3　重症筋無力症

学習のポイント

主な臨床症状

1. 運動症状：
   眼瞼下垂，複視などの眼症状を初発症状とし，骨格筋の易疲労感を伴う筋力低下（日内変動，日差変動あり）

2. 非運動症状：
   胸腺腫由来症状：赤芽球癆，円形脱毛症，低γグロブリン血症，心筋炎
   自己免疫疾患：バセドウ（Basedow）病，橋本病，関節リウマチ，全身性エリテマトーデス（SLE）など

主な治療薬

重症筋無力症は自己免疫疾患のため，免疫療法が基本となる．

1. 抗コリンエステラーゼ薬
   1) 経口薬〈ピリドスチグミン，ジスチグミン，アンベノニウム，ネオスチグミン〉
   2) 注射薬〈ネオスチグミン〉

2. 副腎皮質ステロイド薬
   1) 経口薬〈プレドニゾロン〉
   2) 静脈内大量投与〈メチルプレドニゾロン：ステロイドパルス療法〉

3. 免疫抑制薬
   1) カルシニューリン阻害薬〈タクロリムス，シクロスポリン〉
   2) アザチオプリン
   3) シクロホスファミド
   4) ミコフェノール酸モフェチル

4. 免疫グロブリン静注療法（IVIg）〈ポリエチレングリコール処理人免疫グロブリン〉

概要

　重症筋無力症（myasthenia gravis：MG）は神経筋接合部のシナプス後膜上にあるいくつかの標的抗原に対する自己抗体の作用により，神経筋接合部の刺激伝達が障害されて生じる自己免疫疾患である．病原性が認められている自己抗体には，アセチルコリン受容体（AChR）抗体と筋特異的受容体型チロシンキナーゼ（MuSK）抗体の2つがある．わが国ではMG全体の約80〜85%がAChR抗体陽性で，数%がMuSK抗体陽性である．

Word AChR
acetylcholine receptor

Word MuSK
muscle-specific receptor tyrosine kinase

● 疫学 ●
　2006年の全国臨床疫学調査において，わが国のMG患者数は約1.5万人であり，有病率は人口10万人当たり11.8人であった．男女比は1：1.7であり，女性に多い傾向にある．近年，MG患者は増加している．

臨床症状

① 運動症状

　MGの特徴的な症状は骨格筋の**易疲労感**を伴う**筋力低下**である．筋力は運動を繰り返すことによって低下し，休息によって回復する．夕方に症状が悪化し（**日内変動**），日によって症状が変動する（**日差変動**）．初発症状として**眼瞼下垂**

や眼球運動障害による複視などの眼症状が多い．一般に筋力低下が眼筋に留まり眼瞼下垂，複視を呈する**眼筋型**と，眼症状だけでなく全身筋に及び四肢筋力低下や球症状[注1]，顔面筋力低下，呼吸困難を呈する**全身型**に分類される．感染症，手術や外傷，妊娠や出産，精神的ストレス，不十分な治療が誘因となり，**クリーゼ**[注2] を引き起こすことがある．

❷ 非運動症状

MG には多彩な非運動症状が随伴する．固有の合併症として胸腺腫が認められている．およそ 10～15％が胸腺腫を合併するとされている[1]．

胸腺腫関連 MG では胸腺腫由来の T 細胞機能異常が原因となる疾患が合併する場合があり，赤芽球癆[注3]や円形脱毛症，低γグロブリン血症，心筋炎，味覚障害など多臓器にわたり，患者 QOL を阻害する症状から生命予後に関連した重篤な症状が含まれる[2]．また，バセドウ病や橋本病などの甲状腺疾患，関節リウマチや全身性エリテマトーデス（SLE）などの膠原病といった自己免疫疾患が MG 全体の 8～15％に認められている．

診断

❶ 診断基準

診断基準案が日本神経学会監修の「重症筋無力症診療ガイドライン 2014」に示されている（**表1**）．MG の診断後は胸腺腫の有無確認のため，胸部 CT・MRI，自己免疫性疾患合併の有無などの検査が必要である．また，ステロイド治療が必要となるため，耐糖能異常や脂質異常，骨粗鬆症，感染症などの評価が必須である．

❷ 重症度分類

重症度の評価には QMG スコア，MG composite scale といった客観的病状評価スコアなどが用いられる．両スコアともに合計点数が高いほど重症であり，合計点数の変化により治療の評価として用いることができる．

治療

MG の主な治療は，薬物療法（抗コリンエステラーゼ薬，副腎皮質ステロイド薬，免疫抑制薬）や免疫グロブリン静注療法（IVIg），胸腺腫摘除術，血液浄化療法などがあり，これらを単独または組み合わせて用いる．病型，発症時期，重症度に応じて治療方針を決定する（**表2**）．成人発症の MG は完全寛解が得難いため，治療が長期にわたることを考慮し，QOL やメンタルヘルスを良好に保つよう治療方針を決定する必要がある．

注1：咀嚼，嚥下障害，構音障害などを指す．球とは延髄のことであり，延髄は舌，咽頭，口蓋，喉頭などの筋運動を支配している．

注2：呼吸筋の筋無力症状により呼吸困難，呼吸不全をきたし，気管内挿管・人口呼吸器管理が必要となった状態

注3：赤血球のみが減少する再生不良性貧血の一種（白血球，血小板は正常範囲にある）

Word ▶ QOL
生活の質（quality of life）

Word ▶ SLE
systemic lupus erythematosus

神経・筋 疾患編

表1　重症筋無力症診断基準案 2013

A. 症状
①眼瞼下垂　②眼球運動障害　③顔面筋力低下　④構音障害　⑤嚥下障害
⑥咀嚼障害　⑦頸部筋力低下　⑧四肢筋力低下　⑨呼吸障害
〈補足〉上記症状は易疲労性や日内変動を呈する.
B. 病原性自己抗体
①アセチルコリン受容体（AChR）抗体陽性
②筋特異的受容体チロシンキナーゼ（MuSK）抗体陽性
C. 神経筋接合部障害
①眼瞼の易疲労性試験陽性^{注1)} ②アイスパック試験陽性^{注2)}
③塩酸エドロホニウム（テンシロン）試験陽性^{注3)} ④反復刺激試験陽性^{注4)}
⑤単線維筋電図でジッターの増大^{注5)}
D. 判定
以下のいずれかの場合，重症筋無力症と診断する.
①Aの1つ以上があり，かつBのいずれかが認められる.
②Aの1つ以上があり，かつCのいずれかが認められ，他の疾患が鑑別できる.

〈出典：「重症筋無力症診療ガイドライン作成委員会 編集：重症筋無力症診療ガイドライン 2014（日本神経学会 監修），p.11，2014，南江堂」より許諾を得て転載〉

注1）患者に上方視を最大約1分程度まで続けさせ，眼瞼下垂が出現または増悪すれば陽性である.

注2）冷凍したアイスパック（冷蔵では効果不十分のため冷凍で用いる）をガーゼなどで包み，3〜5分間上眼瞼に押し当てることで眼瞼下垂が改善すれば陽性である.

注3）アンチレクス®10 mg 原液や生理食塩水に希釈静脈内投与し，MG症状が改善すれば陽性である.

注4）通常，鼻筋，僧帽筋，手内在筋などにおいて行う．刺激頻度3 Hz で10回の電気刺激を行い，減衰率が10%以上になった場合を異常（陽性）とする.

注5）通常，前頭筋，眼輪筋，総指伸筋において行う．潜時差変動の指標のジッター値が大きくなる.

注6）早期発症：早期発症 MG（胸腺腫非合併，50歳未満発症）後期発症：後期発症 MG（胸腺腫非合併，50歳以上発症）胸腺腫関連：胸腺腫関連 MG（胸腺腫合併，年齢不問）

表2　MG の病型，発症時期，重症度別の治療選択

症状分布	眼筋に限局			全身型					
				軽症〜中等症			重症〜クリーゼ		
病型分類^{注6)}	早期発症	後期発症	胸腺腫関連	早期発症	後期発症	胸腺腫関連	早期発症	後期発症	胸腺腫関連
胸腺摘除	胸腺腫関連 MG のみ適応			胸腺腫関連 MG は適応その他も一部適応あり			症状改善を優先		
経口免疫療法	経口ステロイド薬免疫抑制薬			経口ステロイド薬免疫抑制薬			血液浄化療法，免疫グロブリン静注療法を軸にステロイドパルス療法，経口免疫療法		
非経口免疫療法	ステロイドパルス療法			血液浄化療法免疫グロブリン静注療法ステロイドパルス療法					
対症療法	抗コリンエステラーゼ薬ナファゾリン点眼薬，眼瞼挙上術						原則使用しない嚥下障害に対する過渡的治療		

〈出典：「重症筋無力症診療ガイドライン作成委員会 編集：重症筋無力症診療ガイドライン 2014（日本神経学会 監修），p.24，2014，南江堂」より許諾を得て転載〉

治療薬

　MG は免疫疾患であるため，**免疫療法**が治療の中心となる．免疫療法の普及により長期予後は改善した．しかし，免疫療法は副作用が高率に発現するため，経口副腎皮質ステロイド薬を可能な限り少量の服用で症状コントロールができるように治療方針を決定する必要がある．各薬物の特徴を以下に述べる.

❶ 抗コリンエステラーゼ薬

　病型を問わず，第一選択薬として用いられているが，過剰投与はコリン作動

性クリーゼを引き起こす可能性があり，クリーゼ発現時には中止とする．作用機序は神経終末から放出されるアセチルコリンの分解を抑制し，シナプス間隙のアセチルコリン濃度を高めることによって筋収縮力を増強する．副作用として過剰なアセチルコリンによる下痢，流涎，発汗などのムスカリン様症状や徐脈，血圧低下などの循環器症状が知られている．本剤は対症療法であり，免疫療法と組み合わせて使用することが多い．

② 経口副腎皮質ステロイド薬^{注4}

注4：MGに対して，明確な有効性が示されているわけではないが，スタンダードな治療として広く受け入れられている．

副作用は易感染性，消化性潰瘍，糖尿病，骨粗鬆症（病的骨折），精神症状，白内障など，さまざまであるため，副作用発現予防など細やかな全身管理が必須である．多様な副腎皮質ステロイド薬の副作用は患者QOLを低下させるため，副腎皮質ステロイド薬の使用を最小限に留めることを目的に他の免疫療法を積極的に併用する．

③ メチルプレドニゾロン静脈内大量投与（ステロイドパルス療法）

本剤の利点は，有効性が高い，効果発現が早い，長期的に発現する副作用の症状がきわめて軽いという点である．欠点は投与後の不眠やのぼせ感などを伴う初期増悪が現れることである^{注5}．また，球症状のある例など重症例では，初期増悪によるクリーゼの危険性があるため，クリーゼへの対処を準備し，患者に十分な説明をしたうえで行う．

注5：初期増悪は投与翌日から2〜5日間と短期間である場合が多く，症状に応じて投与期間を短縮したり，投与量を減量することで対応可能となる．

④ カルシニューリン阻害薬

カルシニューリン阻害薬をMGに使用する目的は，①臨床症状の改善，②副腎皮質ステロイド薬減量による副作用の軽減である．本剤の主な副作用は表3の通り．

表3　カルシニューリン阻害薬の副作用

医薬品	副作用
シクロスポリン	感染症，血圧上昇，耐糖能以上，腎機能障害，歯肉肥厚，多毛など
タクロリムス	感染症，耐糖能異常，白血球増多，筋痙攣など

⑤ その他の免疫抑制薬

アザチオプリン，シクロホスファミド，ミコフェノール酸モフェチルが用いられる．いずれも，わが国では保険適用外であるため，保険適用を有する治療薬抵抗性の場合に使用を考慮する．

⑥ 免疫グロブリン静注（IVIg）療法

中等症から重症のMGに有効であり，血液浄化療法と同等に急性増悪を改善する．頭痛，発熱，軽症高血圧症，悪寒，悪心などが数％程度見られるが，その多くは一過性であり，重篤な副作用の発現は低頻度である[2]．

薬物療法

MGは，免疫抑制剤をはじめとする何らかの副作用が発現する頻度の高い薬物による治療を行うため，副作用の初期症状やその対応策などを患者に説明す

る必要がある．また，患者個々に発現する可能性の副作用などリスクを考慮し，あらかじめ副作用発現防止のための薬物療法を行うこともある．また，他の免疫疾患を合併しやすいため，合併症の病状評価，治療も必要となる．

処方例

54 歳女性．胸腺腫摘出後

①〜④を併用処方する．

①プレドニゾロン錠　5 mg　1 回 5 錠（1 日 5 錠）1 日 1 回　朝食後　14 日分
　隔日投与

②タクロリムスカプセル　1 mg　1 回 3 cp（1 日 3 錠）1 日 1 回　夕食後　14 日分

③ランソプラゾール OD 錠　30 mg　1 回 1 錠（1 日 1 錠）1 日 1 回　朝食後
　14 日分

④アレンドロン酸ナトリウム錠　35 mg　1 回 1 錠 1 日 1 回　起床時
　週 1 回　月曜日に服用　14 日分（実 2 日分）

商品名
プレドニゾロン：プレドニン
タクロリムス：プログラフ
ランソプラゾール：タケプロン
アレンドロン酸：フォサマック

処方解説◆評価のポイント

■処方目的

処方薬①②：免疫抑制による MG 症状の改善

処方薬③：処方薬①の副作用である消化性潰瘍，消化管出血発症予防

処方薬④：処方薬①の副作用である骨粗鬆症発症予防

■主な禁忌症および併用禁忌

処方薬①：本剤の成分に対し過敏症の既往歴のある患者

処方薬②：妊婦，生ワクチン，シクロスポリン，ボセンタン，カリウム保持性利尿薬

処方薬③：アタザナビル，リルピビリン

処方薬④：食道通過を遅延させる障害のある患者，30 分以上上体を起こしていることのできない患者，低カルシウム血症

■効果のモニタリングポイント

処方薬①②：MG 症状の改善状況を確認する[※1]．

処方薬③：消化性潰瘍，消化管出血発症予防[※2]

処方薬④：骨粗鬆症発症予防．胸腰椎単純 X 線撮影，骨密度測定を定期的（6 か月〜1 年ごと）に行い，定期的に骨折リスクを評価する．

■副作用のモニタリングポイント

処方薬①：〈重大な副作用〉

　　　　　感染症，副腎皮質機能不全，糖尿病，消化器症状，膵炎，精神症状，骨粗鬆症，大腿骨および上腕骨などの骨頭無菌性壊死，ミオパチー，緑内障，白内障，血栓症，心筋梗塞，脳梗塞など

　　　　　〈その他〉

　　　　　発疹，満月様顔貌，痤瘡，多毛，脱毛，不眠など

処方薬②[※3]：感染症，耐糖能異常，筋痙攣，低頻度であるが下痢

処方薬③：下痢，軟便，便秘，AST・ALT 上昇

処方薬④：胃不快感，胃潰瘍などの消化器障害，顎骨壊死・顎骨骨髄炎[※4]

▶▶▶留意事項

[※1] MG は患者個々に呈する症状が異なり，同一患者でも日内変動や日差変動があるため，症状把握は難しい．客観的病状評価スコアを用いて評価する．

[※2] 胃部不快感，上腹部仏痛などの自覚症状の有無を確認する．上部消化管出血を合併した場合，吐血，黒色便が出現する．出血による自覚症状（労作時の息切れ，めまい，立ちくらみ）が認められる．

[※3] 副作用発現予防のため，血中濃度測定が有用（20 ng/mL 以下）

[※4] 抜歯など侵襲的な歯科処置や局所感染による発現が多い．悪性腫瘍，化学療法，放射線療法，ステロイド治療，口腔の不衛生などがリスク因子となる．

服薬指導

❶ 副腎皮質ステロイド薬をはじめとする免疫抑制薬による副作用

　副腎皮質ステロイド薬などの免疫抑制薬はさまざまな副作用を発現することがある（副作用のモニタリングポイント参照）．発現の副作用に応じて対処法

表4 併用により MG 症状を増悪させる可能性のある薬物一覧

①前シナプス性に神経活動電位を阻害するもの	クリンダマイシン，リンコマイシン，カナマイシン，キニジン，プロカイン，イミプラミン
②後シナプス受容体を阻害するもの	エーテル，ハロタン，ケタミン，プロプラノロール
③前・後シナプス膜安定化により阻害するもの	ゲンタマイシン，ストレプトマイシン，トブラマイシン，フェニトイン，プロカインアミド，アミトリプチリン，バルビツール酸，クロルプロマジン，ハロペリドールなど
④筋活動電位を阻害するもの	アマンタジン
⑤その他の機序によるもの	ベラパミル，マグネシウム
⑥呼吸筋の神経伝達障害に影響を与える可能性のあるもの	ポリミキシン B，コリスチン，テトラサイクリン，マクロライド系抗菌薬，ベンゾジアゼピン類，ダントロレン，カルシウムチャネル阻害薬，リドカインなど

があるため，各副作用の初期症状を自覚した場合には医師や薬剤師に相談すること．

② 自己判断による服用中止は危険である

副腎皮質ステロイド薬は投与を急に中止すると，発熱，頭痛，食欲不振，脱力感，筋肉痛，関節痛，ショックなどの離脱症状が現れることがあるため，自己判断で中止しない．中止する場合には離脱症状発現防止のため，徐々に減量を行う．

③ 副腎皮質ステロイド薬導入時，一過性の症状悪化の可能性がある

少量から導入したり，血液浄化療法，免疫グロブリン静注療法（IVIg）を併用することにより増悪のリスクを軽減できるが，副腎皮質ステロイド薬導入時には一過性の MG 症状増悪（初期増悪）がみられることがある．一過性の増悪であり，自己判断による中止はしないこと．

④ 生ワクチンの投与は禁忌である

免疫抑制薬服用中は生ワクチン[注6]を接種するとこれらの感染症を発症するおそれがあるため，投与禁忌である．

注6：乾燥弱毒生麻疹ワクチン，乾燥弱毒生風疹ワクチン，経口ポリオワクチン，乾燥 BCG など

⑤ 併用すると病気の症状を悪化させる薬がある

他科受診や他の薬物を服用する場合は，MG の治療を受けていることを医師や薬剤師に伝えること．併用により MG 症状を増悪させる可能性のある薬物を表4に示す．このほか，ヨード性の造影剤がクリーゼの原因となる可能が指摘されている．

●引用文献
[1] 槍沢公明 著：胸腺異常と重症筋無力症，BRAIN and NERVE (63)7:685–694，2011
[2] 日本神経学会監修，「重症筋無力症診療ガイドライン」作成委員会 編集，重症筋無力症診療ガイドライン 2014，南江堂，2014

神経・筋 疾患編

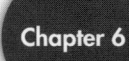
6.4　筋萎縮性側索硬化症

主な臨床症状

筋萎縮と筋力低下が主体で，進行すると上肢の機能障害や歩行障害，構音障害，嚥下障害，呼吸障害などが生じる．
一方，感覚障害や自律神経障害（膀胱直腸障害）などはみられない．

主な診断指標

筋萎縮性側索硬化症（ALS）の診断は，①上位・下位運動ニューロン障害，②進行性の経過，③除外診断が必須
となる．現在，生化学的診断マーカーはない．

主な治療薬

ALSの根治療法はなく，対症療法が中心となる．
1 リルゾール：病勢進展の抑制　　　　　　　　　　**2** エダラボン：機能障害の進行抑制

概要

　筋萎縮性側索硬化症（amyotrophic lateral sclerosis：ALS）は，上位・下
位運動ニューロンが選択的かつ系統的に変性・脱落し，徐々に呼吸筋を含む全
身の筋力低下・筋萎縮が進行性に起こる原因不明の神経変性疾患である．人工
呼吸器を用いなければ発症からおおよそ2〜5年で呼吸不全のため死亡する
ことが多い．

● 疫学 ●

　わが国における有病率は人口10万人当たり7〜11人で，発症年齢は60〜70歳代
が最も多い．男女比はやや男性に多く，紀伊半島に多発地域がある．家族性優性遺
伝性は約5％と考えられ，そのうち約20％ではフリーラジカルを処理する酵素であ
る Cu/Zn superoxide dismutase（SOD1）遺伝子の変異が報告されている．

臨床症状

　初発症状は大きく2つに分かれる．多くの場合は，手足の麻痺による運動
障害と筋肉がやせることで始まる．一方，構音障害注1や嚥下障害注2などの球
麻痺症状から始まる場合もある．いずれの場合も，進行すると呼吸筋を含む全
身の筋肉が萎縮し，自分の意思で体を動かすことができなくなり，人工呼吸器
をつけなければ呼吸ができなくなる（図1）．進行しても通常は，感覚障害や
自律神経障害，褥瘡は生じにくい．

注1：舌や喉の筋力が弱まるため，
言葉を発しにくくなったり，呂律
が回らなくなったりすること．
注2：水や食べ物の飲み込みがで
きなくなること．

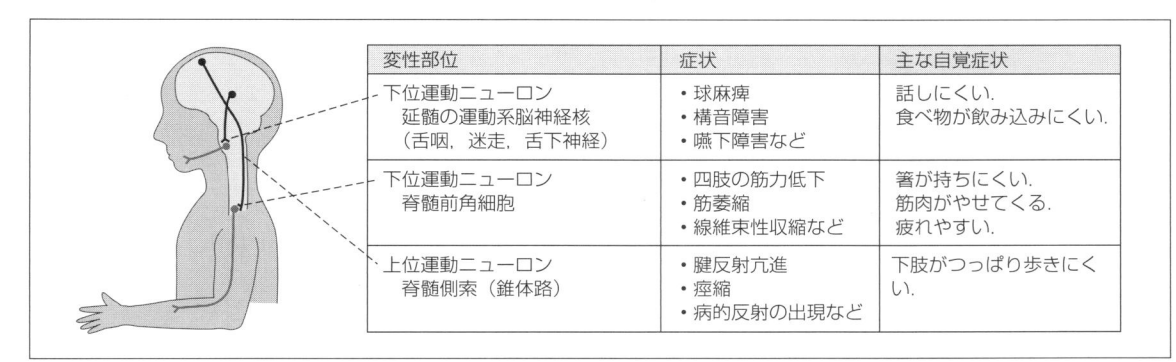

図1 ALS の主な症状

診断

❶ 診断基準

ALS の診断は，①上位・下位運動ニューロン障害，②進行性の経過，③除外診断によってなされる．現在，ALS の生化学的診断マーカーはない．ゆえに注意深い病歴聴取，身体・神経学的所見と補助検査（針筋電図，神経伝導速度，神経画像）所見を総合して診断する．ALS の診断基準は，国際的に診断感度を向上するための改訂が適宜行われている．現状，感度が最も高い診断基準は，2008 年に国際臨床神経生理学会から提言がなされた Awaji 基準である（表1）.

表1 国際臨床神経学会の Awaji 基準（Awaji 提言を取り入れた改訂 El Escorial 診断基準，2008 年）

1. ALS 診断における必須事項	
（A）下記が存在する	
（1）下位運動ニューロン障害を示す臨床的または電気生理学的所見	
（2）上位運動ニューロン障害を示す臨床的所見	
（3）症状の進行と初発部位から他部位への進展	
（B）下記が存在しない	
（1）臨床症状（上位・下位運動ニューロン障害）を説明できる他疾患を示す電気生理学的あるいは病理学的所見	
（2）臨床所見，電気生理学的異常を説明できる神経画像所見	
2. 診断基準	
Definite（確実）	下記のいずれかが該当する ・脳幹と脊髄2領域で，上位・下位運動ニューロン障害の臨床徴候または電気生理学的異常がある ・脊髄3領域で，上位・下位運動ニューロン障害の臨床徴候または電気生理学的異常がある
Probable（可能性高し）	下記の両方が必ず該当する ・2領域で，上位・下位運動ニューロン障害の臨床徴候または電気生理学的異常がある ・上位運動ニューロン障害徴候の領域は，下位運動ニューロン障害徴候より頭側にある
Possible（可能性あり）	下記のいずれかが該当する ・1領域で，上位・下位運動ニューロン障害の臨床徴候または電気生理学的異常がある ・2以上の領域で，上位運動ニューロン障害のみ徴候がみられる ・下位運動ニューロン障害徴候の領域は，上位運動ニューロン障害徴候より頭側にある

〈出典：de Carvalho M, Dengler R, Eisen A, et al., Electrodiagnostic criteria for diagnosis of ALS, Clin Neurophysiol., 119 (3)：499, 2008〉

表2　ALS の重症度分類

重症度1度	家事・就労はおおむね可能
重症度2度	家事・就労は困難だが，日常生活（身の回りのこと）はおおむね自立
重症度3度	自力で食事，排泄，移動のいずれか一つ以上ができず，日常生活に介助を要する
重症度4度	呼吸困難・痰の排出困難，あるいは嚥下障害がある
重症度5度	気管切開，非経口的栄養摂取（経管栄養・中心静脈栄養など），人工呼吸器使用

〈出典：厚生労働省指定難病神経変性疾患調査研究班による ALS 重症度分類〉

表3　ALS の進行に伴う主な随伴症状と対症療法・予防策など

不安や抑うつの場合の対症療法		抗不安薬，抗うつ薬
痙縮が著しい場合の対症療法		筋弛緩薬
筋力低下に伴い関節運動や体動ができなくなることによる	痛みへの対症療法	鎮痛薬や湿布薬
	関節拘縮対の予防策	定期的なリハビリテーション
構音障害が進行した場合の対応		症状に応じたコミュニケーション手段の評価 意思伝達装置の導入の検討
嚥下障害が進行した場合の対応		食事形態の工夫と以下を考慮する． ・経皮内視鏡的胃瘻造設術（PEG） ・経鼻経管栄養 ・経静脈栄養
呼吸障害への対応		以下の人工呼吸療法の導入を検討する． ・マスク型の非侵襲的陽圧換気（NPPV） ・気管切開による気管切開下陽圧換気（TPPV）
NPPV 管理下で呼吸苦が伴う場合の対症療法		モルヒネ ※呼吸抑制などの副作用に十分に注意する．

❷ 重症度分類

　わが国における ALS の重症度の評価には，厚労省研究班による重症度分類が用いられる（表2）．2度以上は，厚労省指定難病対策の医療費助成の対象となる[2]．

治療

　現在，ALS に対する根治療法は解明されておらず，対症療法が中心となる．欧米にて，リルゾールが ALS の病勢進展をわずかに抑えることが明らかにされ，1999 年よりわが国でも認可された．またわが国で近年，脳梗塞急性期治療薬のエダラボンが ALS の機能障害の進行を抑えることが確認され，2015 年6 月に認可された．

　ALS の進行に伴う随伴症状には，それぞれ表3のように対症療法を考慮する．いずれにせよ，十分なインフォームドコンセントに基づく QOL の維持が治療の目標となる．

治療薬

❶ リルゾール

リルゾールは，ALS における運動ニューロン死への関与が考えられている興奮性アミノ酸の1つであるグルタミン酸の興奮毒性を抑えて，神経細胞を保護する．

通常，1回 50 mg を1日2回（1日量 100 mg）食前に経口投与する．食前投与の理由は，空腹時に比して高脂肪食摂取後はリルゾールの吸収率が低下するためである．なお，わが国では，努力肺活量 60％未満に低下している患者には効果が期待できないので投与を行わないこととされている．

❷ エダラボン

エダラボンは，ALS の病態で上昇するフリーラジカルを消去し過酸化脂質の発生を抑えて，神経細胞を保護する．重症度1〜3度のうち，1および2度の患者で効果が認められ，重症度4度以上の患者では，有効性および安全性は確立していない．

通常，成人に1回 60 mg を生理食塩液などで用時希釈し，60 分かけて1日1回点滴静注する．通常，投与期と休薬期を組み合わせた 28 日間を1クールとし，これを繰り返す．第1クールは 14 日間連日投与し，その後 14 日間休薬する．第2クール以降は，14 日間のうち 10 日間投与し，その後 14 日間休薬する．

薬物療法

リルゾールは年齢や病状の程度にかかわりなく，投与が強く推奨されている．しかし，死亡あるいは人工呼吸器装着までの期間の延長効果は約3か月であること，運動機能や筋力に対する改善効果は期待し難いことを十分に患者・家族に説明し，同意を得たうえで継続投与することが推奨される．一方，新規に認可されたエダラボンは，重症度4度以上での投与は推奨されていない．

処方例

70 歳男性．ALS 重症度2度
①②を併用処方する．
①リルゾール錠　50 mg　1回1錠（1日2錠）1日2回　朝夕食前
②エダラボン点滴静注バッグ　30 mg　1回1バッグ（1日 60 mg）1日2回
　　朝夕　60 分かけて点滴静注

商品名
リルゾール：リルテック
エダラボン：ラジカット

処方解説◆評価のポイント

■処方目的
　処方薬①：ALS の治療，病勢進展の抑制
　処方薬②：ALS の機能障害の進行抑制

神経・筋 疾患編

```
■主な禁忌症
  処方薬①：重篤な肝機能障害，妊婦または妊娠している可能性のある患者
  処方薬②：重篤な腎機能障害
■効果のモニタリングポイント
  処方薬①：「死亡」または「人工呼吸器装着のための挿管または気管切開」までの
       期間（生存期間）の延長
  処方薬②：ALS 機能評価スケール改訂版（ALSFRS-R）スコアの低下
■副作用のモニタリングポイント
  処方薬①：AST・ALT の異常※1，肝機能障害，黄疸，好中球減少，間質性肺炎
  処方薬②：腎機能障害※2，肝機能障害，黄疸，血小板減少，顆粒球減少，播種性
       血管内凝固症候群，急性肺障害，横紋筋融解症
```

▶▶▶ 留意事項

※1 食思不振・嘔気などの胃腸障害は比較的よく見られるが，一般的に一過性で改善することが多い．胃腸症状出現時には，投与を一時中断し，半量から再開したり，鎮吐薬を一時併用することもある．

服薬指導

　ALS の根治療法がないとはいえ，QOL を改善するさまざまな医療・ケアがあることを念頭におき，患者の気持ちに配慮しながら指導を行う．以下に注意点を示す．

❶ リルゾール

- 副作用である AST・ALT の異常，食思不振・悪心などの胃腸障害は比較的よくみられ，一般的に一過性で改善することが多いことを説明する．
- 増量しても効果の増強は期待できず，副作用の頻度および程度が増大するおそれがあるので，決められた用量を守るよう説明する．
- 投与中に，めまいまたは眠気が起こることがあるので，本剤投与中は自動車の運転など危険を伴う機械の操作には従事しないよう指導する．
- 食前投与の理由を説明し，コンプライアンスを維持する．

❷ エダラボン

- ALS では経口摂取困難による脱水症状が起こり，腎機能障害につながるおそれがあるため，十分な水分補給を行うよう指導する．
- 口渇，尿量が減る，口唇，舌，皮膚の乾燥などの脱水症状が認められた場合には，医師に相談するよう指導する．
- 高齢者，感染症の合併，高度な意識障害，脱水所見がある場合は，急性腎不全のリスクが高まることに留意する．

※2 ALS 患者では，筋萎縮による血清クレアチニン値の低下を認める可能性があるため，一時点の血清クレアチニン値を基準値と比較するのではなく，推移を確認する．また必要に応じて，筋肉量の影響を受けにくい血清シスタチン C による推定糸球濾過量の算出や，蓄尿によるクレアチニンクリアランスの算出で腎機能評価を行うとよい．

Word▶ ALSFRS-R

The revised ALS Functional Rating Scale：ALS 患者の日常活動における機能評価尺度（48 点満点でスコアが大きいほど重症である）

精神疾患 編

■ Chapter 1
住吉秋次，薬局，61(1)，南山堂，2010
日本神経精神薬理学会，統合失調症薬物治療ガイドライン，2015（Ver7.1）

■ Chapter 2
野田幸裕，レシピ，8(4)，南山堂，2009
姫井昭男，精神科の薬がわかる本（第2版），医学書院，2011
三輪高市，抗うつ薬の副作用がうまく防げない，月刊薬事，51(7)，じほう，2009
尾崎紀夫，他 編，標準精神医学第7版，医学書院，2018
精神医学講座担当者会議 監修，気分障害治療ガイドライン第2版，医学書院，2010
日本うつ病学会 監修，気分障害の治療ガイドライン作成委員会 編，日本うつ病学会治療ガイドラインⅡ. うつ病（DSM-5）/
　大うつ病性障害 2016，日本うつ病学会，2019年3月5日，http://www.secretariat.ne.jp/jsmd/mood_disorder/img/
　160731.pdf
髙橋三郎・大野裕 監訳，DSM-5 精神疾患の分類と診断の手引き，医学書院，2014

■ Chapter 3
精神医学講座担当者会議 監修，上島国利，他 編，気分障害治療ガイドライン第2版，医学書院，2010
髙橋三郎・大野裕 監訳，DSM-5 精神疾患の分類と診断の手引き，医学書院，2014
「精神科治療学」編集委員会 編：気分障害の治療ガイドライン新訂版，精神科治療学，Vol.27 増刊号，2012-10
日本うつ病学会 監修，気分障害の治療ガイドライン作成委員会 編，日本うつ病学会治療ガイドラインⅠ. 双極性障害
　2017，日本うつ病学会，2019年3月5日，http://www.secretariat.ne.jp/jsmd/mood_disorder/img/171130.pdf
山田和男，リチウムの副作用と中毒，臨床精神医学，42(11)，2013-11

■ Chapter 4.1
上島国利 監修，心に働く薬，三菱ウェルファーマ・吉富薬品

■ Chapter 4.2
三島和夫 編，睡眠薬の適正使用・休薬ガイドライン，じほう，2014
内山真（睡眠障害の診断・治療ガイドライン研究会 編），睡眠障害の対応と治療ガイドライン（第2版），じほう，2012
　日本睡眠学会，ナルコレプシーの診断・治療ガイドライン，2010

■ Chapter 5
尾崎紀夫，他 編，標準精神医学第7版，医学書院，2018
「精神科治療学」編集委員会 編，神経症性障害の治療ガイドライン，星和書店，2011
髙橋三郎・大野裕 監訳，DSM-5 精神疾患の分類と診断の手引き，医学書院，2014

■ Chapter 6
野村総一郎，他 編，標準精神医学第5版，医学書院，2013
福土審，心身症の診断と治療，HORMONE FRONTIER IN GYNECOLOGY 21(4)，2014
日本病院薬剤師会 監修，日本病院薬剤師会精神科病院委員会 編，薬剤師の強化書シリーズ，精神科薬物療法の管理，南山
　堂，2011
日本消化器病学会 編，機能性消化管疾患診療ガイドライン 2014，過敏性腸症候群（IBS），南江堂，2014
日本消化器病学会 編，機能性消化管疾患診療ガイドライン 2014，機能性ディスペプシア（FD），南江堂，2014
日本神経学会・日本頭痛学会 監修，慢性頭痛の診療ガイドライン作成委員会 編，慢性頭痛の診療ガイドライン 2013，医
　学書院，2013

辻敬一郎，抗不安薬，日本臨床 70(1)，2012

■ Chapter 7.1

World Health Organization, The ICD-10 Classification of Mental and Behavioural Disorders: Clinical description and diagnostic guidelines, WHO, 1992

融道夫，他 監訳，ICD-10 精神および行動の障害—臨床記述と診断ガイドライン，新訂版，医学書院，2005

American Psychiatric Association：Desk Reference to the Diagnostic Criteria from DSM-5, American Psychiatric Association, 2013

高橋三郎・大野裕 監訳，DSM-5 精神疾患の分類と診断の手引き，医学書院，2014

野村総一郎・樋口輝彦 監修，尾崎紀夫，他 編，標準精神医学 第 6 版，医学書院，2015

アルコール薬物関連障害の診断治療研究会 編，アルコール・薬物関連障害の診療・治療ガイドライン，じほう，2010

■ Chapter 7.2

World Health Organization, The ICD-10 Classification of Mental and Behavioural Disorders: Clinical description and diagnostic guidelines, QHO, 1992

融道夫，他 監訳，1CD-10 精神および行動の障害—臨床記述と診断ガイドライン（新訂版），医学書院，2005

American Psychiatric Association, Desk Reference to the Diagnostic Criteria from DSM-5, American Psychiatric Association, 2013

高橋三郎・大野裕 監訳，DSM-5 精神疾患の分類と診断の手引き，医学書院，2014

尾崎米厚・松下幸生，白坂知信，他，わが国の成人飲酒行動およびアルコール症に関する全国調査，アルコール研究と薬物依存 40，2005

Naranjo, C.A., et al.：Clinical assessment and pharmacotherapy of the alcohol withdrawal syndrome, Recent DevA-Jcohol 4, 1986

野村総一郎・樋口輝彦 監修，尾崎紀夫，他 編，標準精神医学 第 6 版，医学書院，2015

アルコール薬物関連障害の診断治療研究会 編，アルコール・薬物関連障害の診療・治療ガイドライン，じほう，2010

福井次矢，他 編，今日の治療指針 2014，医学書院，2014

神経・筋疾患 編

■ Chapter 1

循環器病の診断と治療に関するガイドライン（2012 年度研究班報告），心房細動治療（薬物）ガイドライン（2013 年度改訂版），http://www.j-circ.or.jp/guideline/pdf/JCS2013_inoue_h/pdf

■ Chapter 1.2

日本脳卒中学会脳卒中ガイドライン委員会 編，脳卒中治療ガイドライン 2015，協和企画，2015

■ Chapter 1.3

日本脳卒中学会脳卒中ガイドライン委員会 編，脳卒中治療ガイドライン 2015，協和企画，2015

日本循環器学会，心房細動治療（薬物）ガイドライン（2013 年改訂版），2015 年 12 月 29 日，http://www.j-circ.or.jp/guideline/pdf/JCS2013_inoue_h.pdf

日本神経治療学会，脳卒中治療ガイドライン 2009，2009

山口徹 監修，福井次矢，他 編集，今日の治療指針 2014 年版，医学書院，2014

■ Chapter 2

日本神経学会 監修，「パーキンソン病診療ガイドライン」作成委員会 編集，パーキンソン病診療ガイドライン 2018，医学書院，2018

山口徹，他 編集，今日の治療指針 2011 年版，医学書院，2011

■ Chapter 4
日本神経学会／日本頭痛学会 監修，慢性頭痛の診療ガイドライン作成委員会 編集，慢性頭痛の診療ガイドライン 2013，医学書院，2013
山口徹 監修，福井次矢，他 編集，今日の治療指針 2014 年版，医学書院，2014

■ Chapter 5
日本神経学会 監修，「てんかん診療ガイドライン」作成委員会 編集，てんかん診療ガイドライン 2018，医学書院，2018
日本てんかん学会，てんかん診断・治療ガイドライン，http://square.umin.ac.jp/jes/epilepsy-detail/guideline.html
山口徹 監修，福井次矢，他 編集，今日の治療指針 2014 年版，医学書院，2014

■ Chapter 6.1
医療情報科学研究所 編，薬がみえる〈vol.1〉，p.104，MEDIC MEDIA，2014
日本神経学会，日本小児神経学会，国立精神・神経医療研究センター 監修，「デュシェンヌ型筋ジストロフィー診療ガイドライン」作成委員会 編集，デュシェンヌ型筋ジストロフィー診療ガイドライン 2014，pp.2–9，pp.12–16，pp.58–69，南江堂，2014
山口徹 監修，福井次矢，他 編集，今日の治療指針 2014 年版，医学書院，2014

■ Chapter 6.2
日本神経学会 監修，「ギラン・バレー症候群，フィッシャー症候群診療ガイドライン」作成委員会 編集，ギラン・バレー症候群，フィッシャー症候群診療ガイドライン 2013，南江堂，2013

■ Chapter 6.4
日本神経学会 監修，「筋萎縮性側索硬化症診療ガイドライン」作成委員会 編集，筋萎縮性側索硬化症診療ガイドライン 2013，南山堂，2013
公益財団法人難病医学研究財団／難病情報センター，筋萎縮性側索硬化症，難病情報センター，2016 年 1 月 1 日，http://www.nanbyou.jp

207

〈監修者・編者略歴〉

厚田幸一郎（あつだ こういちろう）
1979 年 北里大学薬学部卒業
1981 年 北里大学大学院薬学研究科修士
　　　　課程修了
現　在 北里大学薬学部薬物治療学Ⅰ教
　　　　授，北里大学病院薬剤部長
　　　　医学博士

畝﨑　榮（うねざき さかえ）
1981 年 東京薬科大学薬学部卒業
現　在 東京薬科大学薬学部医療実務薬
　　　　学教室教授
　　　　薬学博士

黒山　政一（くろやま まさかず）
1976 年 東京薬科大学薬学部卒業
　　　　前北里大学薬学部薬物治療学Ⅱ
　　　　准教授，北里大学東病院薬剤部長
　　　　医学博士

竹内　裕紀（たけうち ひろのり）
1989 年 東京薬科大学薬学部卒業
1991 年 東京薬科大学大学院医療薬学専
　　　　攻修士課程修了
現　在 東京薬科大学薬学部医療実務薬
　　　　学教室准教授
　　　　薬学博士

平山　武司（ひらやま たけし）
1984 年 北里大学薬学部卒業
2001 年 明治薬科大学大学院臨床薬学研
　　　　究科博士課程修了
現　在 北里大学薬学部薬物治療学Ⅱ准
　　　　教授，北里大学病院薬剤部
　　　　臨床薬学博士

病気と薬物療法
精神疾患　神経・筋疾患（改訂2版）

2016 年 11 月 15 日　　第 1 版第 1 刷発行
2019 年　4 月　5 日　　改訂 2 版第 1 刷発行
2022 年　2 月 10 日　　改訂 2 版第 4 刷発行

監　　修　厚田幸一郎
編　　者　畝﨑榮・黒山政一・竹内裕紀・平山武司
発 行 者　村上和夫
発 行 所　株式会社オーム社
　　　　　郵便番号　101-8460
　　　　　東京都千代田区神田錦町 3-1
　　　　　電 話　03(3233)0641(代表)
　　　　　URL　https://www.ohmsha.co.jp/

© 畝﨑榮・黒山政一・竹内裕紀・平山武司 2019

組版 新生社　　印刷・製本 三美印刷
ISBN978-4-274-22347-1　Printed in Japan

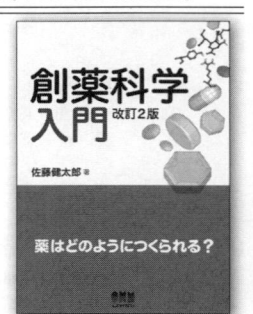
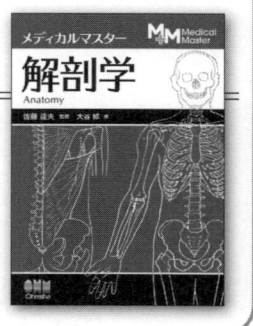